MOBIWELL
VERLAG

Dr. Mark Sircus

# Natriumbicarbonat

*Krebstherapie für jedermann*

**Dr. Mark Sircus**
**Natriumbicarbonat. Krebstherapie für jedermann.**

Titel der Originalausgabe: „Sodium Bicarbonate“

Zweite Auflage, 2014

Deutsche Übersetzung: Angelika Tessa
Korrektur: Dominik Wagner
Umschlaggestaltung: Gabriel Reinert
Layout: Inna Kralovyetts
Druck: Westkreuz-Druckerei Ahrens KG Berlin / Bonn

MOBIWELL VERLAG

www.mobiwell.com


ISBN 978-3-944887-04-3

HAFTUNGSAUSSCHLUSS DES VERLAGS

Die Informationen in diesem Buch geben die Auffassung des Autors wieder und stellen keinen medizinischen Ratschlag dar. Die Anwendung der in diesem Buch gegebenen Informationen erfolgt auf eigene Gefahr. Der Verlag haftet nicht für etwaige Schäden, die aus der Anwendung der folgenden Informationen entstehen könnten.

# Inhaltsverzeichnis


Einführung: Krebsbehandlung für Arme – und auch für Reiche ......... 7

**1. Teil** ......... 13

Bicarbonat, das Medikament ......... 15

pH-Medizin ......... 19

Saurer Tod vs. basisches Leben ......... 19

Wichtige Hinweise und die große pH-Frage ......... 28

Die Chemie von Sprudelwasser ......... 31

Der Zusammenhang zwischen Backpulver und Kohlenstoffdioxid ......... 31

Perfektes Wasser ......... 35

Sorgen Sie für ausreichende Flüssigkeitsversorgung ......... 36

Kohlenstoffdioxid ......... 39

Ein für das Leben essenziell wichtiger Nährstoff ......... 39

**2. Teil** ......... 51

Ein genauer Blick auf die Krankheit Krebs ......... 53

Was sind die Hauptauslöser für Krebs? ......... 59

Krebszellen sind schlauer als Onkologen ......... 76

Natriumbicarbonat und Krebs ......... 82

Nierenerkrankungen ......... 90

Diabetes ......... 96

Strahlung und Natriumbicarbonat ......... 102

Natriumbicarbonat als Antiseptikum ......... 106

Natriumbicarbonat als Schmerzmittel ......... 108

Bicarbonat und Zahnhygiene ......... 109

Allergien ......... 111

Virale und fungale Infektionen ......... 112

Azidose ......... 114

**3. Teil** ... 117
Natriumbicarbonat in der praktischen Anwendung ... 119
Oral, transdermal oder intravenös? ... 125
Bäder mit Bicarbonat ... 131
Einläufe mit Bicarbonat ... 131
Krebstherapie mit Bicarbonat und Ahornsirup, Honig oder Rohrzuckermelasse ... 132
Bicarbonat-Rezepturen ... 138
Ein paar Anmerkungen zu den Rezepturen ... 141
Neurologische Überlegungen ... 142
Die Vernebelung von Bicarbonat und anderen Medikamenten ... 145
Vorsichtsmaßnahmen und Gegenindikationen ... 154
Dr. Mark Pagel über Natriumbicarbonat ... 160

**4. Teil** ... 165
Noch immer am Leben und putzmunter ... 167
Patientenstimmen ... 174

**Anhang** ... 178
Testen auf Pilze ... 178
Bicarbonat und Magensäure ... 179
Vorsicht vor zu viel Alkalität? ... 179
Magnesiumbicarbonat: der ultimative Cocktail für die Mitochondrien ... 189
Magnesiumchlorid: ein schnell wirkendes, lebensrettendes Medikament ... 199
Neueste Forschungen ... 203
Gerson-Therapie & Natriumbicarbonat ... 206

**Zu guter Letzt** ... 211
**Index** ... 221

# Einführung

## Krebsbehandlung für Arme – und auch für Reiche

*In diesem Buch wird nicht behauptet, dass Natriumbicarbonat Krebs heilt, doch es wird postuliert, dass jeder Krebspatient, von wenigen Ausnahmen abgesehen, es einnehmen sollte.*

**In diesem Buch geht es um die Anwendung der billigsten, sichersten und vielleicht wirksamsten Krebsmedizin, die es gibt.** Die Behandlung von Krebs mit Natriumbicarbonat stellt eine natürliche Chemotherapie dar, bei der Krebszellen wirksam abgetötet werden, während gleichzeitig **die schrecklichen Nebenwirkungen und enormen Kosten** herkömmlicher Chemotherapien minimiert werden.

500 Gramm Natriumbicarbonat kosten im Supermarkt nur einige Euro. Wenn Sie in den Vereinigten Staaten leben, können Sie 25 Kilogramm Natriumbicarbonat von hoher medizinischer Qualität für 50 Dollar erwerben, das Sie dann trinken oder in Ihre Badewanne schütten können. Damit haben Sie das schnellste, sicherste und mit Sicherheit billigste Antikrebsmittel in Händen, das Sie finden können.

Für zehn Euro oder weniger haben Sie Zugang zu einer Behandlungsform, **bei der es nichts zu verlieren, aber alles zu gewinnen gibt**.

Gäbe es kein Natriumbicarbonat, dann wäre es äußerst schlecht um Notaufnahmen und Intensivstationen bestellt. Auch die an sich höchst gefährliche Chemotherapie führte noch wesentlich häufiger zum Tode, wenn das Bicarbonat nicht als Puffer für die eingeführten chemischen Gifte verwendet würde. Natriumbicarbonat wird regelmäßig verabreicht, damit weder die Strahlung noch die Toxizität der bei der Chemotherapie benutzten Substanzen die Patienten umbringen oder deren Nieren zerstören.

Natriumbicarbonat hilft jeden Tag unzählige Leben zu retten. Es wird routinemäßig in vielen klinischen Situationen eingesetzt, etwa bei:

1. schwerer diabetischer Ketoazidose,
2. Herz-Lungen-Massage,
3. Schwangerschaft,
4. Hämodialyse,
5. Peritonealdialyse,

6. Pharmakologischer Toxikose,
7. Hepatopathie und
8. vaskulärchirurgischen Eingriffen.

Natriumbicarbonat eignet sich zur Behandlung in Notaufnahmen und Intensivstationen ebenso wie zur Krebstherapie oder zur Bekämpfung der Symptome einer gewöhnlichen Erkältung. Es stellt zwar keinen Ersatz für eine Ernährungsumstellung dar, die schließlich zu einer basischen Lebensweise führen sollte, doch kann es äußerst effektiv eingesetzt werden, um das Milieu in Geweben und Zellen rasch zu verändern.

Natriumbicarbonat ist eine Wunderdroge, die seit Jahrzehnten ein breites Spektrum an Anwendungsmöglichkeiten abdeckt.

Natriumbicarbonat ist eine Substanz, die Sie in großen Mengen vorrätig halten sollten, besonders in der heutigen Zeit. Es eignet sich hervorragend als Überlebensmedizin – käme es einmal zu einem Atomangriff, sollten Sie jede Menge davon zur Hand haben, um die Nieren und empfindlichen Gewebe Ihrer Familienmitglieder zu schützen.

Wenn wir von Natriumbicarbonat reden, sprechen wir von einem ernst zu nehmenden Medikament. Jeder Mediziner, jede Mutter und jeder Vater sollte wissen, wie man dieses kraftvolle Mittel richtig einsetzt, und sich mit dessen Wirkkraft und den flexiblen Anwendungsmöglichkeiten genau vertraut machen.

**Ebenso wie bei Magnesiumchlorid gibt es vielfältige Verabreichungsmöglichkeiten: intravenös, oral, über transdermale Lotionen und Bäder oder durch Katheter. Außerdem kann Natriumbicarbonat als Dampf unmittelbar in die Lungen geleitet oder per Einlauf beziehungsweise Duschbad verabreicht werden.**

Ein Leser schrieb mir:

> „Lieber Herr Dr. Sircus, in einem Ihrer Beiträge listen Sie Magnesiumchlorid, Natriumbicarbonat (Backpulver), Selen, Schwefel, Jod, Glutathion und Vitamin C auf und behaupten: ‚Jedes der oben genannten Medikamente lässt sich mit großem Nutzen einsetzen.‘ Seit wann klassifiziert man denn Mineralien wie Selen, Schwefel oder Jod als ‚Medikamente‘ – oder auch das Glutathion, das der Körper selbst natürlich herstellt? Die Menschen assoziieren Medikamente mit den Giften, die uns die pharmazeutische Zunft beschert, und betrachten Mineralien, Vitamine usw. als natürliche, von Gott gegebene Substanzen. Könnten

Sie bitte erklären, warum Sie das Wort ‚Medikamente' in einem Atemzug mit Vitaminen und Mineralien nennen?"

Wenn Sie den wahren Grund erfahren, aus dem ich meine medizinische Methode als „natürliche allopathische Medizin" bezeichne, wird sich diese Frage von selbst beantworten. Nur sehr wenige Ärzte werden Propaganda betreiben und jedem erzählen, welch wunderbare Dienste Magnesiumsalz in den Notfallaufnahmen leistet, weil es sich dabei um eine sehr einfache Substanz handelt, die direkt aus dem Meer kommt. Rechtlich gesehen können Sie Magnesiumsalz nur dann injizieren oder intravenös verabreichen, wenn Sie über eine ärztliche Zulassung verfügen, die Ihnen erlaubt, solche Prozeduren durchzuführen. Magnesium wird als Medikament bezeichnet, weil es ein Medikament ist. Natürlich könnte man es auch „Heilmittel" nennen. Magnesiumchlorid ist eigentlich konzentriertes Meerwasser, und das alleine macht es schon zu einer hervorragenden Notfallmedizin.

Wir erschaffen Medikamente, wenn wir natürlich vorkommende Substanzen konzentrieren. Die Pharmaunternehmen dagegen konzentrieren synthetische Substanzen, und tun ihren Patienten damit letztlich nichts Gutes. In der natürlichen allopathischen Medizin werden vorzugsweise natürliche Substanzen konzentriert, von denen wissenschaftlich erwiesen ist, dass sie kraftvolle Heilwirkungen ohne toxische Nebenwirkungen entfalten können.

Das kann man von keinem einzigen synthetischen Produkt behaupten. Sogar Aspirin tötet jeden Monat auf der ganzen Welt Tausende von Menschen, davon allein 15.000 jährlich in den Vereinigten Staaten. **Ich fände es schrecklich, wenn die Menschheit der Vorstellung verhaftet bliebe, dass nur Gifte als Medikamente taugen, obwohl dies in keiner Weise der Wahrheit entspricht.**

In meinem Werk „Therapeutische Prinzipien" definiere ich die Art und Weise, wie Medizin in Notaufnahmen, Intensivstationen und sogar Hospizen praktiziert werden sollte, neu. Dabei lege ich größten Wert auf bestens bewährte, schnell wirkende, sichere, konzentrierte und injizierbare Nährstoffmedikamente. Auch zu Hause werden diese Heilmittel, oral oder transdermal angewendet, zum Erfolg führen, wenn nichts anderes hilft.

Tief im Herzen der westlichen Medizin liegen eine Weisheit und eine Kraft verborgen, die von medizinischen Autoritäten und Pharmaunternehmen absichtlich blockiert werden. In den Notaufnahmen und Intensivstationen, in denen nach Ansicht vieler die integerste Form von Medizin betrieben wird, finden wir gewöhnliche, aber absolut sichere und wirksame Substanzen vor, die jeden Tag Leben retten. Interessanterweise sind nur sehr wenige auf die

Idee gekommen, diese medizinischen Superwaffen gegen chronische Krankheiten und gegen Krebs einzusetzen.

Die meisten von uns waren überrascht zu erfahren, dass ein italienischer Onkologe aus Rom Tumoren mithilfe von Natriumbicarbonat zerstört hat. Allgemein ist es nur als Backpulver bekannt und in jedem Supermarkt der Welt erhältlich.[1]

Die Hauptlektion, die jeder lernen muss, der sich mit Krebs auseinandersetzt, besteht darin zu erkennen, dass es viele Wege gibt, um Krebszellen abzutöten und das Gleichgewicht im Körper wiederherzustellen. **Krebspatienten müssen begreifen, dass nichts auf der Welt Krebs behandeln oder heilen kann, wenn die der Krebsentstehung zugrunde liegende Ursache nicht beseitigt wird**. Das Problem besteht darin, dass dabei mehrere, sich gegenseitig überlagernde Ursachen komplex miteinander verknüpft sind, sodass die Grundursache nicht so ohne Weiteres zu erkennen und angemessen zu behandeln ist.

Bei einigen Patienten liegt der Krebserkrankung ein emotionaler Schock oder übermäßiger Stress zugrunde, bei anderen ist es das Quecksilber in ihrem Mund oder es sind hartnäckige Komplikationen von Wurzelkanalbehandlungen. Manchmal liegt die Ursache in Zahnfleischerkrankungen oder einer sich ausweitenden Candida-Infektion, manchmal trägt ein massiver Vitalstoffmangel Schuld; betroffene Vitalstoffe sind vorrangig Magnesium, Jod, Selen und Bicarbonat. Nicht selten handelt sich es um eine Kombination aller dieser Faktoren.

*Natriumbicarbonat, Kaliumchlorid und Calciumchlorid werden auf Intensivstationen eingesetzt, um den pH-Wert und die Elektrolytwerte im normalen Rahmen zu halten.*

Natriumbicarbonat, das gute alte Backpulver, bietet ein hervorragendes Beispiel für die Art von Medizin, von der ich spreche. Es wird jeden Tag in jedem Krankenhaus der Welt verwendet, weil es sicher und wirkungsstark ist und seine therapeutische Arbeit verrichtet, wie keine andere Substanz es vermag.

Im Kern haben wir nichts anderes getan, als in die Notaufnahmen zu gehen, uns dort die besten und sichersten Medikamente zu holen und diese dann mit all ihren lebensrettenden Eigenschaften auf Krebs und andere Krankheiten anzuwenden. Genau die Medikamente, die in einer Notfallsituation, wie sie beispielsweise bei Herzstillstand gegeben ist, auf Anhieb lebensrettend wirken,

1 http://tinyurl.com/yvxuq5 (aufgerufen: Dezember 2013).

können wir einsetzen, um gegen Krankheiten zu Felde zu ziehen, denen das gesamte Establishment der westlichen allopathischen Medizin seit Jahrzehnten ratlos gegenübersteht.

Die meisten Ärzte überrascht es, dass die bei meinen Verfahren verwendeten Heilmittel nicht aus pharmazeutischen Medikamenten, sondern aus hochkonzentrierten Nährstoffen bestehen. Neben Natriumbicarbonat können auch Magnesiumchlorid, Jod, Selen, Vitamin C, Glutathion, medizinisches Marihuana und sogar Meerwasser hervorragend eingesetzt werden, um der verheerenden Gewalt von Krebs, Diabetes und einer Reihe anderer Krankheiten entgegenzuwirken. Diese Substanzen zeichnet eine Wirksamkeit aus, die in der Welt der Medizin ihresgleichen sucht. Miteinander kombiniert schaffen sie die Grundlage für eine neue Form der Medizin, die humane Behandlungsformen wieder ins medizinische System integriert.

Doch Natriumbicarbonat kann nicht nur Leben retten. Sie haben Probleme mit Ihrem Pool? Schütten Sie zehn Kilogramm Backpulver hinein. Das Baby hat einen Windelausschlag? Sie kennen die Antwort bereits. Nuklearer Fallout? Sorgen Sie dafür, zumindest die vom Militär dafür empfohlene Substanz zur Hand zu haben, um Ihre Nieren vor Strahlung zu schützen.

Für Backpulver gibt es Hunderte von Anwendungsmöglichkeiten. Es nimmt Feuchtigkeit und Gerüche auf und kann für diese Zwecke beispielsweise in einem offenen Gefäß in den Kühlschrank gestellt werden. Seine Fähigkeit zur Desodorierung ist allerdings beschränkt. Backpulver in Zahnpasta entfernt auf sanfte Weise Verfärbungen, hellt die Zähne auf, erfrischt den Atem und löst Zahnbelag. Sogar in Pulverfeuerlöschern wirkt es als brandbekämpfender Wirkstoff und ist deshalb häufig in ihnen enthalten.

Eine Paste aus Backpulver leistet hervorragende Dienste beim Putzen und Scheuern. Sie entfernt Flecken von Kaffee, Markern, Wachsmalkreide und Fett. Außerdem lindert sie den Schmerz bei Insektenstichen, Sonnenbrand oder Kontakt mit Giftefeu und Nesseln.

Backpulver, mit einer Puderquaste aufgetragen, beseitigt Körpergerüche, indem es die entsprechenden chemischen Stoffe absorbiert. Es tötet Flöhe und vertreibt Ameisen. Trägt man es auf das Fell eines Tieres auf, muss dieses anschließend gut abgewaschen werden, um Hautreizungen zu vermeiden. Eine kleine Menge Backpulver im Rindfleischeintopf macht zähes Fleisch rasch zart. Nicht zuletzt lässt es sich auch als Weichspüler für die Wäsche einsetzen.

In Wasser gelöst entfernt es die Flecken von Kontaktlinsen. Spülen Sie sie allerdings gut ab, ehe Sie sie einsetzen, da ansonsten das im Backpulver enthaltene Salz in den Augen brennen könnte. Ist das Wasser warm, kann das darin gelöste Backpulver den Glanz angelaufener Silberwaren wiederherstellen: Man muss das Silber dann nur in Kontakt mit einem Stück Alufolie bringen. Mit Backpulver und kochendem Wasser werden verstopfte Abflüsse wieder frei. Eine Tasse Backpulver hält das Wasser eines Aquariums gesund und keimfrei, reguliert den pH-Wert und schafft eine geeignete Umgebung für erwünschte Bakterien.

Backpulver ist stark genug, um Batteriesäure zu neutralisieren. Auch um Gartenböden auf ihren Säuregehalt zu testen, wird es verwendet. Zudem kann es effektiv Fingerhirse aus dem Rasen verbannen, wozu es aber regelmäßig eingesetzt werden muss. Bewässern Sie zunächst den Rasen und besprühen Sie ihn dann mit der Backpulverlösung. Verwenden Sie nicht zu viel Backpulver, das könnte auch den Wuchs der erwünschten Gräser vorübergehend hemmen.

Natriumbicarbonat erhöht die körperliche Ausdauer und dient als Antazidum bei Sodbrennen oder säurebedingten Magenbeschwerden. Es verleiht Brezeln ihre dunkelbraune Farbe. Früher diente es als Grundlage zur Herstellung von Kohlenstoffdioxid für Sodawasser.

Wasserflecken auf Holzböden lassen sich mithilfe eines mit gelöstem Backpulver angefeuchteten Schwamms entfernen. Wenn Sie etwas Backpulver in Ihren Staubsaugerbeutel streuen, verhindern Sie, dass sich muffige oder von Haustieren herrührende Gerüche während des Staubsaugens im ganzen Haus verbreiten. Desodorieren Sie Ihre Teppiche, indem Sie sie vor dem Saugen mit Backpulver bestreuen. Die meisten Teppichreiniger in Pulverform bestehen ohnehin aus Backpulver. Dazu noch ein kurzer Hinweis: Die Verwendung empfiehlt sich nicht für Nassräume, da das Backpulver an einem etwaigen Teppich haften bleiben könnte.

Scheuerlappen können wirklich die Luft verpesten. Wenn Ihnen der bissige Geruch in die Nase steigt, werfen Sie sie nicht gleich weg, sondern weichen Sie sie in einer Lösung aus **einem Teelöffel Backpulver auf einen Liter Wasser** ein. Flecken auf Porzellanspülbecken, in Toiletten oder auf Plastikflächen lassen sich entfernen, wenn man sie zuerst mit Backpulver bestreut und anschließend mit einem feuchten Schwamm abwischt.

Mit Natriumbicarbonat kann man auf sichere Weise Farben, Fette, Öle und Rauchrückstände entfernen. Arbeiter kommen dann seltener mit diesen aggressiven Chemikalien in Kontakt und man vermeidet die schädlichen Rückstände, die andere Reinigungsmittel hinterlassen.

Machen Sie sich klar, dass es vollkommen legitim ist, Natriumbicarbonat zu trinken oder ein oder eineinhalb Kilo davon in Ihre Badewanne zu schütten. **Natriumbicarbonat gilt nur in injizierbarer Form als Medikament.** Ansonsten ist es ein legales, in jedem Supermarkt zu findendes Lebensmittel mit buchstäblich Hunderten von Anwendungsmöglichkeiten.

# 1. Teil

# Bicarbonat, das Medikament

Die aktuelle Kontroverse über Natriumbicarbonat und seine Verwendung in der Onkologie kam zwar erst in jüngster Zeit auf, doch der Stoff selbst kann auf eine lange Geschichte zurückblicken und hat Menschen schon bei den schlimmsten gesundheitlichen Beschwerden geholfen. Die Erzählung vom beredten Bauern, ein literarisches Werk aus dem Alten Ägypten, das etwa aus dem Jahre 2000 v. Chr. stammt, berichtet von einem fahrenden Händler, der Natron, eine natürliche Natriumbicarbonatmischung, Chlorid und Natriumcarbonat, das neben Hunderten von anderen Substanzen zur Mumifizierung verwendet wurde, verkaufte. Backpulver wurde vermutlich zu allererst als Treibmittel für Brot und andere Backwaren verwendet. In den USA begann dessen kommerzieller Vertrieb im Jahr 1775.

Die Verbindung Natriumbicarbonat wird durch die Formel $NaHCO_3$ dargestellt. Man kennt das Salz auch unter den Namen Natriumhydrogencarbonat, Backpulver, Sodabrot oder Sodabicarbonat. Es löst sich relativ schlecht in Wasser, wird in kristalliner Form sowie als feines Pulver angeboten und erinnert im Geschmack an Natriumcarbonat. Es bildet einen Bestandteil von Natron und findet sich in gelöster Form in vielen Mineralquellen.

Bei der künstlichen Herstellung von $NaHCO_3$ bedient man sich des Solvay-Verfahrens, bei dem in Wasser eine Reaktion zwischen Natriumchlorid, Ammoniak und Kohlenstoffdioxid herbeigeführt wird. Davon werden etwa 100.000 Tonnen pro Jahr produziert. $NaHCO_3$ entsteht aber auch, wenn Natriumcarbonat mit Kohlenstoffdioxid reagiert. Größere Mengen Backpulver erzeugt man beispielsweise, indem man aus Trona-Vorkommen gewonnene Sodaasche in Wasser löst und mit Kohlenstoffdioxid behandelt.

Bicarbonat herrscht über die zentrale biologische Lebensachse – das pH-Puffersystem – und damit über die relative Alkalität der Körpergewebe.

Die Versorgung mit Natriumbicarbonat ist eine altbewährte Methode, um die Rückkehr des Körpers zu einem normalen Bicarbonatspiegel zu „beschleunigen". Bicarbonat ist anorganisch, sehr basisch, und wie viele andere mineralische Substanzen unterstützt es eine lange Liste biologischer Funktionen. Natriumbicarbonat ist gerade deshalb eines der wirksamsten Medikamente, weil die Bicarbonat-Physiologie für das Leben und die Gesundheit von fundamentaler Bedeutung ist. Bicarbonat ist so nützlich und elementar, dass sogar die Spermien es benötigen, um in den Zervikalkanal zu gelangen und dort nach oben zu schwimmen.[2]

Bicarbonationen wirken als Puffer, die im Blut und in anderen Körperflüssigkeiten den normalen Säurespiegel (pH-Wert) aufrechterhalten. Durch Messung des Bicarbonatspiegels lässt sich die Azidität des Blutes und der Körperflüssigkeiten feststellen. Der Wert hängt von der Ernährungsweise und den verabreichten Medikamenten sowie der Funktion der Nieren und der Lunge ab. In den meisten Laborberichten wird Bicarbonat mit dem chemischen Kürzel $HCO_3$ bezeichnet oder über die Konzentration des Kohlenstoffdioxids definiert ($CO_2$).

Der normale Serumwert für Bicarbonat beträgt 22 - 30 mmol/l. Die Bicarbonat-Versorgung wird üblicherweise in Zusammenhang mit dem Test auf andere Blutelektrolyte untersucht. Störungen im normalen Bicarbonat-Haushalt können auf Krankheiten zurückzuführen sein, welche die Atemfunktion, die Nieren, den Stoffwechsel oder die Bauchspeicheldrüse betreffen.

Bicarbonatmangel ist die weltweit am häufigsten übersehene Gesundheitsstörung, obwohl sie außerordentlich weit verbreitet ist. Probleme, die mit einer Verschiebung des pH-Werts in den sauren Bereich (also einem relativen Mangel an Bicarbonationen) in Zusammenhang stehen, fordern ihren Tribut an der menschlichen Physiologie. Je übersäuerter der Mensch, desto mehr Probleme treten in der Zellphysiologie auf. Und: Jede biochemische Reaktion ist pH-sensibel!

Beim normal verlaufenden Krebszyklus beispielsweise entsteht als Nebenprodukt $CO_2$. Wird der Krebszyklus gestört, führt das nun fehlende $CO_2$ zu einem Mangel, und dieser Mangel stört wiederum beide Seiten des pH-Gleichgewichtssystems: Die $CO_2$-Atmung mittels Kohlensäure über die Lunge stellt den dominierenden Säure-Kontroll-mechanismus dar, während der dominierende Basen-Kontrollmechanismus mittels Bicarbonat über die Nieren vollzogen wird.

Mangelnde $CO_2$-Produktion kann beide Seiten des Säure-Basen-Gleichgewichts negativ beeinflussen. Eine solcfhe Dysfunktion tritt normalerweise auf, wenn die Gewebe zu einem anaeroben Stoffwechsel neigen, und so die mit Milchsäure verbundenen Säuren, $H^+$ und andere assoziierte Stoffe vermehrt vorkommen.

---

2 Okamura (u.a.): „Sodium Bicarbonate in Seminal Plasma Stimulates the Motility of Mammalian Spermatozoa through Direct Activation of Adenylate Cyclase“ in *J Biol Chem.*, 1985, 260(17):9699-9705 und Speroff, L. (u.a.): „Male infertility“ .in Glass, R. H. / Kase, N. G. (Hg.): „Clinical Gynecologic Endocrinology and Infertility, 5. Edition“ (Baltimore: Williams and Wilkins, 1994), S. 876-877.

Die meisten Ernährungsformen der heutigen Zeit sorgen für ungesund saure pH-Werte. Ein unausgewogenes pH-Niveau stört die zellulären Aktivitäten und Funktionen – und das in immer erheblicherem Maße, je weiter der pH-Wert absinkt. Ein pH-Wert im extrem sauren Bereich führt zunächst zu einer Beeinträchtigung der Zellen und schließlich zu ernsthaften Gesundheitsproblemen wie Krebs, kardiovaskulären Erkrankungen, Diabetes, Osteoporose oder Sodbrennen. Die Tatsache, dass biologisches Leben am besten in einem nicht sauren (sprich basischen) Milieu funktioniert, spricht Bände über die Nützlichkeit von Backpulver.

Sang Whang ruft uns Folgendes in Erinnerung:

> „Der Bicarbonatspiegel im Körper bleibt bis zum Alter von 45 Jahren einigermaßen konstant. Danach fällt er linear um etwa 18 Prozent, bis der Mensch 90 oder noch älter ist. Im Allgemeinen treten degenerative Erkrankungen wie Diabetes oder Bluthochdruck bei Erwachsenen ab 45 Jahren auf und häufen sich bis er 90 oder älter ist. Besonders der **Bicarbonatmangel im Blut beeinträchtigt den Blutfluss und erschwert es dem Körper, die ständige Säureproduktion zu steuern und Säureabfallprodukte auszuscheiden.** So entwickeln sich viele säurebedingte degenerative Störungen wie Blutgerinnsel, Säurereflux, Herzkrankheiten, Osteoporose, Gicht, Diabetes, Bluthochdruck, Krebs, Schlaganfall und viele weitere. Alzheimer ist nichts anderes als eine voranschreitende Übersäuerung des Gehirns. Alle diese Krankheiten lassen sich auf systemische Azidose, das heißt eine unzureichende Versorgung des Blutes mit Bicarbonaten zurückführen."

Verfügt der Körper über ein ausreichendes Maß an Bicarbonaten, so kann er der Toxizität chemischer Einflüsse besser widerstehen. Angesichts all der Chemikalien und Schwermetalle sowie der zunehmenden Strahlung, der wir in unserer Umwelt ausgesetzt sind, ist dies von nicht zu unterschätzender Bedeutung.

Etwa 30 Prozent des Wassers, das in den USA durch die Versorgungsleitungen fließt, ist so sauer, dass es Schwermetalle wie Blei, Kupfer oder Eisen aus den Rohrleitungen und Dichtungen herauslöst. Fügt man solch leicht saurem Wasser Natriumbicarbonat hinzu, so erhöht man dessen pH-Wert und Alkalität und verringert die Wahrscheinlichkeit dafür deutlich, dass Metalle herausgewaschen werden. Als man in Fitchburg, Massachusetts dem Leitungswasser Natriumbicarbonat zusetzte, sank dessen Bleigehalt um 71 Prozent, der Kupfergehalt um 79 Prozent.

Blaise W. LeBlanc, der früher mit chemischer Forschung für das amerikanische Landwirtschaftsministerium beschäftigt war, identifizierte das Nebenprodukt Hydroxymethylfurfural (HMF) als mögliche Ursache für das Bienensterben. Um die Giftigkeit des HMF zu verringern, hat LeBlanc eine einfache Lösung parat: Fügt man Maissirup (HFCS) Basen hinzu (wie Natriumbicarbonat, Zitrone, Pottasche oder Ätznatron), so steigt der pH-Wert und der HMF-Spiegel sinkt.

**Natriumbicarbonat erweist sich bei Überdosen vieler chemischer und pharmazeutischer Mittel als wirksam, weil es die kardiotoxischen und neurotoxischen Wirkungen solcher Substanzen aufhebt.**

Bicarbonationen schaffen die Voraussetzungen für einen verbesserten Glukosetransport über die Zellmembranen und lassen Magnesium in die Mitochondrien gelangen. Sie erzeugen das für die Aufrechterhaltung der Enzymaktivität und der Bauchspeicheldrüsensekretion in den Darm notwendige basische Milieu und sind daher für die Behandlung von Pankreatitis von Nutzen. Sie neutralisieren auch die für chronisch entzündliche Vorgänge erforderlichen sauren Bedingungen.

Bicarbonationen modifizieren die sauren Bedingungen von Osteoklasten in den Knochen sowie von Typ-A-Synovialzellen in den Gelenken und fördern so den Behandlungserfolg bei Osteoporose, Osteoarthritis und sogar Knochenkrebs.

Der pH-Wert sollte in der Medizin zentral berücksichtigt werden, wenn es um Heilkunde und Gesundheit geht. Ich empfehle aluminiumfreie, natürliche Natriumbicarbonat-Produkte für konzentrierte medizinische Bäder, orale Einnahme, Vernebelung, Einläufe und natürlich die intravenöse Verabreichung in speziellen, medizinisch indizierten Fällen.

Auch die Geschichte des Bicarbonats vermag zu faszinieren, besonders wenn man tiefer gräbt: Dann stellt man beispielsweise fest, dass bei der intravenösen Verabreichung von Vitamin C, die als wirksame Krebstherapie gilt, oftmals Natriumbicarbonat zugesetzt wird.

Sie reicht zurück zu den frühen Tagen der modernen Medizin, als die Regale der Apotheken mit Backpulver-, Jod- und Cannabinoid-Präparaten bestückt waren. Wir neigen zu der Ansicht, dass wir heute über fortschrittlichere Medikamente verfügen als damals, doch die Wahrheit ist, dass das nicht der Fall ist. Obwohl die pharmazeutischen Unternehmen unzählige Milliarden investiert haben, gelang es ihnen niemals, etwas Besseres zu erfinden als das, was Mutter Natur sowieso schon zur Verfügung stellt.

# pH-Medizin

## Saurer Tod vs. basisches Leben

*Praktisch alle degenerativen Erkrankungen wie Krebs, Herzkrankheiten, Arthritis, Osteoporose, Nieren- und Gallensteine oder Zahnverfall stehen mit einer Übersäuerung des Körpers in Zusammenhang.*

Ist man in der Lage, eine Krankheit zu benennen oder zu diagnostizieren, heißt das noch lange nicht, dass man sie auch behandeln kann, zumindest, wenn man dem allopathischen Paradigma folgt. Die Patienten gewinnen zwar mehr Vertrauen, wenn man ihnen genau sagen kann, was mit ihnen nicht in Ordnung ist. Doch der Name einer Krankheit sagt wenig bis gar nichts über ihre Ursache oder die Behandlungsmöglichkeiten aus. Der Name der Krankheit nützt einem genauso wenig wie der Name des Meeres oder Ozeans, in dem man gerade ertrinkt. Bei Krebs „schwimmen" wir zum Beispiel im Nordatlantik, bei Diabetes im Indischen Ozean und versuchen in beiden Fällen, den Haien (aggressiven Medikamenten) auszuweichen. Glücklicherweise haben wir eine einfache Leuchtpistole dabei, die uns hilft, uns wieder aus unserer misslichen Lage herauszumanövrieren. Und das sind die pH-Teststreifen.

Der Körper muss sich selbst heilen. Vielen Ärzten mag dieses Konzept unbekannt sein, weshalb sie leicht in die Falle tappen und meinen, ihr chirurgischer Eingriff, ihr Medikament oder ihre Therapie hätten die Krankheit beseitigt. Die Wahrheit sieht eben anders aus. Das Kernprinzip der pH-Medizin lautet: Bringt man die Körperchemie eines Menschen wieder in die richtige biologische Norm, dann verfügt der Körper über genug Energie, um sich selbst zu heilen. Nichts kann dabei besser helfen als die Wiederherstellung eines gesunden pH-Wertes.

Bei Erhöhung der Azidität durchlaufen Proteine sowohl *in vivo* (im lebenden Organismus) als auch *in vitro* (im Reagenzglas) bestimmte Veränderungen. Tatsächlich wirkt der pH-Wert als regulierende Autorität, die die meisten zellulären Prozesse steuert. Medizinischen Lehrbüchern der Physiologie kann man entnehmen, dass das pH-Gleichgewicht im menschlichen Blutkreislauf maßgeblich zum biochemischen Gesamtgleichgewicht des menschlichen Körpers beiträgt. Die Abkürzung pH steht für den lateinischen Begriff *potentia hydrogenii*, was so viel heißt wie Potenz der Wasserstoffionen-Konzentration. Damit bezeichnet man den Konzentrationsfaktor der Wasserstoffionen in einer Substanz oder Lösung. Der Wert durchläuft eine logarithmische Skala von 0 bis 14. Höhere Werte bedeuten, dass eine Substanz stärker zum basischen Spektrum neigt und somit ein größeres Potential zur Aufnahme von Wasserstoffionen besitzt. Niedrigere Werte weisen auf den sauren Bereich hin, in dem weniger Potential für die Aufnahme von Wasserstoffionen vorhanden ist.

Dem pH-Wert kommt deshalb eine so große Bedeutung zu, weil er für die Geschwindigkeit der biochemischen Reaktionen im Körper verantwortlich ist. Er steuert die Enzymaktivität und regelt die Geschwindigkeit der elektrischen Signale – je höher (basischer) der pH-Wert einer Substanz oder Lösung, umso stärker ihr elektrischer Widerstand. Bei einem höheren pH-Wert bewegen sich die elektrischen Signale also langsamer durch den Körper. Einem pH-Wert im sauren Bereich lassen sich die biochemischen Attribute heiß und schnell zuordnen, einem basischen pH-Wert die Attribute langsam und kühl.

Ändert sich der pH-Wert im Körper, so kommt es zu tiefgreifenden Auswirkungen auf die gesamte Körperphysiologie. Sogar die Gene reagieren unmittelbar auf den externen pH-Wert. Deutliche Veränderungen in diesem Bereich beeinflussen nicht nur die Form der Enzyme, sondern auch die Form beziehungsweise die Ladungscharakteristika des Substrats.[3] Rutscht der pH-Wert zu weit in den sauren Bereich, kann das Substrat sich entweder nicht an die aktive Stelle binden oder es findet keine Katalyse statt. Erhöhter oxidativer Stress, der in nahezu exponentiellem Maße mit dem Abrutschen des pH-Wertes ins Saure korreliert, gefährdet besonders die Mitochondrien. In der Epigenetik, die allmählich die traditionelle Genetik in den Schatten zu stellen beginnt, beschreiben Forscher, wie bestimmte Faktoren, beispielsweise die Ernährungsweise oder das Rauchen, das Genverhalten stärker beeinflussen als erbliche Einflüsse.

Jedes Enzym funktioniert nur in einem recht eng gesteckten pH-Rahmen. Bei einem bestimmten pH-Wert (dem „optimalen pH-Wert") entfaltet es die stärkste Aktivität. Veränderungen des pH-Wertes können intra- und intermolekulare Bindungen schaffen oder aufbrechen und damit die Form und in der Folge die Wirkrichtung eines Enzyms umgestalten.

Alle unsere Körperzellen benötigen einen ausgeglichenen pH-Wert, um optimal funktionieren zu können. Werden sie zu sauer oder zu basisch, laufen

---

3 Gamba, G. (u.a.): „Bicarbonate Therapy in Severe Diabetic Ketoacidosis. A Double Blind, Randomized, Placebo Controlled Trial" in *Rev Invest Clin.*, 1991, 43(3):234-238 und Miyares, G. A. (u.a.): [„Diabetic ketoacidosis in childhood: the first day of treatment"] [Artikel ist spanischsprachig] in *An Esp Pediatr*, 1989, 30(4):279-283.

chemische Reaktionen wie Enzymaktivität, Zellreparatur oder zelluläre Reproduktion in beeinträchtigter Form ab. Wie Raymond Francis schreibt:

> „Auf der pH-Skala befindet sich der neutrale Punkt bei 7, zwischen 0 und 7 liegt der saure und zwischen 7 und 14 der basische Bereich. Das normale Zellinnere weist mit 7,4 einen leicht basischen pH-Wert auf. Um die normale Funktion aller Körpersysteme zu gewährleisten, muss unbedingt ein normaler pH-Wert in den Zellflüssigkeiten aufrechterhalten werden."[4]

Beim Blut verhält es sich etwas anders. Während der Rest des Körpers auch außerhalb der optimalen pH-Zone weiterhin funktioniert, kann Blut das nicht. Dr. Ian Shillington erklärt:

> „Der pH-Wert Ihres Blutes liegt zwischen 7,3 und 7,5; also im basischen Bereich der Skala. Verlässt es diesen Bereich, dann sterben Sie!"[5]

Wenn bei einem Menschen Übersäuerung einsetzt, beginnt in seinem Blut die sogenannte Geldrollenbildung. Dabei stapeln sich die roten Blutkörperchen wie Centstücke in einer Geldrolle. Die Aufgabe der roten Blutkörperchen besteht darin, Sauerstoff und Nährstoffe durch den Körper zu transportieren und Abfallstoffe zu beseitigen. Wenn sie sich in der genannten Weise übereinanderstapeln, können sie das nur noch eingeschränkt erledigen. Die Abfallbeseitigung funktioniert nicht zuletzt auch deshalb nur noch in eingeschränktem Umfang, weil die roten Blutkörperchen aufgrund der Stapelung zu wenig Oberfläche besitzen. In dieser Situation neigt der Mensch dazu, häufig müde zu sein und wird vielleicht Essen im Übermaß zu sich nehmen, weil sein Körper hungert. Doch zusätzliche Proteine und Kohlenhydrate führen zu noch stärkerer Geldrollenbildung, weil sie meist sauer sind. Unter diesen Umständen bleiben die weißen Blutkörperchen in der Regel kleiner und weniger aktiv und der Mensch erkrankt wegen der schwächeren Reaktion seines Immunsystems umso leichter.

Sauerstoff kann sich nicht an die roten Blutkörperchen binden, wenn der pH-Wert des Blutes zu weit im sauren Bereich liegt. Selbst wenn man reinen Sauerstoff einatmet, kann dieser wegen des zu hohen Säuregehalts im Blut von den roten Blutkörperchen nicht aufgenommen werden. Das ist chemisch un-

---

4 Francis, R.: „Health is a Choice, Learn How to Choose it" (Deerfield Beach: Health Communications Inc, 2002).

5 http://tinyurl.com/q27kucb (aufgerufen: Dezember 2013).

möglich. Das Blut muss einen normalen pH-Wert aufweisen und dieser liegt bei etwa 7,4. Die kümmerlichen Reste von Sauerstoff, die die säuregeschädigten roten Blutkörperchen doch noch aufnehmen können, werden ihnen allzu rasch wieder abgenommen und gelangen in die erstbesten der nach Sauerstoff lechzenden Zellen. Der Sauerstoff kann somit nicht in die tieferen Körperregionen vordringen, wo er so bitter benötigt wird. Wegen des sauren pH-Werts wird auch das Kohlenstoffdioxid nicht in effizienter Weise transportiert. Es lagert sich in den Geweben ab und führt dort zum Zelltod.

*Ein saures Milieu gilt als Voraussetzung für die Produktion großer Mengen von freien Radikalen des Sauerstoffs in den Körperzellen.*

Saure Bedingungen intensivieren die radikalischen Reaktionen des Sauerstoffs, die bei Zellschädigung und Zelltod eine Rolle spielen. Auf diese Art ausgelöste Zellschädigungen und Zelltode liegen vielen Erkrankungen des Körpers und seiner Organe zugrunde. Dazu zählen Erkrankungen von Gelenken und Nieren, der Lunge oder des Herzens. Die Reaktionen freier Radikale sind auch an der Entstehung von Krebs und den Prozessen beteiligt, die das Altern und Senilität bewirken.

Man geht davon aus, dass westliche Menschen aufgrund ihrer typischen Ernährungsweise an einer leichten chronischen Azidose leiden, die ihre Alterung beschleunigt. Die bei Azidose vorhandene überschüssige Säure trägt erwiesenermaßen zu vielen Krankheiten und zum Alterungsprozess bei. Azidose entsteht oftmals dann, wenn der Körper nicht genügend Bicarbonationen (oder andere basische Verbindungen) produzieren kann, um die beim Stoffwechsel anfallenden Säuren zu neutralisieren.

Man weiß auch, dass Bicarbonationen und andere basische Verbindungen die schädlichen Auswirkungen der Säuren auf die Knochen verhindern und Muskelkatabolismus verhüten oder verzögern. Darüber hinaus spielt die Vermeidung einer Übersäuerung des Körpers auch deshalb eine bedeutende Rolle für die Aufrechterhaltung optimaler Gesundheit, weil die Aktivitäten nahezu aller Enzymsysteme durch überschüssige Säuren beeinträchtigt werden. Ein saures Körpermilieu verändert nahezu alle Zell-, Organ- und Körperfunktionen. Es kommt zu Störungen der Homöostase; der Pathogenese vieler Krankheiten wird Vorschub geleistet.

Saure Bedingungen im Körper ändern auch die Nettoladungen der Proteinoberflächen und deren Wasserstoffbindungsfähigkeit. Mit zunehmender Übersäuerung werden Nebenketten saurer Aminosäuren auf Proteinen protoniert. Dadurch ändern sich die Ladungen auf den Proteinoberflächen. Diese

Ladungsänderungen wirken sich massiv auf die Proteinstabilität aus, die wiederum die Funktionen von Enzymen und strukturellen Proteinen beeinflusst.

**Einer der Hauptgründe für eine Übersäuerung liegt im übermäßigen Konsum von Proteinen**. Untersuchungen legen den Schluss nahe, dass Fleisch und Milchprodukte das Risiko erhöhen können, an Prostatakrebs zu erkranken.[6]

Mineralstoffmangel stellt einen weiteren Grund dar. Wer hohen Proteinkonsum mit abnehmender Zufuhr von Mineralien kombiniert, senkt seinen pH-Wert und steuert auf ein medizinisches Desaster zu. Wenn Proteine im Körper aufgespalten werden, entstehen starke Säuren, wie die Schwefelsäure, die Phosphorsäure und die Salpetersäure. Diese drei Säuren müssen durch die Nieren ausgeschieden werden, denn die darin enthaltenen Substanzen Schwefel, Phosphor und Stickstoff können nicht in Wasser und Kohlenstoffdioxid zerlegt werden, wie das bei den schwachen Säuren der Fall ist. Während sie die Nieren passieren, müssen sich diese starken Säuren mit einem Basismineral verbinden. Dadurch werden sie zu neutralen Salzen, die die Nieren auf ihrem Weg nach draußen nicht verbrennen. Zu einer solchen Verbrennung käme es, wenn die Säuren in ihrer ungewandelten Form bestehen blieben.

Der menschliche Körper unternimmt jede mögliche Anstrengung, um die in den Körperzellen aus Kohlenstoffdioxid entstehenden Säuren zu neutralisieren. Das schnellste Enzym der Welt findet sich in den menschlichen Zellen, wo es als Katalysator für die rasche Produktion von Bicarbonat dient, das für die Neutralisierung von Säuren benötigt wird. Dieses Enzym namens Carboanhydrase ist überall im Körper und in den meisten Zellen und Geweben anzutreffen. Jedes Molekül des Enzyms Carboanhydrase beschleunigt die Produktion von Bicarbonationen von Eintausend auf eine Million pro Sekunde.

Wissenschaftler des Department of Molecular Biology der University of Occupational and Environmental Health im japanischen Fukuoka haben vier Haupttypen von pH-Regulatoren identifiziert: die Protonenpumpe, die Gruppe der Natrium-Protonen-Austauscher, die Gruppe der Bicarbonat-Transporter und die Gruppe der Monocarboxylat-Transporter.

Das Bicarbonat-Transportsystem ist ein einfacher, doch essenziell wichtiger Teil der normalen Körperfunktionen. Daher dürfte es kaum überraschen zu erfahren, dass vielen Krankheiten ein gestörter Bicarbonat-Transport zugrunde liegt.[7] $HCO_3^-$ kann nicht durch die biologischen Membranen gelangen.

---

6 http://news.bbc.co.uk/2/hi/health/7655405.stm (aufgerufen: Dezember 2013).

7 Cordat, E. / Casey, J. R.: „Bicarbonate Transport in Cell Physiology and Disease" in *Biochemical Journal*, 2009, 417(2):423-439.

Daher werden spezielle Plasmamembran-Bicarbonat-Transport-Proteine (Bicarbonat-Transporter) benötigt, die es dem $HCO_3^-$ ermöglichen, sich in die Zellen hinein und aus den Zellen heraus zu bewegen. Da es sich bei $HCO_3^-$ um eine Base handelt, induziert der durch die Bicarbonat-Transporter vermittelte Zufluss eine zelluläre Alkalisierung, während der Abfluss zur Azidifikation führt.

**Physiologisch betrachtet erfüllt das Bicarbonat-Transportsystem folgende Aufgaben:**

1. Regulierung des zellulären pH-Wertes,
2. Regulierung des pH-Wertes im gesamten Körper,
3. Regulierung des Zellvolumens und der Flüssigkeitssekretion,
4. Entsorgung der im Körper anfallenden Hauptabfallprodukte ($CO_2$/$HCO_3^-$).

$HCO_3^-$ gelangt mithilfe eines $Na^+$-$HCO_3^-$-Cotransporters (NBC) über die basolateralen Membranen in die Gefäßzellen, wobei man bisher von einem Transportverhältnis von 1 $Na^+$ pro 2 - 3 $HCO_3^-$ ausging. Neuere Studien zeigen, dass $HCO_3^-$ auch indirekt mittels $CO_2$-Permeation, d. h. Carboanhydrase, die Hydratisierung von $HCO_3^-$ und $H^+$, transportiert werden kann, woraufhin $H^+$ durch den $Na^+$-$H^+$-Austauscher und/oder die $H^+$-Pumpe aus der Zelle befördert wird. Da die Inhibition der Carboanhydrase bei den meisten Spezies die $HCO_3^-$-Sekretion um 60 - 80 Prozent senkt und andere lipidlösliche Puffer $HCO_3^-$/$CO_2$ ersetzen können, spielen diese beiden Systeme für die Sekretion eine wichtige Rolle.[8]

Im Darm erfüllt Bicarbonat zwei Funktionen: Es neutralisiert die in den Darm gelangende Magensäure und dient der Resorption von Wasser. Bicarbonat vermag Säuren vor allem deshalb zu neutralisieren, weil es in den von der Bauchspeicheldrüse in den Darm sekretierten Flüssigkeiten in besonders hoher Konzentration vorkommt (125 mmol/l).

Wenn wir Wasser trinken, das Natriumbicarbonat enthält, gelangen Bicarbonationen in den Körper, die dabei helfen, die aus Kohlenstoffdioxid und anderen Stoffen in den Körperzellen entstandenen Säuren zu neutralisieren. Das zugeführte Bicarbonat unterstützt das täglich vom Körper selbst in den Nieren, im Gehirn, in der Bauchspeicheldrüse, in den roten Blutkörperchen und in anderen Geweben in großen Mengen erzeugte natürliche Bi-

---

8 Ishiguro (u.a.) („$CO_2$ Permeability and Bicarbonate Transport in Microperfused Interlobular Ducts Isolated from Guinea-Pig Pancreas“ in *The Journal of Physiology*, 2000, 528(2):305-315) erforschten die $HCO_3$-Permeabilität, indem sie perfundierte, interlobuläre Gänge (100 - 150 Mikrometer im Durchmesser) in den Bauchspeicheldrüsen von Meerschweinchen untersuchten und pHi-Messungen vornahmen.

carbonat. Tatsächlich produzieren alleine die Nieren täglich etwa 250 Gramm Bicarbonat, um so die Säuren im Körper zu neutralisieren. Das Gehirn wiederum erzeugt jeden Tag etwa einen halben Liter Cerebrospinalflüssigkeit, die reichlich Bicarbonat enthält, und auch in der Bauchspeicheldrüse entstehen täglich etwa drei Liter bicarbonatreiche Bauchspeicheldrüsenflüssigkeit.

Durch die Erhöhung des pH-Wertes kann man seinem Körper einen deutlichen Schub geben.

Ein höherer pH-Wert hilft dem Immunsystem, Bakterien abzutöten. Zu diesem Ergebnis kam eine Studie von der Einrichtung The Royal Free Hospital and School of Medicine in London. Wir sollten das als Ansporn sehen, in der allopathischen Medizin künftig einen anderen, neuen Weg der Betrachtung und Behandlung von Krankheiten einzuschlagen. Wenn wir allein die grundlegende (pH-)Physiologie beachten und das Milieu vom Sauren ins Basische verschieben, tragen wir schon sehr viel zur Heilung von Krebs und anderen chronischen Krankheiten bei.

Das pH-Gleichgewicht im menschlichen Blutkreislauf wird in den Lehrbüchern über medizinische Physiologie als das wichtigste biochemische Gleichgewicht bezeichnet.

Die Intensivmedizin ist die einzige medizinische Disziplin, in der der pH-Wert ernst genommen wird: Auf Intensivstationen wird häufig der pH-Wert des arteriellen Blutes gemessen, denn daran lassen sich die Veränderungen des Blut-pH-Wertes gut ablesen. Azidose ist eine gravierende Störung, die auf der Intensivstation eine sofortige Reaktion verlangt. Das Mittel der Wahl ist dort natürlich Natriumbicarbonat. **In diesem Buch befasse ich mich mit der chronischen Azidose und der Behandlung von Tumoren durch eine allgemeine Veränderung des pH-Wertes im Körper vom Sauren hin zum Basischen.**

Ein saures Milieu verändert praktisch alle Zellen und Körperfunktionen und trägt wesentlich zur Alterung und Entwicklung von Krankheiten bei. Die Neutralisierung der schädlichen sauren Bedingungen im Körper durch Carbonatsedimente und Bicarbonatlösungen kann vielleicht als Erklärung dafür dienen, warum manche Tiere und Menschen länger leben und sich besserer Gesundheit erfreuen. Wenn Ihnen das nächste Mal ein Arzt oder sonst irgendjemand begegnet, der die gesundheitliche Bedeutung des pH-Gleichgewichts herunterspielt, bieten Sie ihm eine Flasche Säure oder einfach eine Cola an.

Die Ozeane der Welt sind basisch. Sie enthalten Carbonatsedimente, Bicarbonationen und hohe Konzentrationen von Calcium- und Magnesiumionen. Wir wissen, dass unser basisches Blut eine ganz ähnliche Zusammensetzung aufweist wie Meerwasser und vergleichbare Eigenschaften besitzt. Aus diesem Grund konnten Militärärzte während des Zweiten Weltkrieges, denen keine medizinischen Hilfsgüter mehr zur Verfügung standen, erfolgreich sauberes Meerwasser anstelle von Blutserum verabreichen.

Wissenschaftler der National Academy of Sciences und des National Research Council der USA konnten nachweisen, dass bestimmte Menschengruppen in Gegenden mit einem relativ hohen Anteil an Bicarbonat- und sonstigen Mineralionen im Trinkwasser gesünder sind und länger leben. Zahlreiche andere Untersuchungen von Fachleuten belegen, dass Menschen dann länger leben (und insbesondere nur selten von Herzkrankheiten befallen werden), wenn sie in Gegenden beheimatet sind, in denen das Trinkwasser einen relativ hohen Gehalt an Calcium- oder Magnesiumionen aufweist.

*Je mehr sich der pH-Wert dem Bereich zwischen 7,35 – 7,45 annähert, umso stärker verbessern sich Gesundheit und Wohlbefinden und unsere Fähigkeit, Krankheiten zu widerstehen.*

Wenn wir sehr saure oder verarbeitete Lebensmittel zu uns nehmen oder solche, die eine allergische Reaktion in unserem Verdauungssystem auslösen, kann der Körper die Nährstoffe nicht richtig aufnehmen. Stattdessen erreicht ein Teil der Nahrung als saurer Abfall den Blutkreislauf. Ein anderer Teil bleibt als unverdauter, faulender Rest im Darm zurück, wo er für die Freisetzung weiterer Säuren sorgt, die ebenfalls in den Blutkreislauf gelangen. Alles in allem ergibt sich eine allgemeine Degeneration, die einer Krebserkrankung (oder der Wiederkehr einer solchen) den Boden bereitet. Besonders bei autistischen Kindern, die häufig am sogenannten Leaky-Gut-Syndrom (einer Barrierestörung der Darmschleimhaut) leiden, stellt dies ein großes Problem dar.

Funktioniert die Verdauung nur mangelhaft, entsteht ein ideales Milieu für Bakterien und Pilze – und dort, wo sich Schadstoffe ansammeln, lässt eine Entzündung nicht lange auf sich warten. Den Säuregrad im Körper kann man durch richtige Ernährung und Nahrungsergänzungsmittel reduzieren. Saure pH-Werte im Blut, die mit einer Ansammlung toxischer Säureabfälle einhergehen (Azidose), sind (außerhalb der Notaufnahmen) leider wenig bekannt, schaffen aber eben auch im Alltag ein schädliches Milieu, in dem Krebs und andere chronische Erkrankungen entstehen können.

Wenn Ihr pH-Wert im sauren Bereich liegt, führt dies zu einer schleichenden, von Tag zu Tag voranschreitenden Verbrennung der Reserven Ihres Körpers. Wenn Sie jedoch täglich für die Aufrechterhaltung eines basischen pH-Wertes sorgen, kann sich Ihr Körper regenerieren, die notwendigen Reparaturen durchführen, sich verjüngen und auch weiterhin jung bleiben. Ja, das langsame Altern ist tatsächlich in hohem Maß auf das allmähliche Abgleiten des pH-Wertes in den sauren Bereich zurückzuführen. Der pH-Wert in unserem Körper reguliert Atmung, Kreislauf, Verdauung, Ausscheidung, Hormonproduktion und Immunabwehr.

Die erste Verteidigungslinie, die unser Körper gegen Unwohlsein, Krankheit und Alterung stellt, ist der pH-Wert des Blutes, und diesen können wir mithilfe von Natriumbicarbonat sehr rasch erhöhen. Aus diesem Grund kommt es so oft im Krankenhaus zum Einsatz. Auch gegen grippale Infekte lässt es sich hervorragend einsetzen, denn es schaltet das Immunsystem auf Turbomodus. Der Körper gedeiht bei einem leicht basischen Blut-pH-Wert von etwa 7,4 am besten. Wird dieser Wert für längere Zeit unterschritten, beginnen degenerative oder sogar akute infektiöse Erkrankungen den Körper in Mitleidenschaft zu ziehen.

Wenn unser Körper sauer wird und infolgedessen der Sauerstoffpegel langsam abnimmt, fühlen wir uns müde und abgespannt. In diesem Zustand werden wir für Pilze, Schimmel, Parasiten, schädliche Bakterien und virale Infektionen zur leichten Beute. Diese Schädlinge beginnen dann, das Kommando im Körper zu übernehmen. Mit fortschreitender Übersäuerung verlieren Blut und Knochen auch zunehmend mehr Calcium und Magnesium. Der Körper setzt die Mineralien nämlich ein, um den pH-Wert des Blutes um jeden Preis im leicht basischen Spektrum zu halten. Doch steht er oft auf verlorenem Posten, weil es den meisten Menschen an Magnesium und anderen als Puffer geeigneten Mineralien fehlt.

> „Wenn man die Grundursache einer Erkrankung kennt, hat man den großen Vorteil, logisch fundiert und auf breiter Front gegen sie vorgehen zu können."
>
> *Dr. Otto Warburg*

Der zweimalige Nobelpreisgewinner Dr. Otto Warburg bezeichnete in seinem Aufsatz „The Metabolism of Tumors in the Body" die Tatsache, dass in der Zellatmung Sauerstoff durch die Fermentierung von Zucker ersetzt wird, als Hauptursache von Krebs. Das Wachstum der Krebszellen werde durch diesen Fermentierungsprozess in Gang gesetzt, der nur stattfinden könne, wenn es auf Zellebene an Sauerstoff fehlt. Warburg beschrieb damit das klassische Bild einer Übersäuerung. Genauso, wie überbeanspruchte Muskelzellen milchsäurehaltige Abfallprodukte erzeugen, schütten Krebszellen Milchsäure und andere saure Verbindungen aus, die den pH-Wert absinken lassen.

Arthur C. Guyton, M.D., gilt als der weltweit renommierteste Autor zum Thema menschliche Physiologie. Er verbrachte den größten Teil seines Lebens mit der Untersuchung des pH-Wertes und des Säure-Basen-Gleichgewichts im Körper. In seinem Werk „Textbook of Medical Physiology“, aus dem angehende Mediziner während ihres Studiums lernen, heißt es:

> „Der erste Schritt zur Gesunderhaltung besteht darin, den Körper zu alkalisieren. In einem zweiten Schritt müssen die negativen Wasserstoffionen vermehrt werden. Das sind die zwei wichtigsten Aspekte der Homöostase.“[9]

## Wichtige Hinweise und die große pH-Frage

In einem Swimmingpool kommt es nur auf eines an: Das Wasser muss frisch und sauber sein. Frische und Sauberkeit aber hängen von seinem pH-Wert ab. Die Poolwasserchemie konzentriert sich in erster Line darauf, das Wasser basisch zu halten. Dazu sind regelmäßige Tests erforderlich. Will man die Alkalität eines Pools korrigieren, sollte man sehr langsam vorgehen; leichte Abweichungen sind dann sehr einfach zu beheben. Anders sieht es bei größeren Abweichungen aus: Die Eigentümer von Pools sollten nicht so lange warten, bis die Alkalität vollständig aus dem Ruder gelaufen ist und erst dann versuchen, sie mit einem Schlag wieder unter Kontrolle zu bringen.

Poolwasser muss konstant auf dem richtigen Alkalitätsniveau gehalten werden. Bei zu geringer Alkalität wird die Poolauskleidung angegriffen, Metalle korrodieren, es bilden sich Flecken auf Wänden und Böden und das Wasser färbt sich grünlich und brennt in den Augen. Ärzte könnten sich von Pooltechnikern abschauen, wie man die Biochemie des menschlichen Körpers erfasst und eventuelle Unregelmäßigkeiten ausgleicht. Sie könnten ihre Patienten beispielsweise mit preiswerten Teststreifen nach Hause schicken, damit sie dort den pH-Wert ihrer eigenen Körperflüssigkeiten selbstständig messen.

Auf welchen pH-Wert sollte man seinen Urin und Speichel jeweils bringen? Der Wert kann nämlich auch zu hoch steigen und dann bestimmte Krankheiten und Unausgewogenheiten im Körper begünstigen. Genau aus diesem Grund sollte man Teststreifen verwenden – um den pH-Wert in einem gesunden Rahmen zu halten. In meinem Behandlungskonzept misst man die

9 Hall, J.: „Guyton and Hall Textbook of Medical Physiology, 12. Edition“ (Philadelphia: Saunders, 2010).

pH-Werte von Urin und Speichel. Wenn Sie die Entwicklung sehr genau verfolgen wollen, können Sie auch mehrmals täglich testen.

*Messen Sie den pH-Wert Ihres Speichels mindestens eine Stunde vor oder zwei Stunden nach einer Mahlzeit. Messen Sie 2-3 Mal am Tag – so bekommen Sie einen Eindruck davon, wo Ihr Durchschnittswert liegt.*

Der pH-Wert des Speichels wird von Bakterien im Mund ebenso beeinflusst wie von der letzten Mahlzeit. Wo läge in einer perfekten Welt, in der sich alle anderen Gesundheitsparameter im grünen Bereich befinden, der „durchschnittliche" pH-Wert von Urin und Speichel in etwa? Das ist eine gute Frage, die sich anstatt mit Teststreifen am besten mit dem eigenen Wohlbefinden beantworten lässt. Manche Menschen glauben, dass ein niedriger Urin-pH-Wert von nur 6,4 angestrebt werden sollte, doch hier möchte ich begründete Zweifel anmelden. Es ist wichtig, dass wir den richtigen Weg einschlagen, denn die Sauerstoffversorgung des Körpers hängt unmittelbar mit dem pH-Wert zusammen. Erhöhen wir den pH-Wert von 4 auf 5, so sorgen wir dafür, dass unsere Zellen zehn Mal so viel Sauerstoff erhalten. Erhöhen wir von 4 auf 6, sind es schon 100 Mal so viel, und bei einem Anstieg von 4 auf 7 steigt der Sauerstoffspiegel gar um das Tausendfache.

*Sinkt der pH-Wert des Körpers unter 6,4, werden Enzyme deaktiviert, die Verdauung funktioniert nur noch eingeschränkt und Vitamine, Mineralien und Nahrungsergänzungsstoffe können nicht mehr effektiv assimiliert werden.*

Wir sollten uns darüber im Klaren sein, dass der pH-Wert starken Schwankungen unterliegen kann.[10] Das liegt daran, dass bei den meisten Menschen keine sehr genau ausgeprägte „Gesamtalkalität" vorhanden ist. Hier setzen Bicarbonattherapie, körperliche Betätigung, vernünftige Ernährung und gute

---

10 „Überprüft man fünf Tage lang den pH-Wert seines Speichels, sollte der aus den gemessenen Werten gebildete Durchschnittswert einen Aufschluss darüber geben, ob nicht vielleicht sogar tieferliegende Emotionen die gesamte Physiologie beeinflussen. Ist das der Fall, muss das auch thematisiert werden. Sonst könnte ein Patient, der schon eine ganze Weile erfolglos versucht, seinen Urin-pH-Wert zu steigern, desillusioniert aufgeben. Ein sicheres Zeichen ist es, wenn die pH-Werte nach dem Aufstehen jedes Mal stark variieren. Es ist fast schon eine gesicherte Erkenntnis, dass Sorgen die individuelle Physiologie beeinflussen." – http://tinyurl.com/nsxwark (aufgerufen: Dezember 2013).

Atemgewohnheiten an. Sie werden vielleicht feststellen, dass Ihr Urin zwei Stunden nach dem Essen sauer wird. Das liegt an den sauren Komponenten der Mahlzeit, die den pH-Wert beeinflussen. Besonders in lebensbedrohlichen Situationen sollten Sie Mahlzeiten mit vielen sauren Komponenten meiden, damit das Abgleiten des Urinwertes gering ausfällt, so wie es bei gesundem Essen oder richtigem Fasten der Fall ist.

Unsere Nahrungsmittel sind Sonnenlichtspeicher. Je vollkommener unser körperliches Milieu ist, umso besser können wir dieses Licht aufnehmen, das uns strahlende Gesundheit und Energie schenkt. Wir können auch explizit sonnennahe Lebensmittel wählen. Spirulina beispielsweise gilt aus esoterisch-energetischer Sicht praktisch als kristallisiertes Sonnenlicht, das der Körper sehr leicht aufnehmen kann. Das ist einer der Gründe, warum Spirulina als perfekte Überlebensnahrung betrachtet werden kann. Als alleinige Speise während des Fastens wird die Alge tatsächlich zur vollkommenen Medizin. Wenn wir uns mit sonnennahen Lebensmitteln ernähren und/oder viel Rohkost zu uns nehmen, versorgen wir den Körper mit sehr vielen Basen. Die mit dem Urin ausgeschiedenen Säuren stammen in diesem Fall eher aus den Entgiftungsprozessen der Gewebe als aus der Nahrung.

Uns kommt es nicht so sehr darauf an, dauerhaft einen hohen Urin-pH-Wert zu halten, uns interessiert eher die Aufrechterhaltung der „Gesamtalkalität“. **Wir sollten also nicht ins Extrem verfallen und unbedingt einen basischen Urin erzwingen wollen.** Einige Ärzte halten Urinwerte, die für längere Zeiträume über 6,5 liegen, nicht für erstrebenswert. Wir müssen mit Schwankungen des Urinwertes rechnen, die in starkem Maß von der Ernährung abhängen. Es sollte uns nicht überraschen oder beunruhigen, wenn unser Urinwert in den Bereich um 5 abrutscht – unsere Nieren können unter dieser Bedingung Stoffwechselsäuren aus dem System ausscheiden und tun dies auch tatsächlich. Ihr Urinwert darf also ruhig sauer werden, vor allen Dingen dann, wenn es angemessen erscheint. Es wäre tatsächlich nicht normal, den Urinwert konstant über 6,5, bei der neutralen Marke 7 oder gar darüber zu halten. Dies sollte nur vorkommen, wenn man sich gerade an eine sehr reine Diät hält. **Wenn wir Krebs behandeln, brechen wir diese Regel jedoch und sorgen dafür, dass sich der Urinwert zwei Wochen lang bei etwa 8 einpegelt.** Dann setzen wir mit der Behandlung aus und lassen den pH-Wert wieder fallen.

# Die Chemie von Sprudelwasser

## Der Zusammenhang zwischen Backpulver und Kohlenstoffdioxid

Die Zeitschrift *Journal of Nutrition* führte eine Untersuchung über sprudelndes und stilles Mineralwasser durch. Die Probanden wurden gebeten, während eines Zeitraums von zwei Monaten täglich einen Liter der ihnen zugeteilten Wassersorte zu trinken und dann für zwei Monate zur jeweils anderen Wassersorte zu wechseln. **Man stellte fest, dass Sprudelwasser den LDL-Spiegel (LDL: Cholesterin niedriger Dichte) deutlich senkte** (LDL gilt allgemein als Risikofaktor für Herzkrankheiten), und gleichzeitig **den HDL-Spiegel (HDL: Cholesterin hoher Dichte) stark erhöhte.**[11] Man nimmt an, dass diese und andere durch Sprudelwasser ausgelösten biochemischen Veränderungen bei Frauen das Risiko, innerhalb der nächsten zehn Jahre eine Herzkrankheit zu erleiden, um etwa ein Drittel senken.[12]

Erstaunlicherweise stellte sich bei dieser Studie heraus, dass der Konsum von natriumhaltigen Mineralwasser nicht zur Erhöhung des Blutdrucks führt. Das liegt nicht zuletzt daran, dass Sprudelwasser in der Regel einen hohen Bicarbonatgehalt aufweist. Natriumbicarbonat lässt nicht einmal bei Vorhandensein von reinem Natrium den Blutdruck ansteigen.

Nach einer Studie der amerikanischen Zeitschrift *Journal of Medicine* sollte das ideale Wasser mehr als 48 Milligramm Magnesium, 85 Milligramm Calcium pro Liter und weniger als 195 Milligramm Natrium aufweisen. Aus der oben zitierten, an Frauen durchgeführten Studie lässt sich schließen, dass es auch Bicarbonat enthalten sollte.

Wasser wird mit Kohlensäure angereichert, indem man Kohlenstoffdioxid einleitet. Es gilt nun, den Zusammenhang aufzuzeigen zwischen Sprudelwasser, dem Kohlenstoffdioxid zugesetzt wurde, um es prickeln zu lassen, und in Wasser aufgelöstem Natriumbicarbonat, das im Magen in $CO_2$ umgewandelt wird. Manche Menschen halten es für überflüssig, Bicarbonat zu trinken, da genau das im Magen geschieht. Damit irren sie gewaltig.

---

11 Cholesterin hoher Dichte setzt man allgemein zur Verringerung des Risikos für Herzerkrankungen ein.

12 Schoppen, S. (u.a.): „A Sodium-Rich Carbonated Mineral Water Reduces Cardiovascular Risk in Postmenopausal Women“ in *J Nutr.* 2004, 134(5):1058-1063.

Natriumbicarbonat reagiert sofort, wenn es mit der Magensäure in Kontakt kommt.

$NaHCO_3 + HCl \text{ ---> } NaCl + H_2O + CO_2$

In Worten:

Natriumbicarbonat + Magensäure = Salz + Wasser + Kohlenstoffdioxid.

Die Karbonisierung kann auf natürlichem Wege erfolgen. Das geschieht, wenn Quellwasser das in Gestein eingeschlossene Kohlenstoffdioxid aufnimmt. Sie kann aber, bei Ihnen zu Hause, auch technisch mithilfe eines einfachen Wassersprudlers herbeigeführt werden. Ob man es nun als Sprudelwasser, Sodawasser, Club-Soda oder Selters bezeichnet, es handelt sich um ein und dasselbe. Wer es nicht trinkt, verpaßt eine gesunde und dazu äußerst angenehme Möglichkeit, den Körper zu hydrieren.

Manche behaupten, dass karbonisiertes Wasser Zähne und Knochen auslaugt, Calcium auswäscht und den Säuregrad im Magen erhöht. Doch experimentell konnte das nie bestätigt werden. Bei gesunden Menschen führt karbonisiertes Wasser zu keinen negativen gesundheitlichen Auswirkungen. Tatsächlich wirkt es sich positiv auf die Gesundheit aus, und das umso mehr, wenn ihm noch zusätzlich Bicarbonat und Magnesiumchlorid zugesetzt werden.

Wenn man die Vielfältigkeit von Kohlenstoffdioxid und die komplexen Zusammenhänge zwischen Kohlenstoffdioxid und Bicarbonat nicht versteht, kann man dazu neigen, das Bicarbonat einfach abzuschreiben. Gerade weil es aber in Kohlenstoffdioxid umgewandelt wird, sollte Bicarbonat in der Medizin und zu Hause reichlich verwendet werden, sei es als Haushaltsmittel, zur Zahnpflege und Erhaltung der Mundgesundheit, als Sportmedizin oder als Medikament zur Behandlung von Diabetes, Nierenerkrankungen oder Krebs.

*Ein Mangel an Kohlenstoffdioxid (und damit einhergehend Sauerstoff) bildet den Nährboden für verschiedenste körperliche Beschwerden. Ein über einen längeren Zeitraum hinweg bestehendes Kohlenstoffdioxiddefizit kann für Krankheit, Alterung und sogar Krebs mitverantwortlich sein.*

Nochmal: **Bicarbonatmangel ist die weltweit am häufigsten übersehene Gesundheitsstörung!** Aus klinischen Untersuchungen weiß man, dass Sauerstoffmangel und Kohlenstoffdioxidmangel Hand in Hand gehen. Die therapeutische Verabreichung von Kohlenstoffdioxid durch Inhalation von mit diesem Gas angereicherter Luft stellt eine wirksame Methode zur Erhöhung der Sauerstoffversorgung von Blut und Geweben dar.[13] Die gleiche Wirkung erzielt man durch orale Einnahme von Bicarbonat, und überraschenderweise auch, wenn man in ein Bicarbonatbad eintaucht.

Warum kann die genannte Studie so erstaunliche Auswirkungen von Kohlenstoffdioxid auf die Blutchemie aufzeigen? Ganz einfach: Die Erhöhung des Kohlenstoffdioxidspiegels ist gesund. Kohlenstoffdioxid unterstützt das natürliche Bicarbonatsystem des Körpers. Die Bauchspeicheldrüse geht zugrunde, wenn der Metabolismus ins Saure abgleitet, weil sie versucht, den Bicarbonatbestand zu schützen. Ohne ausreichende Versorgung mit Bicarbonat wird die Bauchspeicheldrüse zerstört, die Insulinproduktion geringer und es kann Diabetes entstehen.

Es gibt ein Geheimnis, das jeder kennen sollte, und dieses Geheimnis erschließt sich, wenn man einen genauen Blick auf die Entstehung von Carbonat und Bicarbonat wirft:

> „Kohlenstoffdioxid ist bei Raumtemperatur ein Gas. Es besteht aus einem zentralen Kohlenstoffatom und zwei linear angeordneten Sauerstoffatomen. Bei Lösung in Wasser geht Kohlenstoffdioxid in die hydratisierte Form Kohlensäure ($H_2CO_3$) über. Die Hydratisierung dauert einige Sekunden. Das mag kurz erscheinen, doch bedienen sich viele Organismen, von Bakterien angefangen bis hin zu Menschen, des Enzyms Carboanhydrase, um diesen Prozess sogar noch weiter zu beschleunigen.
>
> Sobald Kohlensäure entstanden ist, stellt sie mit den anderen gelösten Säuren und Basen ein Gleichgewicht her. Dabei kann sie ein oder zwei Ionen ($H^+$) verlieren. In welchem Umfang das geschieht, hängt vom pH-Wert und zahlreichen anderen Faktoren ab. In Meerwasser mit einem pH-Wert von 8,1 verlieren 87 Prozent der Kohlensäuremoleküle ein Ion und werden so zu Bicarbonat, ungefähr 13 Prozent verlieren zwei Ionen und bilden Carbonat und ein kleiner Teil (unter 1 Prozent) bleibt unverändert als $H_2CO_3$ bestehen. Alle diese Formen gehen blitzschnell ineinander über. Man kann Carbonat oder Bicarbonat also allenfalls für den Bruchteil einer Sekunde identifizieren. Fest steht nur, dass durch-

13 Henderson, Y.: „Carbon Dioxide“ in Encyclopedia of Medicine, 1940.

schnittlich X Prozent die Form von Bicarbonat und Y Prozent die Form von Carbonat annehmen."[14]

*Die Gesamtmenge an Kohlenstoffdioxid wird definiert als die Summe aus Kohlensäure und Bicarbonat.*

Kohlensäure übernimmt in unserem Blut eine sehr wichtige Pufferfunktion. Das Gleichgewicht zwischen Kohlenstoffdioxid und Kohlensäure spielt für die Kontrolle der Azidität von Körperflüssigkeiten eine bedeutende Rolle. Carboanhydrase beschleunigt die Reaktionsrate um einen Faktor, der nahezu bei einer Milliarde liegt, und trägt so dazu bei, den pH-Wert der Körperflüssigkeiten konstant zu halten. Kohlenstoffdioxid verändert den pH-Wert von Wasser. Dies geschieht wie folgt:

> In Wasser gelöstes Kohlenstoffdioxid wird zu einer schwachen Säure namens Kohlensäure, $H_2CO_3$, wobei folgende Reaktion abläuft:
>
> $CO_2 + H_2O \text{ --> } H_2CO_3$
>
> Danach erfolgt eine geringe, reversible Reaktion im Wasser und es entsteht ein Oxonium-Ion, $H_3O^+$, und ein Bicarbonation, $HCO_3^-$, nach folgender Reaktionsformel:
>
> $H_2CO_3 + H_2O \text{ --> } HCO_3^- + H_3O^+$

Die menschliche Physiologie kann mit blitzschnellen Umwandlungen aufwarten. Deshalb ist der Konsum von Sprudelwasser mit dem Konsum von bikarbonisiertem Wasser vergleichbar. Wir können unserem Sprudelwasser, das wir zu Hause selbst bequem hergestellt haben, Natriumbicarbonat zusetzen. In Tierstudien fanden Wissenschaftler heraus, dass Sprudelwasser die $HCO_3^-$-Sekretion in Magen und Zwölffingerdarm anregt.[15] Ich selbst bin mir allerdings nicht sicher, ob hier tatsächlich eine Sekretion oder nicht einfach eine Umwandlung stattfindet. Es sollte auf jeden Fall klar geworden sein, dass $CO_2$ und $HCO_3^-$ (das Bicarbonation) eng miteinander verbunden sind und in Wasser leicht ineinander übergehen können.

---

14 http://tinyurl.com/oq6xsh7 (aufgerufen: Dezember 2013).

15 Sasaki, Y. (u.a.): „Stimulation by Sparkling Water of Gastroduodenal $HCO_3$-Secretion in Rats" in *Med Sci Monit*, 2009, 15(12):BR349-356.

Bei einem Menschen mit normalem pH-Wert beträgt das Verhältnis von Bicarbonat zu Kohlensäure etwa 20:1. Der gesamte Kohlenstoffdioxidgehalt liegt somit etwa fünf Prozent höher als der Bicarbonatgehalt. Stellt man einen fünf Prozent überschreitenden Unterschied zwischen Kohlenstoffdioxid und Bicarbonat fest, dann ist der Patient übersäuert. In einer wässrigen Lösung zerfällt Kohlensäure in ein Bicarbonation und ein Proton und wandelt sich in Kohlenstoffdioxid und Wasser um. Die Reaktion hängt von den gegebenen Bedingungen wie beispielsweise dem pH-Wert und der Konzentration der Stoffe Kohlenstoffdioxid und Bicarbonat ab.

Die Kohlensäure-Kohlenstoffdioxid-Bicarbonat-Achse wirkt als Hauptpuffer gegen gefährliche Veränderungen des pH-Wertes. Unter einem Puffer ist eine Substanz zu verstehen, die den Veränderungen des pH-Wertes (der Säurekonzentration) entgegenwirkt. Werden einer Pufferlösung schwache Säuren hinzugefügt, verändert sich der pH-Wert in geringerem Maß als dies ohne den Puffer der Falle wäre. Hinzugefügte Wasserstoffionen ($H^+$) werden großenteils vom Salz der Puffersäure aufgenommen. $H^+$ verbindet sich mit Bicarbonat zu $HCO_3^-$. Daraus entsteht $H_2CO_3$, eine schwache Säure. Ein Puffer zeichnet sich vor allem dadurch aus, dass er die ablaufenden Reaktionen reversibel macht – das Wasserstoffion kann zurückgegeben werden.

## Perfektes Wasser

Die obigen Ausführungen haben Sie vielleicht verwirrt, wenn Sie nicht gerade eine Ausbildung in Chemie genossen haben. Dafür habe ich vollstes Verständnis. Wichtig ist nur zu wissen und zu verstehen, dass die Erhöhung des pH-Wertes die Bindung von Sauerstoff an Hämoglobin fördert, was wiederum erlaubt, insgesamt mehr Sauerstoff aufzunehmen. Wenn Sie basisches Wasser trinken, Natriumbicarbonat zu sich nehmen und sich vielleicht auch Sprudelwasser zuführen, besonders, wenn es einen hohen Bicarbonatgehalt aufweist, alkalisieren Sie Ihr Blut und fördern den Sauerstofftransport zu den Zellen.

„Perfektes Wasser ist reich an Magnesium (Magnesium erhöht ebenfalls die Sauerstoffträgerkapazität) und Calcium und enthält wenig Natriumchlorid", sagt Roberta Anding, Direktorin der Abteilung Sportlerernährung am Texas Medical Center und Ernährungsberaterin der Fußballmannschaft von Houston, Texas. Laut einer im amerikanischen *Journal of Medicine* veröffentlichten Studie weist solches Wasser mehr als 48 Milligramm Magnesium, mehr als 85 Milligramm Calcium und weniger als 195 Milligramm Natrium pro Liter auf. Die Tatsache, dass Wasser sprudelt, sagt nichts darüber aus, ob es einen anderen Mineralgehalt als stilles Wasser besitzt.

Das Trinken von karbonisiertem Wasser ist eine ganz besondere Erfahrung, vor allen Dingen dann, wenn man sich die Zeit nimmt, es zu Hause ganz nach eigenem Geschmack zu genießen. Manche Menschen trinken karbonisiertes Wasser gerne pur. Sie lieben die sprudelnde Konsistenz und den milden Geschmack. Kenner bevorzugen vielleicht das Wasser einer bestimmten Quelle oder Abfüllfirma. Deshalb bieten einige Restaurants auf ihrer Speisekarte verschiedene Mineralwassersorten an. Karbonisiertes Wasser lässt sich außerdem gut mit Saft, Sirup oder anderen Zutaten zu einem Getränk mit besonderer Geschmacksnote mischen.

Früher glaubten viele Menschen, dass karbonisiertes Wasser ihrer Gesundheit förderlich sei und einen verdorbenen Magen wieder in Ordnung bringen könne. Manche Hersteller fügen ihrem karbonisierten Wasser Mineralien hinzu oder karbonisieren natürliches Mineralwasser, um ein aromatisches Getränk anbieten zu können. Tonic-Wasser, eine Variante von karbonisiertem Wasser, wird traditionellerweise mit Chinin versetzt, einer bitteren Substanz, die der Malariavorbeugung dient.

Mineralwasser wird wegen seiner gesundheitsfördernden Eigenschaften seit Jahrhunderten für Bäder oder als Getränk verwendet. Laut Encyclopedia Britannica wurde das Wasser aus Mineralquellen, insbesondere heißen Quellen, in früheren Zeiten zur Behandlung von Hautproblemen, Arthritis, Rheumatismus und anderen Beschwerden genutzt. Um viele natürliche Quellen sind Kur- und Badeorte entstanden, wie beispielsweise Bath oder Somerset in England oder Saratoga Springs im US-Bundesstaat New York. Seit den 1970er Jahren wird Mineralwasser als Getränk zunehmend beliebter und in verschiedenen Sorten unter anderem in Frankreich und Italien, aber auch in den Vereinigten Staaten und Kanada abgefüllt und exportiert.

## Sorgen Sie für ausreichende Flüssigkeitsversorgung

Alle Menschen, insbesondere aber Diabetiker, müssen bewusst auf eine ausreichende Hydrierung achten. Wassermangel kann zu Dehydrierung führen, einem Zustand, bei dem nicht genügend Wasser zur Verfügung steht, um die normalen Körperfunktionen aufrechtzuerhalten. Sogar eine leichte Dehydrierung – von nur einem oder zwei Prozent Ihres Körpergewichts – kann zu

Energieverlust führen und Sie müde machen. Dehydrierung stellt besonders bei sehr jungen oder alten Menschen ein nicht zu unterschätzendes Gesundheitsrisiko dar.

Wenn Sie alkoholische Getränke, Kaffee oder Cola, die allesamt sauer und dehydrierend wirken, durch Sprudelwasser ersetzen, können Sie auf angenehme Art für eine bessere Hydrierung sorgen. Wasser ist die fundamentalste Medizin, die es gibt. Wenn Sie mehr Wasser zu sich nehmen, können Sie sich auf leichte Weise selbst therapieren.

Sollten Sie Ihr Selters noch verbessern wollen, dann kreieren Sie eigene Mischungen, indem Sie beispielsweise Fruchtsaft beimischen. So erhalten Sie ein gesundes Getränk, das Ihre Lust auf „Spritziges" befriedigt. Auch warm, beispielsweise mit Apfelperlwein lässt sich Selters genießen. Lecker und gleichzeitig gesund zu trinken, muss also kein Widerspruch sein. Man kann mit einem schmackhaften Getränk etwas für seine Gesundheit tun, ohne unnötige Kalorien zu sich zu nehmen, die auf die Taille schlagen.

Vor allen Dingen den Amerikanern ist anzuraten, auf Selters- und Sodawasser umzusteigen, anstatt so viele Softdrinks zu konsumieren, die tendenziell den Körper dehydrieren. Mit diesen schmackhaften Wässern bleibt man hydriert und fühlt sich viel besser. Wenn Sie eine gesunde Alternative für sich und Ihre Kinder suchen, dann bieten Ihnen diese Getränke ein breites Spektrum an Möglichkeiten.

Destilliertes Wasser wiederum ist nicht gesund. Das gilt auch für Wasser, das durch Umkehrosmose gewonnen wird. In beiden Fällen fehlen Bicarbonate und Mineralien, sodass sich im Körper Säuren bilden können. Einer der Gründe, warum unser Körper übersäuert ist, besteht darin, dass es uns an Bicarbonaten fehlt, welche die Säuren neutralisieren würden. Fehlen dem konsumierten Wasser Bicarbonate, wie es bei destilliertem Wasser der Fall ist, so wird der Körper mit jedem Schluck ein bisschen saurer. Doch können wir destilliertes oder durch Umkehrosmose gewonnenes Wasser jederzeit durch Zugabe von Bicarbonat und Magnesium aufbereiten. Vermutlich ist es auch keine schlechte Idee, etwas Natriumthiosulfat hinzuzufügen.

*Körperliche Betätigung erhöht den Kohlenstoffdioxidspiegel. Bei Männern, die täglich mindestens 30 Minuten lang ein leichtes bis mittelintensives Training absolvieren, besteht ein zu 50 Prozent geringeres Risiko, an Krebs zu erkranken, als bei anderen.*[16]

---

16 http://tinyurl.com/qdl4bje (aufgerufen: Dezember 2013).

## Stellen Sie Ihr eigenes Sprudelwasser her

Sprudelwasser kann man zu Hause mithilfe eines Trinkwassersprudlers mit austauschbarem Kohlenstoffdioxidzylinder selbst herstellen.

Ein einfaches Rezept: Stellen Sie gefiltertes Leitungswasser in den Kühlschrank, geben Sie 1/4 bis 1/2 Teelöffel Backpulver in die Flasche, die mit dem Wassersprudler mitgeliefert wurde, gießen Sie das kalte Wasser dazu und karbonisieren Sie es nach Anweisung. Wenn Sie einen pH-Teststreifen verwenden, können Sie die Bicarbonatmenge pro Liter so anpassen, dass die Azidität neutralisiert wird. Die Flasche sollten Sie im Kühlschrank aufbewahren, damit die Karbonisierung erhalten bleibt. Nehmen Sie sie erst kurz vor Gebrauch heraus. Viele wiederaufladbare Soda-Siphons sind so konzipiert, dass man sie gut auf einem Getränketablett präsentieren kann. Normalerweise sprudelt auf diese Weise hergestelltes Sprudelwasser genauso stark wie die kommerziellen Varianten.

# Kohlenstoffdioxid

## Ein für das Leben essenziell wichtiger Nährstoff

Am Freitag, dem 17. Februar 2009 erklärte die US-Umweltschutzbehörde EPA Kohlenstoffdioxid und fünf weitere sogenannte Treibhausgase zu Schadstoffen, welche die Gesundheit und das Wohlergehen der Allgemeinheit gefährden. Damit regte sie an, diejenigen Gase zu stigmatisieren, die an der globalen Erwärmung schuld sein sollen. Laut US-Umweltschutzbehörde liefert die Wissenschaft „erdrückende, unumstößliche" Beweise für die von den Verdächtigen ausgehende Gefahr. Die EPA behauptet auch, dass diese Gase mit hoher Wahrscheinlichkeit für den Anstieg der Durchschnittstemperaturen verantwortlich seien, obwohl die Sonne derzeit einen Zyklus mit minimaler Aktivität durchläuft.[17]

*Die US-Bundesregierung ist entschlossen, auf der Grundlage des Gesetzes zur Reinhaltung der Luft (Clean Air Act) allen Kraftwerken, Autos und Lastwägen die Verringerung ihres Ausstoßes an umweltschädlichen Stoffen, allen voran Kohlenstoffdioxid, vorzuschreiben.*[18]

Das Hauptthema im Zusammenhang mit Kohlenstoffdioxid ist nicht die globale Erwärmung, es ist die Gesundheit, ja das Leben selbst. Kohlenstoffdioxid ist ebenso lebenswichtig wie Luft, Wasser und Sauerstoff und spielt für die allgemeine Gesundheit eine entscheidende Rolle. Kohlenstoffdioxid bietet uns den Schlüssel zur Behandlung von Krankheiten wie Asthma, Krebs und vielen anderen chronischen Beschwerden. Kohlenstoffdioxid ist unverzichtbarer Bestandteil der Körperflüssigkeiten, wie etwa des Blutes, und sollte im Körper stets auf einem optimalen Niveau gehalten werden. In speziellen medizinischen Kontexten setzt man das Gas verschiedenen anästhetischen oder oxigenierenden Mischungen zu, so etwa bei Herz-Lungen-Bypass-Operationen oder Nierendialyse.

---

17 http://climatechange.imva.info (aufgerufen: Dezember 2013).

18 http://tinyurl.com/l37j4sq (aufgerufen: Dezember 2013).

*Kohlenstoffdioxid steht weder am Anfang noch am Ende der Klimaveränderungen.*[19]

*Dr. Lowell Stott*

Kohlenstoffdioxid ist sowohl ein Nährstoff als auch ein Produkt der Atmung und der Energieproduktion der Zellen. Fehlt es an Kohlenstoffdioxid, stellen sich verschiedene körperliche Störungen ein. Interessanterweise leben wir heute im Vergleich zu den meisten Phasen der geologischen Erdgeschichte in einer Periode relativen Kohlenstoffdioxidmangels. Aus diesem Grunde können sich Pflanzen nicht optimal entfalten. Fragen Sie Ihren Tomatenbauern. Er benutzt in seinen Gewächshäusern reichlich Kohlenstoffdioxid, um das Wachstum seiner Pflanzen zu beschleunigen.

Laut Dr. Gerald Marsh war die Kohlenstoffdioxidkonzentration vor 500 Millionen Jahren 13 Mal so hoch wie heute. Erst vor etwa 20 Millionen Jahren begann der Spiegel langsam auf das Doppelte des heutigen Wertes zu sinken.[20] Seit 1750 ist die Kohlenstoffdioxidkonzentration in der Luft von 278 Teilchen pro Million (ppm) auf 380 ppm gestiegen. Die Pflanzen werden daher besser mit dem für ein rasches Wachstum benötigten Kohlenstoffdioxid versorgt. Die Wissenschaftler gehen ganz allgemein davon aus, dass bei höheren Kohlenstoffdioxidkonzentrationen unsere wichtigsten Kulturpflanzen, wie beispielsweise Mais, Reis oder Soja, um etwa 13 Prozent höhere Erträge erbringen.

Das Kohlenstoffdioxidmolekül ($CO_2$) besteht aus einem Kohlenstoff- und zwei Sauerstoffatomen. Kohlenstoffdioxid ist farb- und geruchlos und daher schwer feststellbar. Die Menge des in der Atmosphäre befindlichen Kohlenstoffdioxids war während der gesamten Erdgeschichte Schwankungen ausge-

19 http://www.usc.edu/uscnews/stories/14288.html (aufgerufen: Dezember 2013).

20 Dr. Gerald Marsh: „Vor 500 Millionen Jahren war die Kohlenstoffdioxidkonzentration 13 Mal so hoch wie heute. Erst vor etwa 20 Millionen Jahren begann der Spiegel langsam auf das Doppelte des heutigen Wertes zu sinken. Möglicherweise kann eine leicht erhöhte Kohlenstoffdioxidkonzentration die derzeitige Zwischeneiszeit verlängern. Doch das dazu erforderliche Maß haben wir noch nicht erreicht. Außerdem kennen wir das Optimum nicht. Anstatt also willkürliche Beschränkungen für Kohlenstoffdioxidemissionen zu verlangen, sollten der regierungsübergreifende Klimarat der UNO und die gesamte Gemeinde der Klimatologen ihre Anstrengungen lieber darauf richten, den optimalen Spielraum für die Kohlenstoffdioxidkonzentration zu ermitteln, die wir erreichen müssen, um die Zwischeneiszeit auf unbestimmte Zeit zu verlängern. Wir sollten diese Möglichkeit sorgfältig erwägen, ehe wir unseren gegenwärtigen Wohlstand auslöschen, indem wir mit Milliarden von US-Dollar gegen die angeblich drohende Klimaerwärmung ankämpfen, die sich sehr wohl als Trugbild erweisen könnte.“ – http://tinyurl.com/6c5weh (aufgerufen: Dezember 2013). Dr. Gerald Marsh arbeitete vor seinem Ruhestand am Argonne National Laboratory und war während der Regierungszeiten von Reagan, Bush und Clinton Berater des US-Verteidigungsministeriums für strategische Nukleartechnologie und Politik.

setzt, doch, wie gesagt, gab es früher wesentlich mehr davon. Um die zentrale Rolle von Kohlenstoffdioxid für das Pflanzen- und Tierleben zu verstehen, wirft man am besten erst einmal einen Blick auf die Grundlagen der Biologie.

*Pflanzen extrahieren Kohlenstoffdioxid aus der Luft und wandeln es mithilfe des in Chlorophyll enthaltenen Magnesiums und des Sonnenlichts in Proteine und Zucker um.*

Die Öffentlichkeit versteht Kohlenstoffdioxid in der Regel als Abfallprodukt oder gar Gift; oftmals wird es mit dem tatsächlich giftigen Kohlenstoffmonoxid verwechselt. Schon im 19. Jahrhundert entdeckte Nathan Zuntz in Berlin, dass Kohlenstoffdioxid anders als Sauerstoff nicht an das Hämoglobin gebunden ist. Er konnte aufzeigen, dass Kohlenstoffdioxid sich im Blut mit Basen verbindet, und zwar hauptsächlich mit Natriumbicarbonat, das für das Säure-Basen-Gleichgewicht zuständig ist. Der größte Teil des Kohlenstoffdioxids befindet sich im Blutplasma, entweder liegt es in Form einer einfachen Lösung vor oder verbindet sich mit einem Alkali zu Bicarbonat.

*In der Medizin werden reinem Sauerstoff bis zu fünf Prozent Kohlenstoffdioxid zugesetzt, um die Atmung nach einem Atemstillstand wieder in Gang zu setzen und das $O_2$-$CO_2$-Gleichgewicht im Blut zu stabilisieren.*[21]

Für eine in dem Wissenschaftsmagazin *Nature* veröffentlichte Studie der University of Leeds wurde der Umfang von 70.000 Bäumen in zehn afrikanischen Ländern gemessen und mit den entsprechenden Aufzeichnungen von vor 40 Jahren verglichen. Im Durchschnitt wuchsen die Bäume im Laufe der Zeit schneller und wurden größer. Die Forscher stellten fest, dass pro Hektar afrikanischer Waldfläche jährlich 0,6 Tonnen Kohlenstoffdioxid mehr aufgenommen wurden als noch in den 1960er Jahren.[22] Ja, an dieser Stelle erfahren Sie die wahre Geschichte des Kohlenstoffdioxids, und diese hat nichts oder

---

21 http://carbonics.com/AboutCO2.html (aufgerufen: Dezember 2013).

22 Sollten sich die Untersuchungsergebnisse bei allen großen Regenwäldern der Welt bestätigen, würden nahezu 5 Milliarden Tonnen Kohlenstoffdioxid pro Jahr aus der Atmosphäre verschwinden. Professor Martin Parry, Leiter der Abteilung für Pflanzenwissenschaften der Rothamsted Forschungseinrichtung, Englands führendem Institut zur Erforschung von Kulturpflanzen, meint dazu: „Es kann kein Zweifel daran bestehen, dass die Anreicherung der Luft mit Kohlenstoffdioxid die Wachstumsraten von Pflanzen in vielen Bereichen steigert. Man nimmt an, dass der Mensch pro Jahr etwa 50 Milliarden Tonnen dieses Gases erzeugt." – http://tinyurl.com/djfm93 (aufgerufen: Dezember 2013).

wenig mit Klimaveränderung und globaler Erwärmung zu tun. Tatsächlich durchleben wir derzeit eine Periode globaler Abkühlung, bedingt durch verminderte Sonnenaktivität in Kombination mit dem krisenbedingten Rückgang des industriellen Ausstoßes von Schadstoffen. Hinzu kommt noch, dass die Bäume, sofern wir sie nicht alle abholzen, immer mehr Kohlenstoffdioxid aufnehmen, je höher die Kohlenstoffdioxidkonzentration in der Atmosphäre steigt.

Wie so oft wird uns hier ein Sack über die Augen gestülpt, damit wir nicht erkennen, dass die uns präsentierten Informationen an der Wahrheit vorbeigehen. Kohlenstoffdioxid ist weder ein Feind noch gehört es einer terroristischen Organisation an. Ganz sicherlich gibt es keinerlei Anlass, die Menschen noch mehr in die Knie zu zwingen und ihnen noch eine weitere Steuer dafür aufzuerlegen. In jüngster Zeit häufen sich die Beispiele dafür, wie falsch Menschen informiert werden und wie sehr uns die Medien hinsichtlich unserer Lebenswirklichkeit belügen. Immer wieder tischen sie uns die Kohlenstoffdioxid-Geschichte auf, damit sie sich nicht zu den Quecksilbergiften äußern müssen, die von den Kohle verbrennenden Kraftwerken ausgestoßen werden. Das tödliche Nervengift Quecksilber ist unser Feind, nicht das Kohlenstoffdioxid.

Sobald wir Kohlenstoffdioxid insgesamt richtig verstanden haben und uns der Tatsache bewusst werden, dass wir Menschen, die wir heute in viel höherem Maß an Nervosität, Angst oder sogar Panik leiden (und deshalb hyperventilieren), Linderung erfahren, wenn wir Kohlenstoffdioxid in höherer Konzentration einatmen, erkennen wir vielleicht, wie falsch wir bisher lagen. Wie schon so oft lassen wir gefährliche Dinge sicher und sichere Dinge gefährlich erscheinen.[23]

*Menschen erleiden Panikattacken, wenn sie den Zustand der Wirtschaft betrachten. Einhergehend mit dem Bekanntwerden der von Monat zu Monat schlimmer werdenden wirtschaftlichen Horrormeldungen rollt eine Plage auf uns zu, welche die emotionalen und mentalen Grundfesten unserer Gesellschaft erschüttern wird.*

Nach der Theorie vom Verigo-Bohr-Effekt (mit der wir uns gleich befassen werden) führt ein durch zu tiefes Atmen herbeigeführter Kohlenstoffdioxid-

23 Ich schrieb einmal einen Artikel über den „Medizinischen Wahnsinn". Der letztgenannte besteht darin, dass gefährliche Pharmazeutika (wie beispielsweise quecksilberhaltige Impfstoffe) legalisiert, aber gleichzeitig Marihuana, die sicherste Droge, die die Welt kennt, abgelehnt und so deren Nutzung gegen Schmerz und Leid kriminalisiert wird.

mangel zu einer verringerten Sauerstoffversorgung der Körperzellen. Dieser als Hypoxie bezeichnete Zustand wirkt sich äußert negativ auf das Nervensystem aus. Bei Menschen der westlichen Welt ist auch Hyperventilation ein häufiges Symptom. Sie führt, wenn sie unerkannt bleibt und chronisch ist, zu einer mangelhaften Sauerstoffversorgung der Körpergewebe. Tatsächlich sinkt bei Hyperventilation der Sauerstoffspiegel, weil der Körper zu viel Sauerstoff verliert. Wir brauchen Kohlenstoffdioxid also genau so dringend wie Sauerstoff. Wie wir noch sehen werden, sind die beiden sehr eng miteinander verbunden.

*In einer Zeit, in der weitere Entlassungen und Zwangsvollstreckungen drohen und unsere Ersparnisse schwinden, können sich auch die besten Eltern extrem gestresst und überwältigt fühlen. Die gesteigerte Anspannung färbt das familiäre Zusammenleben und kann sogar in häuslichen Gewaltausbrüchen zum Ausdruck kommen.*

Für Hyperventilation gibt es zahlreiche Gründe, nicht zuletzt nervöse Anspannung und Umweltverschmutzung. Jahrelange körperliche Fehlhaltung, Stress, Anspannung und Druck fordern ihren Tribut und bringen alles andere als ideale Atemmuster hervor. In etwa 60 Prozent der Fälle werden auch Panikattacken von Hyperventilation begleitet; beide schaukeln sich dann gegenseitig hoch. Menschen, die zu Panik neigen, hyperventilieren auch während entspannter Phasen.

*Die meisten Ärzte haben noch nie etwas von Kohlenstoffdioxidtherapie gehört. Yoga und andere Übungen, die den Atem vertiefen, erhöhen die Kohlenstoffdioxidkonzentration – das wirkt sich positiv aus.*

Die meisten Menschen haben ungesunde Atemgewohnheiten. Entweder halten sie den Atem häufig an, sie atmen nur in den Brustraum hinein oder in einem flachen, unregelmäßigen Rhythmus. Solche Atemmuster entstehen unbewusst, zufällig, aber auch durch emotionale Belastung. Bestimmte „typische“ Atemmuster lösen tatsächlich physiologische oder psychologische Stress- und Nervositätsreaktionen aus. Babys wissen noch, wie man richtig atmet. Man sieht, wie ihr Bäuchlein sich ausdehnt, während sie das Zwerchfell nach unten bewegen. Erwachsene weiten beim Atmen eher ihren Brustkorb und brauchen Übung und Disziplin, um wieder zu einem natürlicheren Atemmuster zurückzufinden.

*Kaum jemand weiß, dass Kohlenstoffdioxidmangel schadet, geschweige denn, dass Kohlenstoffdioxid für organische Materie ebenso wichtig ist wie Sauerstoff.*

Lange anhaltender Kohlenstoffdioxidmangel begünstigt Krankheiten, nicht zuletzt Krebs, und Alterung. Die Mediziner früherer Zeiten wussten, dass gute Atemgewohnheiten für Vitalität und Gesundheit unverzichtbar sind, wohingegen flaches Atmen die Vitalität verringert und Krankheiten Tür und Tor öffnet.

Das Atmen dient natürlich in erster Linie dazu, am Leben zu bleiben. Dabei soll im Körper ein optimales Gleichgewicht zwischen Sauerstoff und Kohlenstoffdioxid aufrecht erhalten werden. **Es zählt nicht so sehr die Menge an Sauerstoff oder Kohlenstoffdioxid im System, sondern vielmehr das richtige Verhältnis zwischen den beiden Gasen.** Bei zu viel Sauerstoff – im Vergleich zu Kohlenstoffdioxid – fühlen wir uns erregt und unruhig, bei zu viel Kohlenstoffdioxid – im Vergleich zu Sauerstoff – fühlen wir uns schlapp, erschöpft und müde.

*Mangelhafte Sauerstoffversorgung, die sogenannte Hypoxie, scheint ein hervorragender Nährboden für Krebs zu sein, während eine gute Sauerstoffversorgung ein gesundes Gewebewachstum fördert. Die Erhöhung des Kohlenstoffdioxidspiegel durch Einnahme von Natriumbicarbonat unterstützt die Krebstherapie. Das Bicarbonat erhöht den Kohlenstoffdioxidspiegel im Blut, was wiederum zu einer besseren Sauerstoffversorgung der Zellen führt.*

„Einem weit verbreiteten Missverständnis zufolge wirken Sauerstoff und Kohlenstoffdioxid in so starkem Maße als Antagonisten, dass die Zunahme des einen zwangsläufig die Abnahme des anderen auslöst. Das Gegenteil ist der Fall. Obwohl jeder der beiden Stoffe tendenziell den Druck erhöht und damit die Diffusion des anderen Stoffes fördert, werden die beiden Gase im Blut unterschiedlich gehalten und transportiert; Sauerstoff wird an das korpuskuläre Hämoglobin gebunden, während Kohlenstoffdioxid sich im Plasma mit Alkalien verbindet. In einer Blutprobe können beide Gase gleichzeitig also hoch oder niedrig konzentriert sein. Unter klinischen Bedingungen treten niedrige Sauerstoff- und niedrige Kohlenstoffdioxidkonzentrationen in der Regel zusammen auf. Die therapeutische Verabreichung von Kohlenstoffdioxid durch Inhalation dieses mit Luft verdünnten Gases stellt oftmals ein wirksames Mittel zur Verbesserung der Sauerstoffversorgung des Blutes und der Gewebe dar.“ [24]

**Nur wenige Menschen wissen, dass eine niedrige Kohlenstoffdioxidkonzentration im Blut eine niedrige Sauerstoffversorgung der Gehirn-, Herz- und Nierenzellen sowie anderer Körperzellen nach sich zieht.** Ende des 19. Jahrhunderts entdeckten die Wissenschaftler Bohr und Verigo, dass Kohlenstoffdioxid ($CO_2$) für die Verknüpfung von Sauerstoff und Hämoglobin verantwortlich ist. Sinkt die Konzentration von Kohlenstoffdioxid im Blut unter den normalen Wert, erschwert das die Freisetzung des Sauerstoffs vom Hämoglobin. Das bezeichnet man als Verigo-Bohr-Effekt.

*Der Verigo-Bohr-Effekt besagt, dass ein durch tiefes Atmen erzeugter Kohlenstoffdioxidmangel zu mangelnder Sauerstoffversorgung der Körperzellen führt.*[25]

Man sieht: Hier ist das Prinzip von Yin und Yang in der menschlichen Physiologie verankert. Sauerstoff, das Yang-Feuer, lässt sich nicht von Kohlenstoffdioxid, seinem Yin-Partner, trennen. Das eine tritt nie ohne das andere auf. Die Abhängigkeit des einen von der Existenz des anderen kann nicht aufgehoben werden. Es ist die Atmung, die Sauerstoff und Kohlenstoffdioxid ins Gleichgewicht bringt.

*An einem gesunden Baby können Sie beobachten, wie man normal atmet. Das Einatmen erfolgt unsichtbar durch die Nase, so leise, dass man kaum Atemgeräusche hört. Bei normaler Atmung sollte die Alveolarluft einen Kohlenstoffdioxidgehalt von 6,5 Prozent aufweisen.*[26]

Forscher des Max Planck Instituts für Sonnensystemforschung in Deutschland wissen zu berichten, dass die Sonnenaktivität seit 60 Jahren stetig zu-

---

24 Henderson, Y.: „Carbon Dioxide“, a.a.O.

25 http://tinyurl.com/nxfs7u5 (aufgerufen: Dezember 2013).

26 Ebd.

nimmt, weshalb die Erdtemperatur in den letzten einhundert Jahren um 1 Grad Celsius angestiegen ist. Dr. Timothy Patterson, Professor für Geologie und Leiter des Ottawa-Carleton Geoscience Centers der Carleton University in Kanada meint außerdem:

> „Änderungen der Kohlenstoffdioxidkonzentration haben lang-, mittel- oder kurzfristig keinen Einfluss auf das Klima unseres Planeten.“[27]

Wegen des Kohlenstoffdioxids brauchen wir uns also keine Gedanken zu machen. Beunruhigen sollten uns eher die tödlichen Gifte, allen voran Quecksilber, die aus den Industrieschloten kommen und unsere Zukunft gefährden. Wir brauchen Kohlenstoffdioxid. Eine höhere Konzentration dieses Stoffes in der Luft stellt weder gegenwärtig noch künftig eine Gefahr für uns dar. **Den meisten Menschen, besonders den chronisch Kranken, fehlt Kohlenstoffdioxid aufgrund einer Verkettung von Übersäuerung, Hyperventilation und mangelnder körperlicher Betätigung.**

Ein russischer Arzt namens Konstantin Buteyko[28] hat maßgeblich dazu beigetragen, die Aufmerksamkeit auf die Wichtigkeit von Kohlenstoffdioxid für den Metabolismus zu lenken. Er zeigte auf, dass ein Mangel an Kohlenstoffdioxid zu chronischen Krankheiten führen kann – ein Durchbruch in der medizinischen Wissenschaft. Auf der ganzen Welt arbeiten Yogalehrer daran, ihren Schülern richtiges Atmen beizubringen, da sie sehr genau wissen, dass darin der Schlüssel zu Gesundheit, Entspannung und Meditation liegt.

Der Biologe Dr. Ray Peat erklärt:

> „Wer reinen Sauerstoff einatmet, verringert den Sauerstoffgehalt in den Geweben, wer dagegen verdünnte Luft oder mit Kohlenstoffdioxid versetzte Luft atmet, versorgt seine Gewebe mit Sauerstoff und Energie. Wenn sich das anhört, als seien die Dinge auf den Kopf gestellt, so liegt das daran, dass den Medizinern bisher eine verkehrte Physiologie gelehrt wurde. Die Atemphysiologie ist der Schlüssel zu allen speziellen Organfunktionen, und leider auch zu allzu vielen pathologischen Störungen.“[29]

*Menschen, die in großen Höhen leben,*
*haben eine deutlich längere Lebenserwartung.*

---

27 http://tinyurl.com/kfts7ct (aufgerufen: Dezember 2013).

28 [Anm. d. Verlags: Siehe auch unser Buch „Leben ohne Asthma“ von A. Novozhilov.]

29 http://raypeat.com/articles/aging/altitude-mortality.shtml (aufgerufen: Dezember 2013).

*Sie erkranken seltener an Krebs und ziehen sich weniger häufig Herzkrankheiten oder andere degenerative Beschwerden zu als Menschen, die auf Meereshöhe wohnen.*[30]

Dr. Peat fährt fort:

„Wer zu viel Sauerstoff einatmet, verdrängt zu viel Kohlenstoffdioxid, was zu einem Überschuss an Milchsäure führt. Laktat wiederum verdrängt sowohl Sauerstoff als auch Kohlenstoffdioxid und dämpft in der Regel die Atmung. Sauerstoffvergiftung und Hyperventilation bewirken einen systemischen Mangel an Kohlenstoffdioxid. Dieser Mangel erschwert das Einatmen reinen Sauerstoffs und beeinträchtigt somit die Tätigkeit des Herzens. Außerdem erhöht sich der Widerstand der Blutgefäße, was den Kreislauf und die Sauerstoffversorgung der Gewebe behindert. Liegen Bedingungen vor, die eine bessere Kohlenstoffdioxidretention ermöglichen, arbeiten Kreislauf und Herz wieder flüssiger. Kohlenstoffdioxid verhindert die Produktion von Milchsäure und Milchsäure senkt die Kohlenstoffdioxidkonzentration über verschiedene Wege. [...]

Milchsäure weist auf eine angespannte oder fehlerhafte Atmung hin. Ihr Vorhandensein stört den Stoffwechsel und setzt eine Abwärtsspirale in Gang. [...] Experimente zeigen, dass die Zellen kanzerös werden noch bevor genetische Defekte auftreten. Das bloße Vorhandensein von Milchsäure kann Zellen für eine Umwandlung in Krebszellen sensibilisieren."[31]

Offensichtlich wird der Mensch durch lang anhaltenden Stress anfälliger für Krebs.

Das Milchsäuresystem kann ohne Beteiligung von Sauerstoff Energie zur Resynthese von ATP freisetzen. Man bezeichnet das als anaerobe Glykolyse. Glykolyse (das Aufspalten von Kohlenhydraten) bewirkt die Bildung von Brenztraubensäure und Wasserstoffionen ($H^+$). Ein Übermaß an $H^+$ führt zur Übersäuerung der Muskeln.

30 http://raypeat.com/articles/aging/altitude-mortality.shtml (aufgerufen: Dezember 2013).
31 Ebd.

> „Otto Warburg stellte fest, dass die Milchsäureproduktion ein wesentliches Merkmal von Krebszellen darstellt. Milchsäure trägt maßgeblich dazu bei, die Verteidigungsmechanismen des Organismus in Gang zu setzen, was zu Gewebeverlust durch einen Überschuss an Glukokortikoiden führt“,[32]

erklärt Dr. Peat. Tumoren setzen in der Regel sehr viel Laktat frei, was den pH-Wert in der Tumorumgebung sinken lässt. Bei der Aufspaltung von Glukose oder Glykogen bilden sich Laktat und Wasserstoffionen – und zwar im Verhältnis von je einem Laktatmolekül zu einem Wasserstoffion.

**Wir erkennen, dass ein Mangel an Kohlenstoffdioxid im Körper zu zahlreichen Störungen des Stoffwechsels der Zellen und Gewebe führt, die in Krankheiten münden können.** Wie Dr. Buteyko sagt:

> „Kohlenstoffdioxid ist für alle auf der Erde lebenden Organismen der Hauptnährstoff. Pflanzen, die Kohlenstoffdioxid aus der Luft beziehen, dienen den Tieren als Nahrung. Der Mensch nährt sich von Pflanzen und Tieren. Die großen Kohlenstoffdioxidmengen in der Luft bildeten sich in prähistorischen Zeiten. Damals lag die Konzentration bei etwa 10 Prozent.“[33]

Kohlenstoffdioxid lässt sich am besten durch körperliche Betätigung erzeugen. Doch leider bewegen sich die meisten chronisch Erkrankten oder Krebspatienten zu wenig. Die mit gemäßigtem bis hochintensivem Training einhergehende erhöhte Sauerstoffaufnahme scheint laut einer neuen finnischen Studie das Krebsrisiko zu senken. An der Untersuchung nahmen 2.560 Männer im Alter von 42 bis 61 Jahren teil. Die körperliche Betätigung dieser Männer während ihrer Freizeit wurde über einen Zeitraum von einem Jahr erfasst und später ausgewertet. Laut einem am 28. Juli im britischen *Journal of Sports Medicine* online darüber veröffentlichten Bericht hatte keiner der Männer eine Krebsvorgeschichte. Die Forscher fanden heraus, dass bei einer Erhöhung der Sauerstoffaufnahme um 1,2 metabolische Einheiten das Risiko sank, an Krebs, besonders an Lungen- und Magen-Darm-Krebs, zu sterben. Dabei wurden Faktoren wie Alter, Rauchen, Alkoholkonsum, Body-Mass-Index und der Konsum von Ballaststoffen sowie Fett berücksichtigt.

---

32 Ebd.

33 http://tinyurl.com/nxfs7u5 (aufgerufen: Dezember 2013).

Um verstehen zu können, wie eminent wichtig Natriumbicarbonat für chronisch Kranke ist, muss man sich zunächst mit der grundlegenden Physiologie des Kohlenstoffdioxids auseinandersetzen. Damit kommen wir unmittelbar zum Atmen. Wir müssen die Atemvorgänge verstehen und bewusst steuern, um so die Kohlenstoffdioxid- und Sauerstoffkonzentrationen optimieren zu können. **Hyperventilation bedeutet, drastisch dargestellt, sich selbst zu ersticken**, weil sie den Kohlenstoffdioxidspiegel und damit einhergehend die Sauerstoffversorgung der Zellen drosselt.

Um den Kohlenstoffdioxidgehalt des Blutes zu steigern, stehen mehrere Möglichkeiten zur Verfügung. Dr. Buteyko entwickelte ein bestimmtes System zur Beeinflussung von Asthma durch bestimmte Atemtechniken, die alten Yogis kannten den yogischen Atem und sogar die NASA beachtet solche Überlegungen bei der Klimaerzeugung in Raumfahrzeugen. Auch die Naturmedizin betont die Wichtigkeit richtigen Atmens, weil korrektes Atmen den zentralen Steuerungsmechanismus zur Aufrechterhaltung der richtigen Kohlenstoffdioxidkonzentration darstelle. Einmal im Krankenhaus gelandet, besteht oft nur noch die Möglichkeit, Bicarbonat intravenös zu verabreichen, doch wir können den einfachen Weg beschreiten und Natriumbicarbonat oral aufnehmen.

Etwa 80 Prozent des beim Stoffwechsel entstehenden Kohlenstoffdioxids gelangt in Form der in den Wasserphasen roter Blutkörperchen und Plasmazellen gelösten Bicarbonationen über die Gewebe in die Lunge. Die katalysierte Hydration von Kohlenstoffdioxid zu Bicarbonat findet in den Erythrozyten statt. Doch das meiste auf diese Weise gebildete Bicarbonat muss gegen extrazelluläres Chlorid ausgetauscht werden, um die Kohlenstoffdioxidtransportkapazität des Blutes zu optimieren. Aus diesem Grund kombiniert man am besten Magnesiumchlorid, das ideale Mittel für die Magnesiumzufuhr, mit Bicarbonat. Bei Chlorid handelt es sich um eine weitere grundlegende Substanz, die vielen parallel laufende biologische Prozesse zugrunde liegt.

Die Anionen-Transportkapazität der Membran von roten Blutkörperchen ist eine der größten aller Ionen-Transportkapazitäten von biologischen Membranen. Aber die Austauschdiffusion von Chlorid und Bicarbonat begrenzt die Geschwindigkeit des Kohlenstoffdioxid-Transfers von den Geweben in die Lunge.[34]

Bei körperlicher Betätigung diffundieren Wasserstoffionen ($H^+$), Kohlenstoffdioxid ($CO_2$) und Sauerstoff ($O_2$) zwischen Blut und Muskelzellen.

34 Wieth, J. O. (u.a.): „Chloride-Bicarbonate Exchange in Red Blood Cells: Physiology of Transport and Chemical Modification of Binding Sites“ in *Philos Trans R Soc Lond B Biol Sci*, 1982, 299 (1097):383-399.

Die daraus resultierenden Konzentrationsänderungen beeinflussen das Puffergleichgewicht. Übersteigen die Mengen an $H^+$ und $CO_2$ die Kapazität des Hämoglobins, gerät die Kohlensäure aus dem Gleichgewicht, wie nach dem Prinzip vom kleinsten Zwang zu erwarten. In der Folge sinkt der pH-Wert des Blutes und es kommt zu Übersäuerung. Lunge und Nieren helfen den pH-Wert wieder zu regulieren, indem sie $CO_2$, $HCO_3^-$ und $H^+$ aus dem Blut entfernen.

Wir wissen jetzt also, dass Kohlenstoffdioxid keineswegs zum Fürchten ist. Wir brauchen auch sicherlich niemanden, der es mit einer Steuer belegt, denn zumindest die Bäume freuen sich sehr, wenn in der Luft mehr davon zur Verfügung steht. Sollte an der Behauptung, dass ein höherer Kohlenstoffdioxidgehalt in der Luft zum Treibhauseffekt beiträgt, wirklich etwas Wahres dran sein, werden wir am Ende vielleicht dankbar sein, dass unser menschliches Tun so viel Kohlenstoffdioxid in die Luft gebracht hat – nämlich dann, wenn es zwar richtig kalt geworden ist, aber nicht so kalt wie es hätte werden können.

Das heißt keinesfalls, dass wir nicht ein gewaltiges Umweltverschmutzungsproblem hätten, das uns alle betrifft, besonders uns Bewohner der nördlichen Erdhalbkugel. Stadtbewohner sind auf der ganzen Welt einem Maß an Schadstoffen ausgesetzt, das sie über kurz oder lang umbringt. Dabei sticht, wie gesagt, besonders das Quecksilber hervor, von dem täglich 20 Tonnen in die Luft geblasen werden – es bedroht die Zukunft der Menschheit. Dem Kohlenstoffdioxid kann man das nicht vorwerfen. Bedenken Sie, dass ein einziges Gramm Quecksilber einen ganzen See vergiften kann. Bei der Menge, die aus den Industrieschloten ausgestoßen wird, drohen neurologische Störungen. Wir sollten unsere Zukunft und unser Leben nicht den falschen Leuten anvertrauen. Besonders Eltern sollten aufhorchen. Sie machen die Gesundheit Ihrer Kinder von den falschen Informationen abhängig!

# 2. Teil

# Ein genauer Blick auf die Krankheit Krebs

Dr. Charles Morris schreibt:

> „Krebs ist eine systemische, generalisierte Erkrankung. Damit warnt Sie Ihr Körper und teilt Ihnen mit, dass Sie Ihre Ernährung und Ihren Lebensstil ändern müssen. 80 Prozent Ihrer genetischen Krankheitsprädispositionen können entweder aktiviert oder durch eine angemessene Ernährungsweise und einen gesunden Lebensstil in Schach gehalten werden. Im menschlichen Körper bilden sich jeden Tag ein paar Krebszellen, die jedoch in der Regel erfolgreich von seinem starken Immunsystem vernichtet werden. Ein starkes Immunsystem bildet den Schlüssel für eine erfolgreiche Krebsabwehr. Man bemerkt den Krebs in der Regel erst, wenn er das Immunsystem überrannt hat und zu einem erkennbaren Tumor angewachsen sind. Auch wenn es gelungen sein sollte, den Krebs zu besiegen, bleibt es wichtig, die angemessene Ernährungsweise und den gesunden Lebensstil beizubehalten, damit er nicht zurückkehrt. Das gilt insbesondere, weil Sie dann ja schon wissen, dass bei Ihnen ein Krebsrisiko besteht. Bei einer Studie fand man bei Personen, die man 7 - 22 Jahre vorher für ‚geheilt' erklärt hatte, noch immer lebende Brustkrebszellen! Sie sehen also, wie bedeutsam es ist, auch nach der Heilung gut auf sich zu achten."[1]

Die Vorstellung von Krebs, mit der die meisten von uns leben, wurde uns über Jahre hinweg durch konstante, bewusste Fehlinformationen einprogrammiert. Wir stellen uns vor, dass unsere DNS-Stränge die Kontrolle über sich selbst verlieren und im Körper plötzlich Zellkolonien erschaffen, die völlig aus dem Ruder laufen. Wenn Sie jemandem erzählen, dass sein Krebs eine Hefe- oder Pilzinvasion ist, wird er Sie für verrückt erklären. Doch ein bedeutender amerikanischer Wissenschaftler erklärt, dass Krebs – der bisher stets als durch genetische Zellmutationen bedingt galt – in Wirklichkeit auf Infektionen durch Viren, Bakterien, Hefen, Schimmel oder Pilze zurückzuführen sein kann.

1 http://www.distance-healer.com/24.html (aufgerufen: Dezember 2013).

Dr. Andrew Dannenberg, Leiter des Krebszentrums des New Yorker Presbyterian Hospital / Weill Cornell Medical Center, meint nämlich:

> „Ich glaube, dass Krebs, vorsichtig geschätzt, zu etwa 15 bis 20 Prozent durch Infektionen verursacht wird, doch könnte die Zahl noch höher – vielleicht sogar doppelt so hoch – liegen.“[2]

Diese Äußerung entstammt einer Rede, die Dannenberg im Dezember 2007 auf der jährlichen internationalen Konferenz der American Association for Cancer Research (AACR) hielt.[3]

Sie werden oft zu hören bekommen – und haben es ja gerade auch schon von mir gehört –, dass jeder von uns Krebszellen in sich trägt. Die Krankheit Krebs bedeutet, dass das Immunsystem an der Aufgabe gescheitert ist, die natürlich entstandenen Krebszellen abzutöten, ehe sie außer Kontrolle geraten und sich vermehren konnten – eine durchaus vernünftige Annahme, wenn wir Krebszellen als Hefe- oder Pilzzellen beziehungsweise pilzartige Bakterien betrachten.

Was verursacht nun Krebs?

„Wir wissen, dass Krebs als DNS-Mutation zu verstehen ist, die dazu führt, dass Zellen sich verändern und sehr rasch teilen.“

Falsch!

Das wissen wir keineswegs. Allerdings wissen wir, dass die meisten Ärzte und der überwiegende Teil der Bevölkerung diese Ansicht vertreten.

Dr. Heinrich Kremer schreibt:

> „Der Nobelpreisträger Professor Watson, der gemeinsam mit Crick die DNS-Doppelhelix im Zellkern entdeckt hatte, gilt als prominenter Befürworter des 1971 ausgerufenen ‚War on Cancer‘. 2003 erklärte er kurz und knapp: ‚Wir müssen zuerst die Ursache von Krebs verstehen, ehe wir ihn heilen können‘. Er trifft diese ernüchternde Aussage, weil er weiß, dass die jahrzehntelangen, intensiven und mit massiven Mitteln geförderten Forschungen über die klassische Mutationstheorie der Onkogenese durch die neuesten Forschungen restlos zunichte gemacht worden sind. Nach der Mutationstheorie entwickelt sich eine Tumorkolonie aus einer einzigen ‚entarteten‘ Körperzelle, die angeblich bei ihren unkontrollier-

---

2 http://tinyurl.com/nxfs7u5 (aufgerufen: Dezember 2013).

3 http://www.earthtimes.org/articles/show/153851.html (aufgerufen: Dezember 2013).

> ten Teilungen identische DNS-Schäden an alle Tochterzellen weitergibt. Es hat sich jedoch herausgestellt, dass jede einzelne Krebszelle eines Patienten, und zwar auch innerhalb desselben Tumors, eine individuelle genetische Signatur aufweist.“[4]

Zellen sind die Bausteine lebender Organismen. Nach traditioneller Sichtweise entwickelt sich Krebs aus „normalen Zellen“ des Körpers. Diese normalen Zellen vermehren sich dann, wenn der Körper sie braucht und sie sterben ab, wenn der Körper sie nicht mehr braucht. Für den Krebs scheint typisch, dass Körperzellen unkontrolliert wachsen und sich rasch teilen. Krebs bedeutet auch, dass die Zellen die Kunst des Sterbens „vergessen“. Das orthodoxe Onkologiekonzept ist einfach zu simplistisch und ungenau, denn es teilt Zellen in nur zwei Kategorien ein – in normale und kanzeröse Zellen. Die zelluläre Degeneration wird nicht im Geringsten berücksichtigt. Der Status quo der Krebsentstehung berücksichtigt keinen der von Dr. Dannenberg dargelegten medizinischen Gründe. Er geht, wie gesagt, davon aus, dass bis zu 40 Prozent der Krebserkrankungen infektiös bedingt sind.

Obwohl man uns chromosomale Anomalien als Ursache für Krebs präsentieren will, müssen wir genauer hinsehen, denn dann entdecken wir, was sich wirklich in kanzerösen Geweben abspielt. Nehmen wir beispielsweise DNS-Unregelmäßigkeiten: Wir stellen fest, dass sie die gleiche Art von Problem verursacht wie ein starker Abfall des pH-Wertes – es kommt zu einer Schwächung und Verschlechterung der Zellphysiologie. Jedes entsprechende Signal – ob es nun in der DNS begründet liegt oder in einer Verschiebung des pH-Wertes ins Saure, zellulärer Mangelernährung, Dysfunktion der Mitochondrien oder Zelltoxizität – stellt für Mikroben eine Einladung dar, die geschwächten Zellen anzugreifen. Kranken Zellen bleibt nichts anderes übrig, als ihrer Umwelt zu signalisieren, dass sie verfallen, verfaulen und sich auf dem Weg in den Zelltod befinden.

Die Schadzellen können in andere Körpergewebe eindringen, sich dort ausbreiten und dabei systemische Erkrankungen auslösen. Es scheint jedoch keineswegs logisch anzunehmen, dass es sich um menschliche Zellen mit mutierter DNS handelt. Viren, Bakterien und Pilze führen nämlich ihren eigenen Mutationstanz auf. Medizinische Wissenschaftler wissen sehr genau, dass solche Pathogene in Krebspatienten sehr präsent sind. Um sie gilt es sich zu kümmern, unabhängig davon, welcher Theorie anzuhängen man geneigt ist.

---

4 http://www.ummafrapp.de/krebs/Kremer/kremer_the_secret_of_cancer.html (aufgerufen: Dezember 2013).

Die beiden Werke „Infections and Human Cancer"[5] und „Microbes and Malignancy: Infection as a Cause of Human Cancers"[6] mögen nur als Beispiele für die zunehmende Flut an Büchern dienen, die dieses wichtige Thema ansprechen. Hier liegt der Schlüssel, um den Kampf gegen den Krebs zu gewinnen. Heutzutage wächst die Zahl der Forscher, die für sich herausgefunden haben, dass pilzbekämpfende Medikamente Krebszellen abtöten. Wissenschaftler des deutschen Krebsforschungszentrums haben entdeckt, dass das antibiotische und antimykotische Mittel „Griseofulvin" Tumoren entgegenwirkt, indem es Krebszellen in den Zelltod zwingt. Professor Dr. Alwin Krämer, Leiter der Klinischen Kooperationseinheit für Molekulare Hämatologie und Onkologie der Universität Heidelberg fand heraus, dass Griseofulvin bei Krebszellen zur Bildung missgestalteter, multipolarer Spindeln führt, die zum programmierten Zelltod, der sogenannten Apoptose führen. Das Antibiotikum löst bei gesunden Zellen jedoch keine Spindelfehlbildungen aus.

Es wäre zu stark vereinfacht, wollten wir das Wort „Krebs" durch „Pilze" oder „Hefen" ersetzen, obwohl Tumoren vollgepackt mit Pilz- und Hefezellen sind. Nebenbei bemerkt: Diese Zellen fangen sozusagen im Vorübergehen unsere Nahrung ab. Die Krankheit Krebs lässt sich aus Myriaden von Konzepten herleiten. Sie alle lassen den Zustand Krebs entstehen – und als solchen sollte man diese Erkrankung genau genommen auffassen. Was aber hat der Zustand Krebs mit dem Säure-Basen-Haushalt des Körpers zu tun?

**Sinkt der pH-Wert um den Wert 1, so signalisiert dies den im Körper vorhandenen Mikroben, dass der Körper abstirbt oder bereits tot ist. Daraufhin machen sich die Pathogene, allen voran die Viren, dann die Bakterien und schließlich virulente Hefen und Pilze daran, den Körper wieder zu dem Staub zurückzuführen, aus dem er entstanden ist.**

Apoptose, eine genetisch determinierte Form des Zelltodes, gehört ebenso zu den fundamentalen Lebensprozessen wie die embryonische Entwicklung oder die Immunabwehr. Störungen der Apoptose verursachen schwere Krankheiten oder degenerative Störungen. Viele Pathogene modulieren aktiv die Apoptose ihrer Wirtszellen, indem sie für eine infektiös verursachte Ansammlung ungesunder Zellen sorgen, die einfach nicht absterben wollen. Die Induktion der Apoptose ist ein wichtiger Mechanismus, um infizierte, ge-

---

5 Newton, R. (u.a.): „Infections and Human Cancer" (New York: Cold Spring Harbor Laboratory Press, 1999).

6 Parsonnet, J. (Hg.): „Microbes and Malignancy. Infection as a Cause of Human Cancer" (Oxford: Oxford University Press, 1999).

schädigte oder gefährliche Zellen (Krebszellen) aus dem Körper zu entfernen.[7] Krebs-, Pilz- und Hefezellen setzen Substanzen frei, die das ordnungsgemäße Funktionieren der Immunzellen stören. Es ist also mehr als wahrscheinlich, dass Krebszellen und infektiöse Zellen ein und dieselben sind.

*Metastasenzellen fressen sich durch die Schutzschranken der Organe und überrennen auf ihrem Weg ausgehend vom Ursprungsorgan andere Gewebe und Organe – eine Beschreibung, die exakt auf Hefe- und andere Pilzinvasionen zutrifft.*

Forscher des Memorial Sloan-Kettering Cancer Center in New York fanden heraus, dass Tumoren sich nicht nur ausbreiten können, indem sie winzige Zellen, sogenannte Keime, in den Körper aussenden, sondern es ihnen auf diese Weise auch gelingt, sich selbst wieder neu anzusiedeln. Das könnte erklären, warum Tumoren auch nach ihrer Entfernung erneut wachsen können. In einem in der Zeitschrift *Cell* veröffentlichten Ergebnisbericht heißt es:

> „Zirkulierende Tumorzellen können auch ihren Ursprungstumor kolonialisieren. Diesen Vorgang bezeichnet man als ‚Selbstbefruchtung' des Tumors."[8]

Das klingt sehr nach Hefen und Pilzen, die nach Ansicht von Dr. Tullio Simoncini in Wahrheit den Krebs bilden, und nicht nach genetisch mutierten Zellen.

Sporen sind winzige Einzeller, die in den Hyphen bestimmter Pilzarten entstehen, und erweisen sich in der Regel als äußerst widerstandsfähig gegenüber Umweltveränderungen. Sie können über lange Zeiträume in Latenz verharren, bis die Bedingungen stimmen und sie ausreifen. **Pilze sind heterotroph, das heißt sie scheiden Verdauungsenzyme aus und absorbieren die so gelösten Nährstoffe aus dem, was sie besetzen.** Aus diesem Grund spielen sie eine wichtige Rolle im Ökosystem – als Destruenten. Doch wenn sie Nährstoffe aus einem lebenden Organismus herauslösen, entstehen Probleme.

7 So T. Rudel, Arzt am MPI für Biologie in Tübingen/Deutschland, über Virulenzfaktoren pathogener Neisseria-Bakterien. Siehe Rudel, T. (u.a.): „Pilus Biogenesis and Epithelial Cell Adherence of Neisseria Gonorrhoeae pilC Double Knock-Out Mutants" in *Study of Microbiology and Molecular Biology*, 1995, 17(6):1057-1071.

8 Kim, M.Y. (u.a.): „Tumor Self-seeding by Circulating Cancer Cells" in *Cell*, 2009, 139(7):1315-1326. Siehe http://www.ncbi.nlm.nih.gov/pmc/articles/PMC2810531 (aufgerufen: Dezember 2013).

Als Parasit diktiert der Pilz seinem Wirt oftmals die Essgewohnheiten. Typischerweise haben von Pilzen befallene Menschen bestimmte Vorlieben, ohne zu wissen, dass ihre Arthritis, ihr Krebs, ihre Diabetes oder andere Erkrankung mit einem Pilz in Zusammenhang steht. Ein starkes Verlangen nach Pasta, Brot, Kartoffeln oder Zucker kann den Arzt auf die richtige Diagnose bringen.

21 von 25 mithilfe von Dunkelfeldmikroskopie getesteten Personen wiesen in ihrem Blut Hefeinfektionen in verschiedenen Stadien auf. Das bedeutet, dass der Pilz durch den ganzen Körper fließen und an den verschiedensten Stellen Gelenkschmerzen, Magenbeschwerden, Allergien, Sodbrennen und viele andere Gesundheitsstörungen hervorrufen kann, die von der konventionellen Medizin – sofern der Pilz unentdeckt bleibt – falsch diagnostiziert werden. **Laut Dr. Marijah McCain sterben Krebspatienten NICHT am Krebs selbst, sondern an den ihn begleitenden Pilzüberwucherungen.** Auch bei anderen Erkrankungen wie Fibromyalgie, chronischem Müdigkeitssyndrom, Lupus oder selbst dem Golfkriegssyndrom konnte ein Zusammenhang zu Pilzbefall festgestellt werden.

Aber nicht vergessen: Auch falsche Ernährung kann die Immunfunktion beeinträchtigen, etwa wenn wir zu wenig Vitamine, Mineralien, Kalorien oder Proteine zu uns nehmen. Bei falscher Ernährung verliert das Immunsystem an Effizienz und kann Keime weniger gut erkennen und vernichten. Fehlernährte Menschen neigen in höherem Maß zu Infektions- und Krebserkrankungen. In unserer heutigen Welt kann ein Mensch sowohl übergewichtig als auch mangelernährt sein. Verarbeiteten Lebensmitteln fehlt es nämlich an wesentlichen Nährstoffen – und Nährstoffmangel liegt zellulärem Zerfall und Zellinfektionen zugrunde.

Lässt man genügend Zeit verstreichen, wird sich Krebs immer dann entwickeln, wenn sich aus den verschiedensten Gründen geschädigte Zellen vermehren. **Wenn Zellen Schäden erleiden, wenn sich die Permeabilität der Zellwände verändert, wenn sich Giftstoffe und freie Radikale ansammeln, wenn die Mitochondrien ihre Funktionsfähigkeit einbüßen und daher das ATP-Energieproduktionssystem nicht mehr hinreichend betreiben können, wenn der pH-Wert stark in den sauren Bereich abgleitet und wenn wesentliche Nährstoffe fehlen, dann verfallen die Zellen und geraten in einen kanzerösen Zustand. Ein von Krebs befallener Mensch verrottet quasi von innen.** Er stirbt, weil sich aufgrund der verlorenen Funktionsfähigkeit infektiöse Kräfte aufbauen, während seine eigene Stärke wegen der Fehlernährung schwindet. In dieser Situation fressen die Krebszellen an ihm, bis er buchstäblich aus Haus und Hof vertrieben wird.

Alle sind sich darüber einig, dass Krebs unkontrollierte Zellwucherung bedeutet. Dabei spielt es jedoch eine entscheidende Rolle, ob wir diese Wucherung auf außer Kontrolle geratene Pilz- oder Hefeinfektionen oder genetisch getriggerte menschliche Zellen zurückführen. **Es spielt deshalb eine Rolle, weil unsere konzeptionelle Vorstellung von Krebs darüber entscheidet, welche Richtung wir bei der Therapie einschlagen.** Wir brauchen ganz dringend ein genaues Bild davon, was Krebs eigentlich ist und welche Prozesse zu Krebs führen, beziehungsweise Krebs verursachen. Was könnte für das Thema Krebs von größerer Bedeutung sein?

## Was sind die Hauptauslöser für Krebs?

Erst vor kurzem haben Wissenschaftler wieder einmal bestätigt, **dass lang anhaltender Sauerstoffmangel in den Zellen das Wachstum von Krebszellen fördert**. Das behauptet zumindest Dr. Ying Xu, führender Gelehrter und Professor für Bioinformatik und DV-gestützte Biologie der Regents-Georgia Research Alliance am Franklin College für Kunst und Wissenschaft.

Seine Studie wurde 2012 im *Journal of Molecular Cell Biology* veröffentlicht. Er meint:

> „Krebsmedikamente versuchen, an der Wurzel der jeweiligen Mutation anzusetzen – auf der molekularen Ebene – aber der Krebs findet trotzdem seinen Weg. [...] Wir glauben daher, dass genetische Mutationen doch nicht die Hauptauslöser von Krebs sein können.“ [9]

Schon für Otto Warburg kam für Krebs nur eine Hauptursache in Frage: „Es ist der Übergang der Körperzellen von normaler Sauerstoffatmung zu anaerober Zellatmung.“ Krebszellen haben also einen völlig anderen Stoffwechsel als normale Zellen. Normale Zellen benötigen Sauerstoff. Krebszellen meiden Sauerstoff, wo sie nur können. Außerdem findet der Stoffwechsel bei Krebszellen mittels Gärprozessen statt.

Die Stoffwechselrate von Krebszellen liegt etwa acht Mal höher als die normaler Zellen (deshalb lieben sie Zucker so sehr). Doch Warburg vergaß der

---

9 Siehe Xu, Y. (u.a.): „Hypoxia and Miscoupling Between Reduced Energy Efficiency and Signaling to Cell Proliferation Drive Cancer to Grow Increasingly Faster“ in *Journal of Molecular Cell Biology*, 2012, 4(3):174-176. Zitat von http://www.sciencedaily.com/releases/2012/05/120503194219.htm (aufgerufen: Dezember 2013).

Welt mitzuteilen, dass sich bei Krebs nicht nur die Sauerstoffkonzentration sondern auch die Kohlenstoffdioxidkonzentration auf einem niedrigen Niveau befindet. Und er sagte niemandem, dass durch zu schnelles Atmen (wie bei den meisten Menschen festzustellen) zu viel Kohlenstoffdioxid verloren geht, weshalb die Sauerstoffversorgung so stark abfällt, dass die Zellen entarten.

*Wenn wir uns dieses Hauptauslösers nicht annehmen,*
*können wir unternehmen, was wir wollen – der Krebs*
*wird zurückkehren und uns umbringen.*

Dank Otto Warburg wissen wir, dass der Zellstoffwechsel von Krebszellen dem von Hefen, Schimmel oder Pilzen stark ähnelt – die Zellen vergären Zucker, also Glukose und Dextrose, anstatt über die zellulären Mitochondrien Sauerstoff zu atmen. Daraus können wir den Schluss ziehen, dass jede Behandlungsmethode, die erfolgreich gegen Krebs zu Felde ziehen kann, ebenso erfolgreich gegen Hefen, Schimmel und Pilze eingesetzt werden kann.

Warburg schrieb nur den ersten Teil der Geschichte, und bis heute hat noch niemand das Abschlusskapitel geschrieben, das uns ermöglichen würde, genau zu verstehen und zu beurteilen, womit wir es zu tun haben, wenn der Krebs an unsere Tür klopft. Die allopathische Naturmedizin geht das Kernthema Sauerstoff aus vielen verschiedenen Richtungen an.

Dr. Lesley Walker, Leiterin des Krebsinformationsdienstes des Cancer Research UK meint:

> „Seit Langem suchen die Wissenschaftler nach Möglichkeiten, die Sauerstoffzufuhr zu Tumoren und damit die Reaktion der Patienten auf die Behandlung zu verbessern."[10]

Sie bezieht sich dabei zwar auf Bestrahlungen, doch ihre Feststellung gilt auch für die in Frage kommenden natürlichen Behandlungen.

*Wenn Sauerstoffmangel ein Hauptauslöser für Krebs ist,*
*dann gilt das genauso für Kohlenstoffdioxid-Mangel,*
*einen niedrigen pH-Wert und eine verminderte Zellspannung.*

Einige Ärzte behandeln, aufbauend auf Otto Warburgs Beobachtungen, bestimmte Formen von Krebs als Reaktionen des menschlichen Körpers auf

10 http://tinyurl.com/qaxnsxl (aufgerufen: Dezember 2013).

Pilzinfektionen.[11] Dr. Simoncini beispielsweise hat bei vielen Patienten inneren Krebsbefall erfolgreich mithilfe einfachster Antipilzmittel wie Natriumbicarbonat und äußeren Krebsbefall durch Jodtinkturen behandelt, und das ganz ohne schädliche Nebenwirkungen.

Simoncini argumentiert, dass es für den Körper schwierig ist, rasch wachsende Pilzkolonien zu bekämpfen, weshalb der Körper sie einkapselt und tumoröse Zellen um sie herumwachsen lässt. Setzt man bei der zugrundeliegenden Pilzinfektion an und tötet die Pilze, dann besteht keine Notwendigkeit mehr für den Körper, einkapselnde Tumorzellen zu entwickeln. Deshalb absorbiert der Körper einfach diese Gewebe, ohne dabei gesunde Gewebe in Mitleidenschaft zu ziehen.

Dr. Simoncini vergaß der Welt mitzuteilen, dass seine Behandlung mit Bicarbonat nicht nur die Pilz- beziehungsweise Krebszellen angreift, sondern gleichzeitig effektiv und unmittelbar die Kohlenstoffdioxid- und Sauerstoffkonzentrationen im Blut und in den Geweben steigert. **Er übersah auch, dass man Natriumbicarbonat oral einnehmen, transdermal in Bädern oder auch mittels Einläufen oder Verneblern verabreichen kann und damit starke Wirkungen erzielt,** ohne auf die viel schwierigeren intravenösen Methoden zurückgreifen zu müssen, wozu oftmals spezielle Ports gelegt werden müssen.

An vielen Stellen dieses Buches finden Sie Berichte von Ärzten, die mit Bicarbonat erfolgreich gegen Pilzinfektionen vorgingen.[12] Doch erst als Dr. Simoncini die Bühne betrat, wurde konzeptionell klar, dass diese Ärzte eigentlich nichts anderes taten, als die Pilzgründe auszurotten, in denen Krebs gedeiht.

Der von mir hochgeschätzte Naturheilkundler Walter Last hat viel Interessantes über Krebs, Pilze und den pH-Wert zu sagen:

> „Krebszellen verlegen sich ähnlich wie Pilze auf eine anaerobe Energieproduktion. Zudem nehmen Tumorzellen im Laufe ihrer Genese auch das Aussehen von Pilzzellen an. Haben sie das getan, ist der Tumor zwar bereits bösartig, aber noch lokal begrenzt. Ein solcher Zustand mag sich über mehrere Jahre hinweg erhalten, wobei der Tumor langsam wachsen, schrumpfen oder über lange Zeiträume hinweg schlafen

11 Vergleiche Simoncini, T.: „Cancer is a fungus"; http://www.cancerisafungus.com/ (aufgerufen: Dezember 2013).

12 Prof. Bernard Paul beispielsweise erklärt: „Ich verwendete Backpulver zur Eindämmung des Mehltaupilzes bei den Weinreben zu einem Zeitpunkt, als diese Krankheit bereits außer Kontrolle geraten war! Der Weinstock konnte zwar nicht gerettet werden, doch die Ausbreitung der Krankheit ließ sich stoppen."

kann. Das hängt jeweils von der Vitalität des Körpers, der Stärke des Immunsystems und insbesondere dem Säure-Basen-Gleichgewicht im lymphatischen System ab. Je stärker die oxidative Energieproduktion des Tumors abgeblockt wird, umso mehr Milchsäure entsteht, umso bösartiger wird der Tumor und umso schneller wächst und metastasiert er. [...]

Krebszellen sehen aus wie Pilze und haben den gleichen Stoffwechsel. Zudem breiten sie sich in gleicher Weise aus. Das erkennen wir, wenn wir Krebs mit Candida vergleichen. Normalerweise handelt es sich bei Candida um eine harmlose, möglicherweise sogar nützliche Hefe, doch wenn sie um ihre Existenz fürchten muss, verwandelt sie sich in eine gefährliche, invasive Pilzform. Genauso verhält es sich bei Krebszellen. Wenn Tumoren zunehmend unter Druck geraten, weil sich immer mehr Mikroben ringsum tummeln oder eine aggressive medikamentöse Behandlung erfolgt, werden sie lokal invasiv und neigen dazu, Metastasen zu bilden.

In der modernen Medizin geht die Tendenz dahin, auch schon ganz kleine Tumoren operativ zu entfernen. Das weckt bereits vorhandene, schlafende Mikrometastasen schon Jahre früher, als dies normalerweise der Fall wäre und führt zu einem früheren Tod, besonders bei jungen Menschen mit starken Entzündungsreaktionen. Ob die konventionelle Tumorbehandlung zu Metastasen führt oder nicht, hängt nicht von der Größe des Tumors oder der ihm herkömmlicherweise zugesprochenen Bösartigkeit ab, sondern vielmehr vom mikrobiellen Zustand des Blutes und ganz besonders vom lymphatischen pH-Wert (der Azidität).“[13]

Ärzte sind in der Regel nicht sehr bewandert, wenn es um die Diagnose von Pilzinfektionen geht. Das liegt daran, dass sie in ihrer Ausbildung so sehr auf die Rolle der Bakterien und Viren als Verursacher infektiöser Erkrankungen gedrillt werden. Seit der Einführung der Antibiotika sind Pilze zu vergessenen Feinden geworden. Das war vielleicht der größte Fehler der Medizin. Der überreichliche, aber auch schon der gelegentliche Gebrauch von Antibiotika kann unmittelbar tödliche Pilzinfektionen auslösen.

---

13 http://www.health-science-spirit.com/cancerdirection.htm (aufgerufen: Dezember 2013) [Anm. d Verlags: Siehe unser Buch „Krebs natürlich heilen“ von W. Last].

**Antibiotika erhöhen das Risiko, an tödlichem Brustkrebs oder anderen Krebsarten zu erkranken.**[14] Diese Erkenntnis erklärt sich auch aus der Tatsache, dass viele, wenn nicht sogar alle Antibiotika aus Pilzen gewonnen werden – es sind pilzliche Abfallprodukte, sogenannte „Mykotoxine". Wissen Sie, dass Penicillin aus Penicillium-Schimmel und dass Alkohol aus Brauhefe oder *Saccharomyces cerevisiae* gewonnen wird? Ja, ganz richtig: Alkohol, der mit 50 verschiedenen Krebsarten in Verbindung steht[15] – ist ein Mykotoxin. In dem genannten Buch erklärt Costantini, dass Menschen, die in ihrem Leben insgesamt zwei oder mehrere Monate lang Antibiotika eingenommen haben, ein um 40 Prozent erhöhtes Risiko tragen, einmal an einem Lymphom zu erkranken.

> „Sicherlich glauben die Ärzte nicht, dass mit Penicillin ein solches Risiko verknüpft ist, sonst würden sie dieses Antibiotikum nicht Milliarden von Menschen verordnen. Doch wie man es auch dreht und wendet, es handelt sich per Definition um ein Mykotoxin und Mykotoxine verursachen Krebs."[16]

Das Peter MacCallum Cancer Centre in East Melbourne gab 2006 bekannt, dass drei Krebspatienten auf der Intensivstation des Hauses an Pilzinfektionen verstorben waren.[17] Nach einem Behandlungszyklus mit Antibiotika werden die Wucherungen aus Candida, Hefen beziehungsweise Pilzen, die unweigerlich im Kielwasser solcher Therapien fahren, tödlich. Krebs definiert man als einen malignen Tumor aus Zellen, die außer Kontrolle geraten und zu nahezu unbeschränktem Wachstum fähig sind. Diese unkontrollierten Zellen breiten sich lokal aus oder metastasieren in andere Gewebe oder Organe. Diese Beschreibung passt eindeutig auch auf Hefe- oder Pilzkolonien oder normale Zellen, deren reproduktives Wachstum aus den Fugen geraten ist.

*Antibiotika tragen zu allem Möglichen bei –*
*sei es ein zweiter Herzinfarkt oder Brustkrebs.*[18]

---

14 Velicer, C. (u.a.): „Antibiotic Use in Relation to the Risk of Breast Cancer" in *JAMA*, 2004, 291(7):827-835.

15 Siehe Costantini, A. (u.a.): „Fungalbionics, The Fungal / Mycotoxin Etiology of Human Disease, Vol. 1 Atherosclerosis & Vol. 2 Cancer" (Freiburg: Johann Friedrich Oberlin Verlag 1994).

16 http://www.fungalbionicbookseries.com/fungi-my.htm (aufgerufen: Dezember 2013).

17 http://www.abc.net.au/news/stories/2006/06/15/1663938.htm (aufgerufen: Dezember 2013).

18 http://tinyurl.com/oxr6t3j (aufgerufen: Dezember 2013).

Auch Labore haben so ihre liebe Not, wenn es darum geht, Pilzinfektionen zu diagnostizieren: Es gibt heute viel zu wenige Testarten, und diese sind oftmals erbärmlich antiquiert. Das stellt uns vor ein ernsthaftes Problem, denn **Pilze sind ein Anzeichen für Entzündungen im Spätstadium, die eine ganze Reihe von lebensbedrohlichen Krankheiten auslösen oder begleiten können**.

Wird beispielsweise die Wirbelsäule von Bakterien oder Pilzen befallen, die sich in den Wirbeln oder an der Wirbeloberfläche ansiedeln, kann sich die ganze Torsoregion (der Bereich zwischen Nacken und Taille) nach dem Aufstehen sehr wund und steif anfühlen. Dem Betroffenen mag es vielleicht zunächst besser gehen, nachdem er heiß geduscht und sich ein wenig Bewegung verschafft hat, doch das wunde Gefühl wird oftmals auch tagsüber anhalten – besonders bei tiefen Atemzügen.

Going und Kollegen entdeckten 1990, dass die Verkalkungen im Brustgewebe von an Brustkrebs erkrankten Personen Calciumoxalatkristalle enthalten.[19] Oxalsäure im Auswurf oder in Lungenproben von Patienten liefert einen Hinweis auf eine Aspergillusinfektion der Lunge. Diese Säure gilt als kraftvolle korrosive Substanz, weshalb Oxalsalze häufig für das Reinigen oder Bleichen verwendet werden. Auch bei der Oxalsäure handelt es sich um ein Mykotoxin, das von zahlreichen Pilzarten produziert wird. Einige Pilze produzieren sie in so großen Mengen, dass sie für die kommerzielle Produktion dieser Chemikalie eingesetzt werden. Die so entstehenden Calciumoxalatkristalle sind mit denen identisch, die man in Brustkrebsgewebe findet. Oxalate in der Brust können auf das Vorhandensein von mit der Entwicklung von Brustkrebs in Zusammenhang stehenden Pilzen hinweisen. Da der Mensch Oxalsäure nicht selbst herstellen kann, ist diese Schlussfolgerung sogar sehr einleuchtend.

> „Mykotoxine haben sich als äußerst giftig und schädlich erwiesen. Kein Wunder also, dass Menschen, die in verschimmelten Räumen leben, ständig krank sind. Meist handelt es sich um Erkrankungen der oberen Atemwege, Lethargie, ständige Kopfschmerzen, Übelkeit oder ein allgemeines Unwohlsein. Menschen, die längere Zeit in solchen Räumen verbracht haben, können an Krebs erkranken.“[20]

In Japan haben Takeuchi und Kollegen 20 Fälle von infektiösem Pilzbefall der Harnwege untersucht. *Candida albicans* war der am häufigsten im Harntrakt anzutreffende Pilz. Auch *Torulopsis glabrata* und *Candida tropicalis* waren

19 Going, J.J. (u.a.): „Weddellite Calcification in the Breast: Eighteen Cases with Implications for Breast Cancer Screening“ in *Histopathology*, 1990, 16(2):119-124.

20 http://tinyurl.com/ybrhn5t (aufgerufen: Dezember 2013).

zu finden. Meist waren Antibiotika, Dauerkatheter oder obstruktive Uropathie die Auslöser der Pilzinfektion. 5 der 20 Fälle konnten durch Beseitigung der auslösenden Faktoren geheilt werden. 15 wurden durch Verabreichung von Natriumbicarbonat, 5-Fluorocytosin oder Spülungen mit Amphotericin B behandelt und geklärt. In einem Fall waren beide Nieren von *Torulopsis glabrata* befallen, es kam zu Nierenversagen. Fünf der Patienten starben an der ursprünglichen Krankheit.[21]

Krebspatienten im Kindesalter benötigen oftmals eine intensive pädiatrische Therapie. Viele dieser Kinder konnten dank einer solchen ihre Leukämie bekämpfen. Diese intensive Therapie sollte auch in unheilbaren Fällen zum Einsatz kommen, insbesondere, um die unmittelbaren Symptome zu lindern und die Lebensqualität zu verbessern. Praktisch alle Organe können durch den Krebs in Mitleidenschaft gezogen werden und dementsprechend von einer solchen Behandlung profitieren. Zu den häufigsten Komplikationen gehören Infektionen, hämatologische Probleme oder elektrolytische und metabolische Störungen. Eine Intensivbehandlung wird notwendig, wenn organische Dysfunktionen kardiovaskulärer, respiratorischer, renaler, gastrointestinaler oder neurologischer Natur zu korrigieren sind.

Eine solche Behandlung ist bei Krebspatienten im Kindesalter keineswegs vergeblich. Es hat sich gezeigt, dass sich dadurch mittel- und langfristig die Sterblichkeitsrate senken und die Lebensqualität der Kinder verbessern lässt. Die Überlebenschancen erhöhen sich!

> „Am fünften Tag der Chemotherapie wurde er mit Tumorlysesyndrom (Urat 24,6 mg/dl, LDH 1120 U/l, Phosphat 4,0 mmol/l) und akutem Nierenversagen (BUN 122 mg/dl, Kreatinin 3,3 mg/dl) (Normalbefund: Urat 3,5 – 7,0 mg/dl, LDH 0 – 248 U/l, Phosphat 0,81 – 1,53 mmol/l, Kreatinin 0,7 – 1,3 mg/dl, BUN 16,7 – 45,8 mg/dl) auf unsere Intensivstation verlegt. Drei Tage lang wurde er mit Hydration, sowie mit Gaben von Natriumbicarbonat und 16,5 Milligramm (0,2 mg/kg) Rasburicase behandelt. Am darauffolgenden Tag sank sein Harnsäurespiegel auf 0,1 mg/dl und blieb auch in den nächsten Tagen auf diesem niedrigen Niveau. Die Nierenfunktion verbesserte sich, und bei seiner Entlassung aus dem Krankenhaus lagen die Plasma-Urat- und Kreatininwerte im normalen Bereich.“

---

21 Takeuchi, H. (u.a.): „A Study on Urinary Fungal Infection“ in *Honyokika Kiyo*, 1983, 29(10):1273-1277.

Nach Aussage von Dr. Roberto Sapolnik erlaubt es die Zusammenarbeit von Intensivstation und Onkologenteam, an Leukämie erkrankte Kinder aus extrem lebensbedrohlichen Situationen zu retten. Dr. Sapolnik schreibt:

> „Bei Kindern im Alter zwischen 1 und 15 Jahren sind Neoplasmen weltweit neben unfallbedingten Traumata die Todesursache Nummer eins. Leukämie ist die bei Kindern am häufigsten auftretende Krebsform, gefolgt (in absteigender Rangfolge) von Gehirntumoren, Lymphomen, Sarkomen und Ektodermaltumoren. Die letzten 20 Jahre bescherten uns insbesondere mit neuen chemotherapeutischen Medikamenten, Radiotherapie und Knochenmarktransplantation großartige Entwicklungen in der Krebstherapie. Doch die neuen Behandlungsmethoden können ernsthafte Nebenwirkungen mit sich bringen und nahezu alle organischen Funktionen in Mitleidenschaft ziehen. Der Krebs selbst kann klinische Komplikationen hervorrufen, die unmittelbar lebensbedrohlich wirken, wie spontanes Tumorlysesyndrom und Tumorkompression, die zu Niereninsuffizienz oder Darmverschluss führen können. An Krebs erkannte Kinder brauchen eine intensive pädiatrische Behandlung, dank derer schon viele von ihnen akute Krankheitsphasen überstehen konnten.“[22]

In den Intensivstationen geht etwas vor sich, was das dort tätige Klinikpersonal weder erklären noch verstehen kann. Vielleicht töten sie ja unwissentlich gerade die Hefen, Pilze und Schimmelpilze (Krebs) ab, die den armen Kindern die Lebenskraft abschnüren. Sollte sich herausstellen, dass Leukämie eine Pilzinfektion der weißen Blutkörperchen, der sogenannten Leukozyten ist, würde das alles eine Erklärung haben.

*Menschen mit einem schwachen Immunsystem (d.h. Menschen mit einem angeschlagenen oder gehemmten Immunsystem) sind anfälliger für Schimmelinfektionen.*

Dr. Simoncini behauptet, dass es sich bei Pilzkolonien und Krebskolonien um ein und dasselbe Phänomen handelt, dem lediglich zwei verschiedene Namen gegeben wurden. Interessanterweise erhielt Dr. Otto Warburg 1931 den

22 Sapolnik, R.: „Intensive Care Therapy for Cancer Patients“ in *J Pediatr (Rio J)*, 2003, 79(2):231-242; http://www.scielo.br/pdf/jped/v79s2/en_v79s2a13.pdf (aufgerufen Dezember 2013).

Nobelpreis für Wissenschaft für seine Entdeckung, dass Krebszellen sich bei Vorhandensein von fermentiertem Zucker rasend schnell vermehren. Heutzutage verstehen wir den Zusammenhang zwischen Krebs und Pilzkolonien noch besser. Ironischerweise vermehren sich auch Pilzkolonien rasant, wenn die genau gleichen Bedingungen vorliegen. **Pilze nähren sich von Zucker, Krebs nährt sich von Zucker!** Sowohl Krebszellen als auch Pilze können Nährstoffe ohne Sauerstoff (anaerobisch) verstoffwechseln. Beide brauchen für ihr Überleben Zucker. Beide können durch Antipilzmedikamente bekämpft werden.[23] Beide gehen ohne Zucker zugrunde.[24]

Interessanterweise bombardiert Dr. Simoncini die Krebs- oder Pilzkolonien ausgerechnet mit Zucker, wenn er Bicarbonat auf sie loslässt. Das geschieht aus dem Grund, weil Krebspatienten im Spätstadium wegen Glukosemangel geradezu verhungern. Außerdem weiß Dr. Simoncini, dass auch die Pilze sich nach Zucker verzehren. So sehr, dass sie ihre Zellmembranen weit öffnen – und hinein fließt erhöhte Alkalität im Verbund mit einer zusätzlichen Ladung Sauerstoff, dank verbesserter Bicarbonatversorgung des Blutes.

Dr. Simoncini verwendet zur Behandlung der meisten Krebsfälle die von der US-Gesundheitsbehörde FDA für Herzinfarktfälle zugelassenen Laborverfahren und Behandlungsvorschriften für die intravenöse Verabreichung von Natriumbicarbonat. Angesichts der Tatsache, dass in den USA die fünfjährige Überlebensrate bei den von der medizinischen Zunft angewendeten Verfahren weniger als 2,75 Prozent beträgt, während Dr. Simoncini eine Remissionsrate von 90 Prozent mitunter sogar für 20 Jahre für sich in Anspruch nehmen kann, sollten einige der fixen Ideen über Krebs, die die moderne Medizin hegt, endlich auf der Müllhalde landen.

> „Reagieren die Pilze auf Natriumbicarbonatlösungen, dann liegen bei Tumoren unter drei Zentimetern Größe die Überlebenschancen bei circa 90 Prozent. Bei Patienten mit letalem Krebs, die noch in verhältnismäßig guter Verfassung sind, liegen sie bei 50 Prozent, bei Patienten im Endstadium nur bei einigen wenigen Prozent",[25]

erklärt Simoncini, dessen Behandlungen etwa 30 - 45 Tage dauern. Dr. A.V. Costantini von der WHO ergänzt:

---

23 Mann, D.: „Antifungal Agent Lowers PSA Levels, Study Finds" in *Medical Tribune*, 01.05.1997, S. 6.

24 Moore-Landecker, E.: „Fundamentals of Fungi, 4. Edition" (Boston: Addison Wesley Pub Co Inc., 1996) und Shim, H. (u. a.): „A Unique Glucose-Dependent Apoptotic Pathway Induced by c-Myc" in *Proceedings of the National Academy of Science*, 1998, 95(4):1511-1516.

25 http://www.whale.to/a/simincini_h.html (aufgerufen: Dezember 2013).

„Mit Ausnahme der Krebsarten, die durch geschnittene, geräucherte und fermentierte Tabakblätter hervorgerufen werden, gelten die Ursachen für Krebs im Allgemeinen als unbekannt. Diese Aussage wird durch die hier veröffentlichten Forschungsdaten überholt, die ich zusammengetragen habe. Meine Daten belegen, dass Pilze und ihre Mykotoxine praktisch jeder Art von Krebs bei Mensch und Tier zugrunde liegen.“[26]

*Schwermetallvergiftungen begünstigen die Ausbreitung von Pilzinfektionen und können als wesentliche Ätiologie für deren Verursachung betrachtet werden.*

Krebs gibt es schon ebenso lange wie die Menschheit selbst, doch erst in der zweiten Hälfte des 20. Jahrhunderts schoss die Zahl der Krebserkrankungen in die Höhe. Zu dieser Entwicklung haben die extremen Konzentrationen von Giftstoffen; der hektische, das Immunsystem auslaugende Lebensstil; minderwertige, pestizidverseuchte Fast-Food-Gerichte; bestrahlte, genetisch modifizierte Pathogene; elektromagnetische Belastung; künstliche Beleuchtung und so ungefähr alles, was es 200 Jahre zuvor noch nicht gab, beigetragen. Alle diesen Faktoren schwächen das Immunsystem und verändern das innere Körpermilieu in einer Art und Weise, die dem Wachstum von Krebs- beziehungsweise Pilzkolonien Tür und Tor öffnet.

Pilze haben ein leichtes Spiel, sobald der für die Kontrolle (sprich: Abtötung) von Pilzen zuständige Teil des Immunsystems in Mitleidenschaft gezogen worden ist – beispielsweise durch Schwermetalle, Pestizide, emotionale Schocks und Antibiotika. Ein intaktes Immunsystem lässt keine Pilze im Körper wachsen, denn es verfügt über potente Neutrophilen – und deren Funktion ist in erster Linie die Abwehr von Pilzen.

*Dr. Milton White war der Überzeugung, dass es sich bei Krebs um eine chronische, infektiöse Pilzerkrankung handelt. Es gelang ihm, in jeder Krebsprobe, die er untersuchte, Pilzsporen zu finden.*[27]

---

26 http://www.healingcancernaturally.com/causes7.html (aufgerufen: Dezember 2013).

27 http://www.cancerfightingstrategies.com/fungalconnection.html (aufgerufen: Dezember 2013).

Zu einem übersteigerten Pilzwachstum kommt es dann, wenn die natürlichen Gegenspieler der Pilze ausgeschaltet worden sind. Und wenn Antibiotika zum Einsatz kommen, beginnen sie zu wuchern. Der pathogene Albicans beispielsweise (beziehungsweise die chronische Candidiasis, auch als Candida oder Soor bezeichnet) beginnt sich im Allgemeinen auszubreiten, sobald Medikamente ins Spiel kommen – insbesondere eben Antibiotika – oder der Körper schlecht ernährt und das Immunsystem durch Metalle wie beispielsweise Quecksilber aus Amalgamfüllungen geschwächt ist. **Der Candida-Pilz absorbiert das für ihn wachstumsfördernde Quecksilber.** Candida kann nur dann wirksam bekämpft werden, wenn man sich zuerst um die Zähne kümmert. Im Falle einer Quecksilbervergiftung bleibt keine andere Wahl. Deshalb wird in diesem Buch auch nicht behauptet, dass Bicarbonat Krebs heilt, sondern lediglich, dass es einen wesentlichen Anteil an jeder Therapie haben sollte, und dass es mitunter ganz alleine den Krebs zurückschlagen kann. Doch wenn die zugrunde liegenden Ursachen nicht behandelt werden, wird der Krebs mit hoher Wahrscheinlichkeit zurückkehren.

> „In zwei verschiedenen Studien konnte ein Zusammenhang zwischen Kontakt mit Quecksilber und akuter Leukämie nachgewiesen werden. Aufgrund der verfügbaren Daten über Mensch und Tier haben die International Agency for Research on Cancer und das US-Umweltministerium Methylquecksilber als ‚mögliches' menschliches Karzinogen eingestuft."
>
> *National Academy of Science*[28]

Nach den Beobachtungen des international anerkannten medizinischen Forschers Dr. Yoshiaki Omura enthalten alle Krebszellen Quecksilber. Quecksilber ist die zweitgiftigste Substanz auf diesem Planeten, und so verwundert es nicht, dass es als Auslöser für die Störung der Zellfunktionen gilt. Dr. Hans Nolte steht hinter dieser Erkenntnis und führt aus:

> „Das Wellenspektrum von Quecksilber enthält mehr als 13 verschiedene Wellenlängen, während die meisten anderen Schwer- oder Edelmetalle nur mit einer oder zwei Frequenzen aufwarten können."[29]

---

28 National Research Council: „Toxicological Effects of Methylmercury" (Washington, D.C.: The National Academies Press, 2000).

29 Nolte, H.: „Report from the Medical Practice. The Pathogenic Multipotency of Mercury" in *Biological Therapy*, 1988, 6(3):61-66; Reprint: http://tinyurl.com/nf3eyf5 (aufgerufen: Dezember 2013), S. 61.

Dr. Nolte nimmt an, dass viele der schädlichen Quecksilberwirkungen nicht zuletzt auf diese große Bandbreite von Wellenlängen zurückzuführen sind. Aus den klinischen Beobachtungen von Dr. Omura lässt sich der Schluss ziehen, dass einer der Hauptgründe, warum Krebs wiederkehrt, darin liegt, dass Quecksilberdepots erneut für ein pathologisches Milieu sorgen, obwohl Operation, Chemotherapie, Bestrahlung oder eine alternative Behandlung erfolgreich verlaufen sind.[30]

*200 Mikrogramm Quecksilber würden auf einen Stecknadelkopf passen. Wie die amerikanische Umweltschutzbehörde (EPA) erklärt, könnte eine solche stecknadelkopfgroße Menge Quecksilber 100 Liter Wasser für den Menschen ungenießbar machen.*[31]

Ein Mensch, der den Mund voller Amalgamfüllungen hat, kann pro Woche leicht 200 Mikrogramm absorbieren. Hat das Quecksilber erst einmal die Zellen angegriffen, können sie nicht mehr entgiften und sich nicht mehr ernähren, weil es den intrazellulären Atemmechanismus erstickt.[32] Einige der so vergifteten Zellen sterben ab, doch die meisten passen sich an, ändern ihre Physiologie und leben im Zustand dauerhafter Mangelernährung weiter. In die Gewebe gelangtes Quecksilber hemmt das Immunsystem, welches sich ohnehin an eine lebensgefährlich schwermetallbelastete Umwelt anpassen muss. Wenn der Quecksilberspiegel immer weiter ansteigt, greift das Immunsystem zu einem Trick, um zu überleben. Es lässt Pilze und Bakterien, die große Mengen toxischer Metalle binden können, unbehelligt wachsen. Damit erleichtert es den Zellen zwar die Atmung, doch es zahlt einen hohen Preis, denn fortan muss das System diese Mikroorganismen mit Nahrung versorgen und mit den Abfallprodukten (Toxinen) zurechtkommen, die deren Stoffwechsel hinterlässt.

Dr. Klinghardt erklärt den versteckten Zusammenhang zwischen toxischen Ansammlungen und entzündlichen Infektionen, wie sie in der Regel mit Herzerkrankungen einhergehen, wie folgt:

> „Toxische Metalle schaden den Körperzellen, während sie eindringenden Mikroorganismen den Boden bereiten, die in einer mit Schwerme-

30 Ebd.

31 http://tinyurl.com/lmpr97t (aufgerufen: Dezember 2013).

32 Mercola, J. / Klinghardt, D.: „Mercury Toxicity and Systemic Elmination Agents" in *Journal of Nutritional & Environmental Medicine*, 2001, 11:53-62; http://www.biblelife.org/Mercury-toxicity-Dr-Klinghardt.pdf (aufgerufen: Dezember 2013).

tallen belasteten Umgebung oftmals aufs Prächtigste gedeihen. Die Forschungsarbeiten von Ludwig, Voll und anderen in Deutschland, sowie Omura und mir in den USA zeigen, dass Mikroorganismen sich gerne in den Körperregionen häuslich niederlassen, in denen die höchsten Konzentrationen giftiger Metalle anzutreffen sind. Die Immunzellen des Körpers werden unter solchen Bedingungen außer Gefecht gesetzt, doch die Mikroorganismen vermehren sich ungestört und gedeihen."

Weiter führt er aus:

> „Ich schlage vor, nicht nur Schwermetallrückstände im Körper zu diagnostizieren, sondern im gleichen Zuge auch eine geeignete Therapie gegen die Mikroorganismen einzuleiten. Solange sich in bestimmten Bereichen des Körpers noch giftige Metalle finden, dienen diese den Mikroorganismen als eine Festung, die sich mit Antibiotika nicht einnehmen lässt."[33]

A. V. Costantini ergänzt zum Thema:

> „Alle Medikamente, die sich bei der Behandlung von mykotoxininduzierten Krankheiten bewährt haben, besitzen antifungale und/oder antimykotoxische Eigenschaften."

Der Einsatz antimikrobieller Wirkstoffe (wie Antibiotika, Antiseptika oder Antimykotika) spielt in der modernen Medizin eine wichtige Rolle. Das gilt in besonderem Maß für das Feld der Dermatologie und der Haut- und Wundantisepsis. Die dort eingesetzten Mittel zur Behandlung von mit Bakterien, Pilzen oder Viren infizierten Hautstellen, Schleimhäuten oder Wunden enthalten häufig die altbekannten antimikrobiellen Wirkstoffe. Doch die meisten antiviralen Präparate sind für die lokale Anwendung ungeeignet, weil sie nur in geringem Maß in die Haut einzudringen vermögen. Tatsächlich hat die Pharmaindustrie wenig gegen Virusinfektionen anzubieten. Im Falle von AIDS ist dem allopathischen Imperium nichts Besseres eingefallen, als den Patienten mit den allergiftigsten Medikamenten, die es überhaupt gibt, umzubringen, ehe der Virus es tut.

33 Klinghardt, D.: „Metal toxicity" in *Explore!*, 2000, 10(1). Der Artikel wird hier paraphrasiert: http://www.drkaslow.com/html/metal_toxicity_hypothesis.html (aufgerufen: Dezember 2013).

*Eine Entzündung ist ein erstes Anzeichen*
*und Symptom für einen infektiösen Prozess.*

Die gängigen antiviralen Präparate versagen gewöhnlich bei den mit Virusinfektionen oder Hautwunden üblicherweise einhergehenden Symptomen wie Schmerz, Entzündung und/oder Juckreiz. Außerdem vermögen sie Sekundärinfektionen der Wunden mit Bakterien oder Pilzen nicht zu verhindern. Der pathologische Zustand wird somit unnötig verlängert. Man braucht effektivere antimikrobielle Wirkstoffe.

> „Zurzeit gibt es meiner Ansicht nach kein anderes wirksames Mittel gegen Pilze als Natriumbicarbonat.“[34]
>
> *Dr. Tullio Simoncini*

**Natriumbicarbonat ist ein Fungizid von Weltklasse**. Antipilzmittel wirken, indem sie die Unterschiede zwischen Säugetierzellen und Pilzzellen ausnutzen und Pilzorganismen abtöten, ohne dabei den Wirt zu gefährden. Im Gegensatz zu Bakterien sind Pilze ebenso wie Menschen Eukaryoten. Auf molekularer Ebene entsprechen sich daher Pilz- und Menschenzellen. Aus diesem Grunde gestaltet es sich schwierig, eine Schwachstelle bei den Pilzen auszumachen, die nicht auch in den menschlichen Zellen vorliegt, und dort mit der Bekämpfung anzusetzen. Greift man einen Pilz an, so greift man vielleicht auch die menschliche Zelle mit an, von der der Pilz lebt. Folglich haben entsprechende Medikamente oft Nebenwirkungen, von denen einige bei unsachgemäßer Anwendung lebensbedrohlich werden können.

Herkömmliche Mittel zur Pilzbekämpfung können gegen Tumoren nichts ausrichten, da die sehr steten Kolonien nur an der Oberfläche angegriffen werden können und nach der ersten Anwendung resistent werden. Ein solider Tumor mit Pilzbefall ist hartnäckig und widersetzt sich der Behandlung, indem er sich rasch an pharmazeutische Präparate anpasst. Man weiß ja, dass Pilze es lieben, an Felsen zu knabbern und Quecksilber zum Frühstück zu verspeisen, man kann ihnen also nur beikommen, wenn man alle Kräfte aufbietet und ihnen einen Rundumschlag mit Natriumbicarbonat, Selen, Magnesium und Jod verpasst.

Wird Bicarbonat gemeinsam mit anderen ebenso sicheren Substanzen verabreicht, hat man die Grundlage für eine natürliche Chemotherapie geschaffen, die sich letztendlich bei einem Vergleich mit den gängigen, aber wesent-

34 http://tinyurl.com/nrc544y (aufgerufen: Dezember 2013).

lich toxischeren Interventionen gut behaupten wird. Jeder Mensch weiß, was denjenigen erwartet, der den Weg von Chemo, Operation und Bestrahlung einschlägt. Warum sollte man sich in diese Fallgruben zur Hölle begeben, wenn sicherere, wesentlich preiswertere, natürliche und potenziell wirksamere Antworten wie Natriumbicarbonat im Supermarktregal darauf warten, eingenommen zu werden?

*Natriumbicarbonat ist die einzige Medizin auf Erden, vor der man sich wirklich nicht zu fürchten braucht.*

> „Die heute auf dem Markt angebotenen Antipilzmittel sind nicht in der Lage, in Zellansammlungen einzudringen (vielleicht mit Ausnahme von Azol-Antimykotika oder Amphotericin B, wenn es frühzeitig parenteral verabreicht wird). Sie wurden nur für eine bestimmte Epithelschicht konzipiert und können daher nicht auf Myzelansammlungen einwirken, die einen gewissen Raum einnehmen und sich zudem durch eine konnektive Reaktion maskieren, die sie abzugrenzen versucht."

> „Natriumbicarbonat dagegen ist extrem diffusionsfähig und verfügt nicht über die strukturelle Komplexität, die Pilze leicht zuordnen können. Aus diesem Grund bleibt es lange fähig, in Zellansammlungen einzudringen. Das liegt insbesondere auch an der Geschwindigkeit, mit der Natriumbicarbonat die Pilze abbaut, die sich daran nicht anpassen, geschweige denn dagegen wehren können. Eine Therapie mit Bicarbonat muss daher mit hohen Dosen beginnen und ohne Unterbrechung während eines ersten Zyklus von mindestens 7 - 8 Tagen konsequent durchgeführt werden, um eine Zerstörung der Pilze zu gewährleisten. Dabei sollte man sich vor Augen halten, dass ein Klumpen von zwei, drei oder vier Zentimetern Dicke vom dritten zum vierten Tag kontinuierlich zu schrumpfen beginnt, um dann vom vierten zum fünften Tag zu zerfallen."[35]

Dr. Simoncini erklärt:

> „In einigen Fällen verfügen die Pilze über eine so ausgeprägte, aggressive Kraft, dass sie sich sogar mit einem Zellring, der nur aus drei Einheiten

35 Beide Zitate: Ebd.

besteht, in ihrer Beute festsetzen, sich ihrer bemächtigen und sie zu töten vermögen, auch wenn diese sich noch so sehr dagegen wehrt. Pilze, die stärksten und am besten organisierten Mikroorganismen, die wir kennen, kommen logischerweise als extrem wahrscheinliche Kandidaten dafür in Frage, für die neoplastische Vermehrung verantwortlich zu sein."[36]

Vielerlei Faktoren können eine Kettenreaktion auslösen, die zu Krebs beziehungsweise Pilzinfektionen führt. Doch wie auch immer diese Kettenreaktion ihren Anfang nimmt, in jedem Fall ist eine Mikrobe beteiligt, die in eine normale Körperzelle eingedrungen ist, dort den Krebszyklus initiiert und die Elektronentransportkette (ETK) unterbrochen hat. Dadurch wird die vormals normale Zelle anaerob, und eine anaerobe Zelle gilt *per definitionem* als kanzerös.

*Tumoren lassen sich nicht von den Infektionen unterscheiden, die sie beherbergen.*[37]

Obwohl es Millionen von Pilzarten gibt, scheiden nur etwa 400 davon Mykotoxine aus, die beim Menschen Krankheiten auslösen können. Unsere Lebensmittel, beispielsweise Mais- oder Erdnusserzeugnisse, aber auch andere Produkte werden routinemäßig aber nur auf das Mykotoxin eines einzigen Pilzes, nämlich Aspergillus, getestet, der sogenannte Aflatoxine produziert.[38] Laut einer im Januar 2002 im *Journal of the American Medical Association* veröffentlichten Studie enthalten praktisch alle unsere Erdnuss- und Getreideprodukte Mykotoxine.[39]

Dave Holland ergänzt:

„Wissenschaftler machen Hefe- und Pilzgifte, die sogenannten Mykotoxine dafür verantwortlich, Morbus Crohn unmittelbar mitzuverur-

---

36 http://www.curenaturalicancro.org/english/terapia_simoncini.htm (aufgerufen: Dezember 2013).

37 http://tinyurl.com/oxr6t3j (aufgerufen: Dezember 2013).

38 Laut den Bestimmungen der Regulierungsbehörden ist der Gehalt an Aflatoxinen bei zum menschlichen Konsum bestimmter Milch auf 0,5 ppb und bei Getreideprodukten auf 20 ppb beschränkt. Tierfutter darf jedoch bis zu 300 ppb enthalten, wodurch wesentlich mehr Aflatoxine auf unsere Teller gelangen. Diätetische Einschränkungen reichen zu unserem Schutz nicht aus, weil sich Mykotoxine sogar auf den Schalen von Früchten und, in einigen Gegenden der Welt in problematischer Konzentration, auch im Trinkwasser finden.

39 Etzel, R.: „Mycotoxins" in *JAMA*, 2002, 287(4):425-427.

sachen. Der früher bei der Weltgesundheitsorganisation tätige Sachverständige Dr. A.V. Costantini stellte fest, dass das Blut von Patienten, die an Morbus Crohn leiden, oftmals die Mykotoxine (Aflatoxine) des Schimmelpilzes Aspergillus enthält."[40]

Die vielen Lebensmittel, die nachweislich Prostatakrebs auslösen können, haben wenig gemeinsam – mit einer Ausnahme: Sie alle stehen auf der Liste der mit Mykotoxinen verseuchten Nahrungsmittel ganz weit oben. Die am häufigsten anzutreffenden und äußerst aktiven karzinogenen Aflatoxine lassen normale menschliche Brustzellen kanzerös werden. Tumorgewebe weist einen höheren Aflatoxin-Gehalt auf als das normale Gewebe ein- und desselben Menschen. Da die karzinogenen Aflatoxine in Krebsgewebe zu finden sind, lässt sich begründet vermuten, dass eben diese Aflatoxine Brustkrebs auslösen. In einer französischen Fallkontrollstudie aus dem Jahr 1986 stellten Lê und Kollegen bei 1.010 untersuchten Brustkrebsfällen und 1.950 untersuchten nicht malignen Erkrankungen fest, dass Brustkrebs mit besonders häufigem Schimmelkäsekonsum in Zusammenhang steht.[41]

„Aflatoxine verursachen bei Ratten Mutationen normaler Prostatazellen."[42]

*Link (u. a.) 1983*

Dr. Holland erklärt:

„Obwohl Aflatoxine als die am stärksten krebserregende Substanzen auf diesem Planeten gelten, laufen Ochratoxine ihnen noch den Rang ab, da sie zehn Mal so giftig und schädlich für den menschlichen Körper sind. Trotzdem führt das US-Landwirtschaftsministerium USDA keine Untersuchungen bezüglich Ochratoxinen durch. Andere Länder testen sehr häufig auf bis zu 15 der meistverbreiteten Mykotoxine wie beispielsweise Zearalenon, Fumonisine oder die bereits genannten Ochratoxine. Trotz der weiten Verbreitung dieser Substanzen in unseren Lebensmitteln gibt es seitens der USDA keine entsprechenden Kontrolluntersuchungen.[43]

---

40 http://tinyurl.com/yz2rxbx (aufgerufen: Dezember 2013).

41 Lê, M. (u.a.): „Consumption of Dairy Produce and Alcohol in a Case-Control Study of Breast Cancer" in *JNCI J Natl Cancer Inst*, 1986, 77(3):633-636.

42 Link, K. H. (u.a.): „Induction of Ouabain-Resistant Mutants by Chemical Carcinogens in Rat Prostate Epithelial Cells" in *Environmental Mutagenesis*, 1983, 5(1):33-48.

43 Council for Agricultural Science and Technology: „Mycotoxins: Risks in Plant, Animal and Human Systems" (Ames: Council for Agricultural Science and Technology, 2002); http://www.

Mitunter imitiert das von Schimmel produzierte Zearalenon Östrogen und kann, wenn es das tut, das hormonelle Gleichgewicht des Betroffenen empfindlich stören. Die höchsten Konzentrationen findet man in Nordamerika.“[44]

*Kocht man etwas ab, tötet das zwar die Pilze, doch ihren Mykotoxinen kann Hitze nichts anhaben. So landen Mykotoxine, die unser Nutzvieh mit dem Getreide, der Milch oder den an sie verfütterten Tieren aufgenommen hat, auf unseren Tellern.*

**Krebs ist keine mysteriöse Erkrankung, die uns aus heiterem Himmel angreift, ohne dass wir irgendetwas dagegen unternehmen könnten.** Krebs hat klare Ursachen, die wir korrigieren können, wenn wir hart genug zuschlagen und den Krebs gleichzeitig von möglichst vielen Seiten her attackieren. Bei unserer Behandlungsmethode greifen wir Krebszellen und Tumoren an, indem wir ihre Schwäche ausnutzen. Dafür verwenden wir in erster Linie Natriumbicarbonat, kombiniert mit Jod, Magnesiumchlorid, Alpha-Liponsäure sowie anderen, die Chelation von Schwermetallen fördernden Substanzen.

## Krebszellen sind schlauer als Onkologen

Onkologen staunen immer wieder über die Unberechenbarkeit von Krebszellen. Auch nach „scheinbar“ erfolgreicher Behandlung bleiben robuste Krebszellen im Körper des Patienten versteckt zurück, um später wieder aufzutauchen. Das überrascht uns keinesfalls – schließlich behandeln die Ärzte weder die dem Krebs zugrunde liegende Ursache noch die Milieubedingungen, unter denen sich Krebszellen so wohl fühlen.

Wie allgemein bekannt, kann man bei Männern mit mittlerem Risiko, an Prostatakrebs zu erkranken, schon vor der Bestrahlungstherapie von der Möglichkeit ausgehen, dass sie einen Rückfall erleiden, wenn die Tumoren schlecht mit Sauerstoff versorgt sind. Warum also schließen die Ärzte keine Methoden in ihre Krebsbehandlung ein, die die Sauerstoffversorgung steigern?

---

trilogylab.com/uploads/Mycotoxin_CAST_Report.pdf (aufgerufen: Dezember 2013).

44 Kaufmann, D. A. / Holland, D.: „Infectious Diabetes: A Cutting-Edge Approach to Stopping One of America's Fastest Growing Epidemics“ (Rockwall: Mediatrition, 2003). Kapitel 3: „The Fungus Among Us“.

> „Wir konnten nachweisen, dass sich bei Männern mit niedrigem Sauerstoffniveau (Hypoxie) des Prostatakrebses der gesundheitliche Zustand verschlechterte, und zwar in relativ kurzer Zeit",

erklärt Dr. Michael Milosevic, Radioonkologe des PMH Cancer Program des University Health Network UHN, und fährt fort:

> „Bei solchen Patienten kehrt der Krebs oft wenige Jahre nach Abschluss der Therapie zurück."

Dr. Milosevic und seine Kollegen maßen bei 247 Männern mit lokalem Prostatakrebs vor Aufnahme der Bestrahlungen die Sauerstoffkonzentrationen und beobachteten die Patienten danach im Schnitt 6,5 Jahre lang. Ein geringer Sauerstoffspiegel im Tumor lässt einen frühen Rückfall nach der Bestrahlungstherapie erwarten. Dieser Zusammenhang war auch der einzige Faktor, den sie feststellen konnten, aufgrund dessen sich ein lokaler Rückfall während des Beobachtungszeitraums voraussagen ließ.[45]

Glücklicherweise brauchen wir keine neuen Medikamente, um der Hypoxie in Tumoren entgegenzuwirken. Natrium- und Kaliumbicarbonat erledigen diese Aufgabe hervorragend und kosten dabei weniger als die preiswertesten Medikamente. Wenn wir dazu noch unseren Atem trainieren und wieder zu einem langsameren Atemmuster zurückkehren, lassen wir ohne große Kosten 24 Stunden am Tag „Bunkerknacker" aus Sauerstoff, Kohlenstoffdioxid und pH-Regulatoren auf die Tumoren niederregnen. Das ist ein Behandlungsansatz, der die Vorstände der großen Pharmaunternehmen das Fürchten lehren kann.

Dr. Rockwell von der medizinischen Fakultät der Yale University (USA), der über bösartige Veränderungen auf zellulärer Ebene forschte, schrieb:

> „Die physiologischen Auswirkungen der Hypoxie und den aus ihr resultierenden Unzulänglichkeiten in den Mikroumgebungen bringen eine Erhöhung der Mutationsrate mit sich, und es entstehen Zellen, die nicht mehr den normalen Weg eines programmierten Zelltodes beschreiten; auf diese Weise entwickelt sich der zunehmend invasive, metastasierende Phänotyp."[46]

---

45 Milosevic, M. (u.a.): „Tumor Hypoxia Predicts Biochemical Failure Following Radiotherapy for Clinically Localized Prostate Cancer" in *Clinical Cancer Research*, 2012, 18(7):2108-2114.

46 Rockwell, S.: „Oxygen Delivery: Implications for the Biology and Therapy of Solid Tumors" in *Oncology Research*, 1997, 9(6-7):383-390.

Professor Gillies McKenna, Leiter des UK-MRC Gray Institute for Radiation Oncology & Biology, meint dazu:

> „Man könnte denken, dass eine bessere Sauerstoffversorgung von Tumorzellen deren Wachstum beschleunigt. Doch die Oxygenierung der Zellen infolge besserer Durchblutung bereitet den Boden für Radio- und Chemotherapie, die diese Zellen dann besser abtöten können.“[47]

Die entsprechenden Forschungsergebnisse wurden in der Zeitschrift *Cancer Today* veröffentlicht. Auch hier sehen wir wieder, dass Sauerstofftherapie die Chancen erhöht, im Kampf gegen den Krebs den Sieg davonzutragen.

Zahlreiche Studien beschäftigten sich mit dem Zusammenhang zwischen dem Sauerstoffpartialdruck in den Zellen (beziehungsweise der Expression Hypoxie induzierender Faktoren in bestimmten Konzentrationen) und Aussehen, Wachstum und Metastasenbildung von Tumoren.[48,] Alle kamen zu dem Ergebnis, dass der Zellsauerstoff alle diese Faktoren, und damit auch das Überleben der Patienten, steuert.

Das bescheidene Backpulver mausert sich zum „Bunkerknacker“ – es jagt Schockwellen aus Sauerstoff und Kohlenstoffdioxid durch den Krebs. Dabei verbessert es auch noch die Zellspannung und schiebt den pH-Wert in den basischen Bereich, ohne seinem Wirt im Geringsten zu schaden.

Hypokapnie (verminderte Kohlenstoffdioxidkonzentration) führt zu mangelhafter Oxygenierung aller lebenswichtigen Organe und Gewebe. Sie kann durch zu oberflächliches Atmen, Gefäßverengung oder die Unterdrückung des Bohr-Effekts entstehen. Dieser Effekt erklärt, wie Sauerstoff in den Kapillargefäßen freigesetzt wird und warum die roten Blutkörperchen Sauerstoff in die Gewebe überführen. Die Bezeichnung geht auf den dänischen Physiologen Christian Bohr, den Vater des berühmten Physikers Niels Bohr, zurück, der dieses Phänomen 1904 zum ersten Mal beschrieb. Christian Bohr fand heraus, dass bei einem niedrigen pH-Wert (also saurem Milieu, beispielsweise im Gewebe) eine geringere Bindungsaffinität von Hämoglobin an Sauerstoff besteht. Da sich Kohlenstoffdioxid in exaktem Gleichgewicht zur Protonenkonzentration im Blut befindet, führt eine Erhöhung der Kohlenstoffdioxidkonzentrati-

---

47 http://tinyurl.com/ow28qmq (aufgerufen: Dezember 2013).

48 Yu, A. Y. (u.a.): „Temporal, Spatial, and Oxygen-Regulated Expression of Hypoxia-inducible Factor-1 in the Lung“ in *Am J Physiol*, 1998, 275(4,1):L818-826; Shaw, K.: „Environmental Cues Like Hypoxia Can Trigger Gene Expression and Cancer Development“ in *Nature Education*, 2008, 1(1):198 und Ke, Q. / Costa, M.: „Hypoxia-Inducible Factor-1 (HIF-1)“; http://molpharm.aspetjournals.org/content/70/5/1469.full (aufgerufen: Dezember 2013).

on im Blut zu einer Abnahme des Säuregrades. Das wiederum verringert die Affinität des Sauerstoffs zu Hämoglobin. Genau hier setzt Natriumbicarbonat an: Es erhöht die Kohlenstoffdioxidkonzentration im Blut.

Injiziert man Sauerstoff in kanzeröse Tumore, so steigen nach Aussagen von Wissenschaftlern der Universität Oxford die Heilungschancen beträchtlich. Sie fanden heraus, dass eine verbesserte Sauerstoffversorgung die Blutgefäße in den Krebsgeschwulsten stärkt – und das wiederum begünstigt chemotherapeutische Maßnahmen. In zahlreichen Experimenten mit Mäusen stellten sie fest, dass geschädigte, schwache Zellen nicht ausreichend mit Sauerstoff versorgt werden und schlechter auf Bestrahlungen ansprechen.

Aus der wissenschaftlichen Grundlagenforschung wissen wir, dass sich mit Natriumbicarbonat in der Krebstherapie hervorragende Ergebnisse erzielen lassen. Dr. Julian Whitaker und Mark McCarty schreiben:

> „Das Maß, in dem der pH-Wert in Tumoren gesenkt wird – was sich anhand des Laktatspiegels feststellen lässt – korreliert in der Regel mit der Heilungsprognose: **Je saurer der Tumor, umso kleiner die Behandlungserfolge.** Dieses Phänomen erklärt sich zum Teil aus der Tatsache, dass die Azidität des Tumors als Marker für eine HIF-1-Aktivierung dient, welche die Möglichkeiten des Tumors zur Invasion, Metastasenbildung, Angiogenese und Chemoresistenz auf vielfältige, sich komplementär ergänzende Weisen verbessert. Es häufen sich die Belege dafür, dass **extrazelluläre Azidität Krebszellen *per se* aggressiver macht**, die extrazelluläre Proteolyse fördert, die Expression pro-angiogenetischer Faktoren ankurbelt und die Fähigkeit zur Metastasenbildung steigert.“[49]

Ein paar Forscher sind der berechtigten Frage nachgegangen, ob höhere systemische Konzentrationen von pH-Puffern die intratumorale und peritumorale Azidose herabsetzen und in der Folge das Wachstum maligner Tumoren zu bremsen vermögen. Vorher war bereits gezeigt worden, dass erhöhte Serumkonzentrationen von Natriumbicarbonat durch orale Einnahme erzielt werden können.[50] Die Forscher nun fanden heraus, dass eine konsequente

---

49 McCarty, M. F. / Whitaker, J.: „Manipulating Tumor Acidification as a Cancer Treatment Strategy“ in *Altern Med Rev*, 2010, 15(3):264-272.

50 Booth, B. E. (u.a.): „Grocery Store Baking Soda. A Source of Sodium Bicarbonate in the Management of Chronic Metabolic Acidosis“ in *Clin Pediatr*, 1984, 23(2):94-96; http://cpj.sagepub.com/content/23/2/94.abstract (aufgerufen: Dezember 2013).

Herabsetzung der Säurekonzentration in Tumoren das Wachstum verringerten und die Invasion deutlich bremsten.[51]

> „Orale Gaben von $NaHCO_3$ erhöhten in Mausmodellen selektiv den pH-Wert der Tumoren und verhinderten bei Brustkrebs die spontane Bildung von Metastasen. Eine Behandlung mit Natriumbicarbonat reduzierte auch die Wahrscheinlichkeit des Lymphknotenbefalls und die Bildung hepatischer Metastasen. Es konnte gezeigt werden, dass ein pH-Wert im sauren Bereich die Freisetzung des aktiven Cathepsin B, einer wichtigen, Matrix umstrukturierenden Protease begünstigt."[52]

*In Krebsgeweben finden sich wesentlich höhere Konzentrationen an toxischen Chemikalien und Pestiziden als in gesunden Geweben.*[53]

1973 führte das Department of Occupational Health der israelischen University-Hadassah Medical School in Jerusalem eine Studie durch, bei der Brustkrebsgewebe mit normalem Gewebe ein und derselben erkrankten Frau verglichen wurde. Es stellte sich heraus, dass die Konzentrationen toxischer Chemikalien wie DDT oder PCB „in den malignen Geweben im Vergleich zu den normalen Brustgeweben und angrenzenden adiposen Geweben deutlich erhöht waren."[54] Hier sollten die Onkologen der Welt hellhörig werden und nicht länger chemische Ätiologien übersehen und unbehandelt lassen.

---

51 Villares, G. J. (u.a.): „Targeting Melanoma Growth and Metastasis with Systemic Delivery of Liposome-Incorporated Protease-Activated Receptor-1 Small Interfering RNA" in *Cancer Research*, 2008, 68(21):9078-9086.

52 Robey, I. F. (u.a.): „Bicarbonate Increases Tumor pH and Inhibits Spontaneous Metastases" in *Cancer Research*, 2009, 69(6):2260–2268.

53 http://www.whale.to/cancer/sircus.html (aufgerufen: Dezember 2013).

54 Westin, J. B. / Richter, E.: „The Israeli Breast-Cancer Anomaly" in Davis, D. L. / Hoel, D. (Hg.): „Trends in Cancer Mortality in Industrial Countries" (New York: New Yorker Akademie der Wissenschaften, 1990), S. 269-279. Nach einem öffentlichen Aufschrei verbot Israel die Verwendung dieser Chemikalien in den Futtermitteln für Milchkühe und anderes Vieh. Im Verlauf der darauffolgenden zehn Jahre sank die Zahl der Todesfälle von an Brustkrebs Erkrankten deutlich. In der Gruppe der Frauen unter 44 nahm die Zahl um 30 Prozent, insgesamt um 8 Prozent ab. Gleichzeitig nahmen die Krebsfälle, denen andere bekannte Krebsrisiken – von Alkoholkonsum bis zu fettreicher Ernährung mit zu wenig Obst und Gemüse – zugrunde lagen, zu. Während des genannten Zeitraums stieg die Krebsrate weltweit um vier Prozent. Die einzige Erklärung, die Wissenschaftler für diese Anomalie finden konnten, war die verringerte Konzentration von Umweltgiften.

„Die Patienten, denen man Natriumbicarbonat verabreichte, konnten den pH-Wert ihres Urins auf 6,5 erhöhen, während er bei denjenigen, die Natriumchlorid erhielten, bei 5,6 lag. Man geht theoretisch davon aus, dass eine Alkalisierung vor der Bildung von freien Radikalen schützt, die zu Nephropathie führen können.“ [55]

*Dr. Michael Metro*

Bei fortgeschrittener Übersäuerung müssen wir die am stärksten basischen Mineralien in die Waagschale werfen, die zur Verfügung stehen, und einen gezielten basischen Angriff auf die Krebszellen starten. Die meisten spektrometrischen Untersuchungen und Isotopstudien zeigen, dass Kalium, Rubidium und vor allem Cäsium von Krebszellen hervorragend aufgenommen werden können. Die Aufnahmekapazität lässt sich durch die Vitamine A und C sowie Zink- und Selensalze sogar noch steigern. Verabreicht man Cäsium, kann das Zellmilieu auf den pH-Bereich um 8 angehoben werden.[56]

*Mithilfe der Magnetresonanzspektroskopie (MRS) konnte eindeutig nachgewiesen werden, dass der pH-Wert der MCF-7-Humanbrustkrebs-Xenographen durch den Konsum von mit Natriumbicarbonat versetztem Trinkwasser deutlich erhöht werden kann.*[57]

---

55 http://tinyurl.com/pokohzc (aufgerufen: Dezember 2013).

56 „Bei einer massenspektrometrischen Analyse von Krebszellen zeigte sich, dass die Zellmembranen das Andocken von Cäsium, Rubidium und Kalium ohne Weiteres zulassen und diese Elemente als Moleküle in die Krebszellen eindringen können. Im Gegensatz dazu lassen die Zellmembranen Natrium, Magnesium und Calcium nicht passieren: In einer Krebszelle befindet sich nur etwa ein Prozent der Calciummenge, die eine normale Zelle enthält. Kalium befördert Glukose. Calcium und Magnesium dagegen befördern Sauerstoff in die Zellen hinein. Daraus ergibt sich, dass Sauerstoff nicht in die Krebszellen gelangen kann. Die Glukose, die normalerweise zu Kohlenstoffdioxid und Wasser verbrannt wird, gärt, wobei sich im Inneren der Zelle Milchsäure bildet. Auf diesen anaeroben Zustand hat Warburg bereits im Jahr 1924 hingewiesen. Kalium sowie insbesondere Rubidium und Cäsium zählen zu den am stärksten basischen Elementen. Wenn sie von den Krebszellen aufgenommen werden, erhöhen sie den pH-Wert in diesen Zellen. Den starken Basen gelingt es dann, trotz der Präsenz der schwach sauren Milchsäure, den pH-Wert bis in den Bereich zwischen 8,5 und 9 hochzufahren. Bei solchen Werten aber kann die Krebszelle nicht lange überleben, und es dauert allenfalls Tage, bis sie stirbt. Abgestorbene Krebszellen werden von den Körperflüssigkeiten aufgenommen und schließlich aus dem System ausgeschieden.“ – Keith Brewer auf http://www.mwt.net/~drbrewer/highpH.htm (aufgerufen: Dezember 2013).

57 Raghunand, N.: „Enhancement of Chemotherapy by Manipulation of Tumour pH“ in *Br J Cancer*, 1999, 80(7):1005-1011; http://tinyurl.com/pr6g2ze (aufgerufen: Dezember 2013).

Zurzeit werden Studien durchgeführt, die sich mit der Tauglichkeit von Natriumbicarbonat zur Behandlung von Krebs befassen. Dr. Robert J. Gillies und seine Kollegen von der Universität Arizona konnten aufzeigen, dass eine Vorbehandlung von Mäusen mit Natriumbicarbonat zur Alkalisierung der Tumorumgebung führt.[58] Wie sich herausstellte, kann diese Art der Behandlung „die Tumor bekämpfenden Eigenschaften“ anderer Antikrebsmittel verbessern.[59]

Den Ärzten, und insbesondere den Onkologen, die diese Zeilen lesen, sei gesagt: Nur weil Sie die Zulassung haben, Medizin zu praktizieren, haben Sie noch lange nicht die Lizenz, die Wahrheit zu ignorieren. Sie dürfen durchaus auch alternative Empfehlungen für die Krebsbehandlung geben. Dieses Buch liefert überwältigende Belege, die niemand mit einem Gewissen ignorieren sollte.

## Natriumbicarbonat und Krebs

Dr. Artour Rakhimov erklärt:

> „In erster Linie sorgt nicht Sauerstoff, sondern Kohlenstoffdioxid für eine bessere Oxygenierung der Gewebe. Aufgelöstes Backpulver wirkt sich nur in einer Weise auf die Zusammensetzung des arteriellen Blutes aus; es erhöht den $CO_2$-Gehalt. Wie in zahlreichen medizinischen Studien aufgezeigt werden konnte, ist $CO_2$ eine äußerst wirksame vasoaktive Substanz. Es erweitert die zum Tumor führenden Arterien und Arteriolen. Diese Blutgefäße sind nämlich mit weichen Muskelschichten ausgekleidet, die sensibel auf $CO_2$ reagieren.“[60]

Natriumbicarbonat nimmt Tumoren also quasi von zwei Seiten in die Zange. Es erhöht den pH-Wert, der seinerseits für mehr $O_2$ in den Geweben sorgt, und steigert gleichzeitig die Durchblutung des Tumors mittels Vasodilatation.

Prof. Ian Tannock und seine Kollegen von der Universität Toronto schreiben:

---

58 Ebd.

59 Robey, I. F. (u.a.): „Bicarbonate Increases Tumor pH and Inhibits Spontaneous Metastases“, a.a.O.

60 http://tinyurl.com/pgnsjtw (aufgerufen: Dezember 2013). Siehe auch: http://www.fosube.com/sodium-bicarbonate--cesium.html (aufgerufen: Dezember 2013).

> „Feste Tumoren schaffen sich eine saure extrazelluläre Umgebung. Wir gehen davon aus, dass dies auf die Akkumulation von Milchsäure zurückzuführen ist, die bei der aeroben und anaeroben Glykolyse entsteht. [Die Milchsäureproduktion] stellt allerdings nicht den einzigen Mechanismus dar, der bei festen Tumoren eine saure Umgebung ausbildet."[61]

Ein weiterer Mechanismus könnte in der schlechten Durchblutung der Tumorumgebung zu finden sein.[62]

Eine große Gruppe britischer Wissenschaftler des Paul Strickland Scanner Centre konnte Folgendes aufzeigen, als sie 14 Krebspatienten untersuchten: Ließen die Forscher die Patienten verschiedene Carbogen-Mischungen (mit 2 Prozent, 3,5 Prozent oder 5 Prozent $CO_2$-Anteil, der Rest $O_2$) atmen, „stieg die arterielle Sauerstoffspannung auf mindestens das Dreifache des Grundwertes an."[63] Ein anderes britisches Forscherteam maß unmittelbar den Sauerstoffdruck in den Krebszellen mit dem Ergebnis: „Diese Studie bestätigt, dass das Einatmen von 2 Prozent $CO_2$ und 98 Prozent $O_2$ gut vertragen wird und die Oxygenierung des Tumors effektiv steigert."[64]

Wenn es darum geht, Krebs mit Natriumbicarbonat zu behandeln, denken einige Menschen vielleicht: „Wenn ich mich nur auf diese Art von Behandlung verlasse und die herkömmlichen medizinischen Methoden der Krebsbekämpfung meide oder verschiebe, kann das schwerwiegende gesundheitliche Folgen für mich haben."

**Ich möchte aber betonen, dass Natriumbicarbonat nicht alleine, sondern im Rahmen eines umfassenden Therapieplanes verwendet werden sollte**. Man würde die medizinische Intelligenz beleidigen, wenn man postulierte, dass ein einziges Mittel Krebs heilen kann, obwohl es doch buchstäblich Hunderte von Mitteln gibt, die eine mehr oder weniger starke Wirkung entfalten.

Dr. Simoncini bringt zum Ausdruck, was heute viele Menschen über die herkömmliche Chemotherapie denken:

> „Es ist eine Tatsache, dass die Chemotherapie alles zerstört. Es ist auch eine Tatsache, dass sie die Knochenmark- und Blutzellen dramatisch

---

61 Tannock, I. / Newell, K. (u.a.): „Studies with Glycolysis-Deficient Cells Suggest that Production of Lactic Acid Is not the Only Cause of Tumor Acidity" in *Proc Natl Acad Sci USA*, 1993, 90(3):1127-1130.

62 Robey, I. F. (u.a.): „Bicarbonate Increases Tumor pH and Inhibits Spontaneous Metastases", a.a.O.

63 Baddeley, H. (u.a.): „Gas Exchange Parameters in Radiotherapy Patients During Breathing of 2%, 3.5% and 5% Carbogen Gas Mixtures" in *Br J Radiol*, 2000, 73(874):1100-1104.

64 Powell, M. E.: „Improvement in Human Tumour Oxygenation with Carbogen of Varying Carbon Dioxide Concentrations" in *Radiother Oncol.*, 1999, 50(2):167-171.

> auslaugt, und damit der weiteren Ausbreitung der Infektion Vorschub leistet. Die Chemotherapie vergiftet die Leber, lässt irreversible Schäden zurück und hindert sie so daran, neue Abwehrelemente aufzubauen. Zudem befördert sie Nervenzellen gnadenlos ins Aus, schwächt so die reaktiven Fähigkeiten des Körpers und liefert diesen den Angreifern aus. Das geschieht, weil bis heute nicht klar ist, wie die Chemotherapie tatsächlich auf die Kolonien einwirkt. Indem eine solche Intervention den Organismus ganz erheblich schwächt, sorgt sie dafür, dass die Invasion der Myzeten noch schneller und heftiger voranschreitet."[65]

Man hat die Arbeit von Dr. Simoncini mit der Begründung angegriffen, dass seiner Theorie, wonach Krebs durch eine Art von Hefeinfektion hervorgerufen werde und Natriumbicarbonat in der Lage sei, die Hefe abzutöten, weder wissenschaftlich noch klinisch bewiesen werden könne und seine Ansichten zudem den allgemein anerkannten Grundlagen der Onkologie und Mikrobiologie zuwiderliefen.

Dr. Simoncini geht aber gar nicht davon aus, dass Krebs durch Hefen hervorgerufen wird. Vielmehr glaubt er, dass Krebs ein übersteigertes Hefewachstum *ist*. Die Ursachen von Krebs (also des hefegefüllten Tumors) vermutet er ganz woanders. Hierfür kommen eher karzinogene Chemikalien und Schwermetalle in Frage, die unseren Körper vergiften, oder ein Nährstoffmangel, der uns anfällig macht. Auch einen Mangel an Sonnenlicht und Vitamin D können wir in Betracht ziehen, ebenso wie unsere emotionale und mentale Verfassung, die uns oftmals erst die Grenze zwischen Gesundheit und Krebs überschreiten lässt.

Kritiker einer Krebsbehandlung mit Backpulver erklären häufig: „Es gibt keine wissenschaftlichen Beweise dafür, dass Krebs durch Infektion mit dem Hefepilz *Candida albicans* ausgelöst wird."

Ebenso behaupten sie, es könne wissenschaftlich nicht nachgewiesen werden, dass sich Natriumbicarbonat zur Behandlung von Krebs oder von Hefe- und sonstigen Infektionen eigne.

Traditionelle Onkologen erkennen an, dass viele Krebsarten (20 bis 40 Prozent) durch Infektionen verursacht werden. Man weiß außerdem, dass bei der Vielzahl von Infektionen, die bei Krebspatienten in einem späten Stadium beobachtet werden können, logischerweise eine Pilzkomponente beteiligt sein muss. Wenn in den späten Stadien einer Krebserkrankung der körper-

---

65 Simoncini, T.: „Cancer is a Fungus", S. 138.

liche Verfall einsetzt, muss man mehr Pilzüberwucherungen als virale oder bakterielle Infektionen erwarten, denn das ist für Infektionen im Spätstadium und die biologische Zersetzung im Allgemeinen typisch. Erst wenn man über dieses wichtige Thema zahlreiche Abhandlungen gelesen oder gar ganze Bücher durchgearbeitet hat, kann man anfangen, nach der diesbezüglichen medizinischen Wahrheit zu suchen.

Dr. Robert Young erklärt:

> „Bakterien, Hefe, Pilze und Schimmel sind nicht die Ursachen von Krebserkrankungen, sie sind deren Folgen, und sie zeigen uns auf, dass hier Zellen und Gewebe eine biologische Umwandlung vom gesunden in den ungesunden Zustand erfahren."

Er stellt scharfsinnig fest:

> „Die Übersäuerung des Körpers führt zu chronischem Hefebefall, Pilzinfektionen und letztlich zu einer Krebserkrankung der Zellen und Gewebe."[66]

Wenn Sie andernorts Aussagen lesen wie:

> „Obwohl Natriumbicarbonat sicher ist, wenn es in angemessenen Dosen oder nach Verordnung als konventionelles therapeutisches Mittel eingesetzt wird, können höhere Dosen ernsthafte Probleme verursachen oder gar zum Tode führen",[67]

sollten Sie sich im Klaren darüber sein, dass man auch in einem kleinen Wassereimer ertrinken kann, und dass alles, was in zu hohen Dosen injiziert wird, ernsthafte gesundheitliche Schäden nach sich ziehen kann.

> „Tief im Körper sitzende Pilzinfektionen stellen ein ernstzunehmendes, mitunter tödliches Gesundheitsrisiko dar. Es gibt zwar einige pilzbekämpfende Medikamente, doch konnte bisher nicht nachgewiesen werden, dass Natriumbicarbonat dazuzählt."[68]

---

66 Young, O. / Young, S. R.: „The pH Miracle. Balance Your Diet, Reclaim Your Health" (New York, Boston: Warner Books, 2003).

67 http://tinyurl.com/4uffbcp (aufgerufen: Dezember 2013).

68 Ebd.

Diese fehlgeleitete Aussage beleidigt den gebildeten Leser, der weiß, wie ausgezeichnet sich Natriumbicarbonat zum Abtöten von Pilzen eignet, und dass es gemeinsam mit Jod den Pathogenen einen Rundumschlag verpasst, dem nur wenige von ihnen gewachsen sind.

*Bicarbonat erhöht den pH-Wert in Tumoren und verhindert spontane Metastasenbildung.*[69]

Es gibt Menschen, die hartnäckig leugnen, dass bei Patienten, die an Krebs leiden, die Gewebe von Hefe- oder Pilzinfektionen befallen sind. Aber Menschen, deren Immunsystem durch hohe Dosen chemotherapeutischer Mittel geschwächt ist, können und werden sich solche Infektionen zuziehen. Die Tatsache, dass in der Zelle und ihrer Umgebung regelmäßig eine Quecksilber- oder andere Schwermetallvergiftung festzustellen ist, weist auf eine Entzündung und schwelende Infektion hin.

Dr. Ralph Moss vertritt die Ansicht:

> „Simoncini liegt mit den meisten seiner Theorien falsch. Doch [...] könnte sich die Verwendung von Bicarbonat in der Krebstherapie dennoch in einem gewissen Maße als nützlich erweisen."[70]

Simoncini muss nicht unbedingt alles theoretisch richtig formuliert haben; **was zählt, ist nicht die Theorie, sondern die Praxis**, also das, was die positiven Veränderungen der pH-, $CO_2$- und Sauerstoffwerte für einen Krebspatienten bedeuten können. Es stellt sich nicht die Frage, ob Dr. Simoncini recht oder unrecht hat, vielmehr geht es um Backpulver und darum, dass es für das Überleben das absolut Richtige ist.

Dr. Moss meint:

> „Schließlich wäre es möglich, dass seine Candida-Theorie vollkommen falsch, die von ihm vorgeschlagene Behandlung aber trotzdem wirksam ist."[71]

Ich freue mich, dass Dr. Moss seine harsche Haltung gegenüber der Bicarbonat-Therapie und seine Kritik an Dr. Simoncini etwas abgeschwächt hat. 2008 reagierte ich nämlich sehr heftig und deutlich auf die unqualifizierten

---

69 http://tinyurl.com/ybrhn5t (aufgerufen: Dezember 2013).

70 http://www.townsendletter.com/Dec2009/warcancer1209.html (aufgerufen: Dezember 2013).

71 Ebd.

Angriffe seines Teams auf diesen Arzt.[72] Wie man es auch dreht und wendet, Dr. Simoncini steht im Mittelpunkt dieser gewaltigen Kontroverse.

Die Theorie, dass Krebs sauer ist und mit Antazida bekämpft werden kann, vertritt nicht erst der kontroverse italienische Arzt. Die Vorstellung existiert schon seit sehr langer Zeit. Der Mediziner James Ewing schrieb 1940 in seinem Buch „Neoplastic Diseases“:

> „Im 17. Jahrhundert waren in Deutschland chemische Erklärungen [für Krebs, etc.] gang und gäbe. Krebs wurde gewöhnlich einem überhöhten Maß an Säuren zugeschrieben, das mit Basen behandelt werden sollte.“[73]

---

72 Sein Team: „Ich weiß aus zuverlässiger Quelle, dass der Name von Herrn Simoncini aus dem Ärzteverzeichnis seines Heimatlandes gelöscht wurde und er nicht mehr als Arzt praktizieren darf.“

Ich: „Ja, das ist mir sehr wohl bekannt; und was hat das nun mit unserem Thema zu tun? Medizinische Wahrheit und medizinische Wissenschaft haben nun einmal nichts mit Medizinpolitik oder Medizingesetzgebung zu tun. Nach Ansicht vieler Ärzte, die ich kenne, spricht die oben genannte Tatsache sehr stark für und nicht gegen Dr. Simoncini. Man beleidigt ihn nur noch weiter, wenn man ihn als Herr und nicht als Doktor anspricht. Man kann ihm die Erlaubnis entziehen, als Arzt zu praktizieren, aber man kann seine Ausbildung nicht auslöschen und schuldet ihm und der Tatsache Respekt, dass er Arzt war, ist und bis zu seinem Tod sein wird.“

Sein Team: „Ich kenne auch keine Beweise dafür, dass Krebs von einem Pilz ausgelöst wird, was eine der Grundlagen von Simoncinis Behauptungen ist.“

Ich: „Das haben Sie falsch verstanden. Er behauptet, dass Krebs ein Pilz ist, nicht dass er von einem Pilz ausgelöst wird. Die Auslöser für Krebs sind vielfältig. Die Wissenschaft hat schon viele Faktoren identifiziert, die Krebs auslösen oder die Bedingungen schaffen, unter denen Infektionen in einem späten Stadium (Krebs) Hefen und Pilze anziehen, die daraufhin Kolonien bilden, die sich in zerstörerischer Weise an menschliche Zellen haften … Sie selbst sind mögliche Auslöser für Krebs … ebenso wie Schwermetalle, Pestizide, Fluoride und so weiter ... dazu kommt noch der Nährstoffmangel, der für diese Angreifer erst den Boden bereitet. Was wissen wir denn schon über Krebs? Manche definieren den Menschen sogar als multidimensionales Wesen. Damit meinen sie, dass manchmal oder sogar häufig emotionale Traumata, Schocks, Dauerstress oder Konflikte das Immunsystem so stark in Mitleidenschaft ziehen, dass es Krebs nicht mehr aus dem System entfernen kann.“

Sein Team: „Zweifellos ist Bicarbonat ein nützliches und vertretbares Instrument, das in bestimmten Situationen positive therapeutische Wirkungen zeitigt. Es ist aber kein geeignetes Mittel zur Krebsbekämpfung, denn ungeachtet der Behauptungen von Simoncini konnte seine diesbezügliche Wirksamkeit nie bewiesen werden.“

Ich: „Interessanterweise ist Bicarbonat aber ein Standardelement der Chemotherapie, die ohne diese Mittel wohl kaum durchgeführt werden könnte.“

73 Ewing, J.: „Neoplastic Diseases: A Textbook on Tumors, 4. Edition“ (Philadelphia, London: Saunders, 1940).

Nach Ewings Aussage geht das auf die Theorien von J. B. Van Helmont (1579 - 1644) und Michael Ettmüller (1644 - 1683) zurück.

Einige Menschen fürchten, dass der Körper bei vorbeugender Einnahme von Natriumbicarbonat über einen längeren Zeitraum hinweg gegen das Mittel resistent werden könnte. Das kann jedoch deshalb nicht geschehen, weil Bicarbonat und $CO_2$ Konstanten der menschlichen Physiologie sind. Auch wenn man den angemessenen pH-Spiegel vorzugsweise auf andere Weise, also durch basische Lebensmittel und Getränke aufrechterhalten sollte, kann der Körper gegen die kraftvolle Wirkung von Natriumbicarbonat niemals resistent werden. Natriumbicarbonat schiebt den pH-Wert von gesunden wie kanzerösen Geweben radikal nach oben. Dagegen gibt es keine Resistenz. Aber natürlich kann man es mit der Alkalisierung auch übertreiben und dadurch Probleme hervorrufen.

Dr. Rob Koene stellt fest:

> „Simoncini versäumt es zu erwähnen, dass er nur Patienten mit eindeutig festgestellten Störungen des Wasser- und Mineralstoffwechsels behandelt und die Therapie sorgfältig klinisch überwacht. Die hochkonzentrierten Lösungen, die er in kurzer Zeit verabreicht, können das mineralische Gleichgewicht des Körpers stören und zu ernsthaften oder sogar tödlichen Komplikationen führen.“[74]

Dr. Koene bezieht sich hier natürlich auf die intravenöse Verabreichung von Bicarbonat. Er legt den Finger in die Wunde und nennt einen der Gründe, warum ich die orale oder die konzentrierte transdermale Aufnahme vorziehe. Schließlich werden diese Methoden seit Jahrzehnten sicher und effektiv angewendet.

Zwei Ärzte, die im Auftrag des niederländischen Gesundheitsinspektorats (Inspectie voor de Gezondheidszorg, IGZ) Berichte verfassten, meinen:

> „Die Infusion von Natriumbicarbonat bei empfindlichen Patienten ist gefährlich und ineffektiv.“[75]

Ich behaupte, dass die Anwendung von Natriumbicarbonat zur Krebstherapie nicht auf die eine oder andere Verabreichungsform beschränkt werden sollte. Der verantwortliche Arzt kann die Anwendungsmethode auswählen

---

74 http://www.cancertreatmentwatch.org/reports/simoncini.shtml (aufgerufen: Dezember 2013).

75 http://tinyurl.com/kgwm738 (aufgerufen: Dezember 2013).

oder verschiedene Anwendungsmethoden kombinieren, um individuell für jeden Patienten die besten Ergebnisse zu erzielen.

Dr. Young selbst schlussfolgert:

> „Wenn Blut und Gewebe den perfekten basischen Wert von 7,365 aufweisen, wird der Mensch wohl kaum von Krebs befallen werden. Um diesen vollkommenen basischen Zustand zu erreichen und Beschwerden und Krankheiten von sich fernzuhalten, muss der Körper ausreichend mit basischen Nährstoffen gesättigt sowie alkalisch hydriert sein. Außerdem benötigt der Mensch ausreichende Mengen grüner, stark chlorophyllhaltiger Lebensmittel, um gesundes Blut und gesunde Gewebe aufbauen zu können und reichlich alkalisierendes Sonnenlicht. Zudem sollte man für ausgiebigen, erholsamen Schlaf; alkalisierende körperliche Betätigung; ein entspanntes, spannungsfreies Leben und eine saubere, alkalische Umwelt sorgen (wie es sie in dem meisten Gebieten dieser Welt allerdings nicht mehr gibt). Will man strahlende Gesundheit erlangen und krebsfrei leben, muss man zudem Zahnfüllungen aus Amalgam, Antibiotika, Steroide, Hormone, Freizeitdrogen und Impfungen meiden.“[76]

---

76 Young, O. / Young, S. R.: „The pH Miracle. Balance Your Diet, Reclaim Your Health“, a.a.O.

# Nierenerkrankungen

Natriumbicarbonat und Magnesiumchlorid sind nicht nur hervorragende Katalysatoren für eine natürliche Chemotherapie, sie dienen uns auch als essenzielle Medikamente zur Behandlung von Nierenerkrankungen. Britische Wissenschaftler des Royal London Hospital haben herausgefunden, dass Natriumbicarbonat das Voranschreiten chronischer Nierenerkrankungen wesentlich verlangsamen kann. Wir brauchen nicht 1000 Jahre lang zu forschen, um etwas so Einfaches wie Wasser oder das in jedem guten Trinkwasser enthaltene Bicarbonat zu verstehen.

*Bicarbonat stimuliert die ATPasen auf direktem Wege.*[77]

Ein simples Haushaltsmittel zum Backen oder Reinigen sowie zur Behandlung von Bienenstichen, Asthma, Krebs oder Magenverstimmungen **wirkt so effektiv gegen Nierenerkrankungen, dass es Patienten die künstliche Niere ersparen kann**. Die entsprechenden Forschungsergebnisse wurden im *Journal of the American Society of Nephrology* veröffentlicht.[78]

Der Nephrologe Dr. S. K. Hariachar, Leiter der Renal Hypertension Unit in Tampa, Florida, äußerte sich nach Durchsicht der Forschungsergebnisse über Bicarbonat und Nierenerkrankungen wie folgt:

> „Ich freue mich, bestätigt zu sehen, was wir schon seit langer Zeit wissen. Ich behandle meine Patienten schon seit vielen Jahren mit Bicarbonat, um sie so lange wie möglich vor der Dialyse zu bewahren. Nun liegt endlich eine offizielle Studie vor, die unser Vorgehen stützt. Nicht nur das, wir verfügen über Informationen, wonach Patienten, die bereits Dialyse benötigten, mithilfe von Natriumbicarbonat wieder von dieser Behandlungsnotwendigkeit wegkommen konnten."

John, ein Dialysetechniker, der am gleichen Zentrum arbeitete wie Dr. Hariachar, musste sich selbst wegen Nierenversagens zwei Jahre lang einer Dialyse unterziehen. Doch dann begannen wundersamer Weise seine Nieren

---

77 Rothlein, J. E. / Parsons, S. M.: „Origin of the Bicarbonate Stimulation of Torpedo Electric Organ Synaptic Vesicle ATPase" in *J Neurochem.*, 1982, 39(6):1660-1668.

78 http://tinyurl.com/m6q2vd8 (aufgerufen: Dezember 2013).

wieder so gut zu funktionieren, dass er keine Dialyse mehr benötigte. Während der gesamten Behandlungszeit nahm er Natriumbicarbonat oral zu sich und setzt auch heute noch die Einnahme fort, um einem erneuten Nierenversagen vorzubeugen. **Dr. Hariachar betont jedoch, dass nicht jedem Menschen mit Bicarbonat geholfen werden kann.** Nach seiner Aussage haben manche Patienten Schwierigkeiten, Säuren auszuscheiden, auch wenn bei der Dialyse Bicarbonat-Dialysat-Bäder zum Einsatz kommen.

Die Säure-Pufferung durch Zufuhr von Basen ist eine der Hauptaufgaben der Dialyse. Die Bicarbonatkonzentration im Dialysat[79] sollte individuell auf den Patienten abgestimmt werden, um zwischen den Dialyseanwendungen eine Bicarbonatkonzentration im Serum von 22 mmol/l zu erreichen.[80] Wie Untersuchungen ergeben haben, lassen sich mithilfe von Natriumbicarbonat im Dialysat nicht nur bestimmte Prozesse im Metabolismus besser steuern, sondern auch die Behandlungstoleranz und Lebensqualität des Patienten verbessern. Bei der Bicarbonatdialyse werden im Gegensatz zur azetatfreien Biofiltration Entzündungs- und Apoptose-Mediatoren angeregt.[81]

Die Nieren überwachen und steuern die relative Azidität beziehungsweise das Säure-Basen-Gleichgewicht – also den pH-Wert – des Blutes. Wird das Blut zu sauer, dann produzieren die Nieren Bicarbonat, um das pH-Gleichgewicht wiederherzustellen. Wird das Blut zu basisch, geben die Nieren Bicarbonat in den Urin ab, um auf diese Weise einen Ausgleich zu schaffen. Das Säure-Basen-Gleichgewicht beruht auf zwei verschiedenen Prozessen, zum einen dem Abbau von Bicarbonat infolge der bei der Verstoffwechslung von Nahrungsbestandteilen stattfindenden Wasserstoffionenproduktion, und zum zweiten der Synthese von „neuem" Bicarbonat durch die Nieren.[82]

*Die Nieren allein produzieren jeden Tag*
*etwa 250 Gramm Bicarbonat, um*
*die Säuren im Körper zu neutralisieren.*

Man nimmt an, dass normale Erwachsene, die sich auf die im Westen übliche Weise ernähren, an einer sich mit zunehmendem Alter verschärfenden

79 Das ist eine aus Wasser und Chemikalien (Elektrolyten) bestehende Lösung, die zur Ausschwemmung überschüssiger Flüssigkeiten und Abfallstoffe aus dem Blut durch die künstlichen Nieren geleitetet wird; daher auch die Bezeichnung „Bad".

80 http://tinyurl.com/nms5gx6 (aufgerufen: Dezember 2013).

81 www.ncbi.nlm.nih.gov/pubmed/16523427 (aufgerufen: Dezember 2013).

82 Levine D. Z. / Jacobson H. R.: „The Regulation of Renal Acid Secretion: New Observations from Studies of Distal Nephron Segments" in *Kidney Int*, 1986, 29(6):1099–1109.

leichten chronischen Azidose leiden. Azidose stellt sich ein, wenn der Körper nicht mehr in der Lage ist, genügend Bicarbonationen – oder basische Verbindungen – zu produzieren, um im Körper die Säuren zu neutralisieren, die entstehen, wenn man hochsaure Getränke wie Cola oder Pepsi zu sich nimmt. Auch eine stark eiweißhaltige Ernährungsweise kann Probleme aufwerfen und wird auf lange Sicht die Nieren in Stress versetzen.

## Calcium und Nierensteine

Kardiovaskuläre Erkrankungen führen bei Dialysepatienten sehr häufig zum Tode. Schuld daran ist die oft schon bei sehr jungen Dialysepatienten zu beobachtende exzessive vaskuläre Verkalkung, insbesondere der Koronararterien.[83] Die Häufigkeit der Koronarartierenverkalkung bei Dialysepatienten scheint teilweise an der Menge der calciumhaltigen oralen Phosphatbinder zu liegen, die diesen Menschen verabreicht werden.[84] Vaskuläre Verkalkung und Arterienversteifung sind unabhängige Anzeichen verschiedener kardiovaskulärer Ursachen, die bei chronischen Nierenerkrankungen zum Tode führen.

Bei Menschen mit Nierenerkrankungen im Endstadium verschlechtert sich typischerweise die Fähigkeit, Calcium, Phosphor und Vitamin D zu absorbieren, wodurch die Knochen geschwächt werden – das ist die sogenannte renale Osteodystrophie. **Nicht absorbiertes Calcium kann sich dann an anderen Stellen im Körper ablagern.** Bei einer Ablagerung in den Knochen und Gelenken kann es zu arthritischen Beschwerden, bei einer Ablagerung im Herzen zu arteriellen Läsionen kommen. Verkalkungen beziehungsweise Calciumvergiftungen können sich in Form von Krebs, faltiger Haut, Nierensteinen, Osteoporose, Zahnproblemen, Knochenspornen, Katarakten und vielen anderen Gesundheitsstörungen äußern.

Wenn der Calciumspiegel im Serum ansteigt, können metastatische Verkalkungen in Nieren, Lunge oder anderen Geweben die Folge sein. Nierensteine sind Ausdruck einer pathologischen Verkalkung, eines Prozesses, bei dem Organe und Blutgefäße durch Calciumablagerungen so stark blockiert werden, dass Hauptorgane wie Herz oder Nieren Schaden nehmen. Bis zum Lebensalter von 70 Jahren haben zwölf Prozent aller Männer und fünf Prozent aller Frauen Nierensteine entwickelt. In den USA werden jedes Jahr etwa fünf Milliarden Dollar zur Behandlung von Patienten mit Nierensteinen ausgegeben.

83 Braun, J. / Oldendorf, M. / Moshage, W.: „Electron Beam Computed Tomography in the Evaluation of Cardiac Calcification in Chronic Dialysis Patients" in *Am J Kidney Dis*, 1996, 27(3):394-401.

84 Goodman, W. G. (u. a.): „Coronary-Artery Calcification in Young Adults with End-Stage Renal Disease Who Are Undergoing Dialysis" in *N Engl J Med*, 2000, 342(5):1478-1483.

*Magnesium verbessert die Löslichkeit von Calcium im Urin.*
*Die Aufnahme von zusätzlichem Magnesium über*
*die Ernährung hat sich als hilfreich erwiesen,*
*die Rückkehr von Nierensteinen zu verhindern.*[85]

Nierensteine entstehen nicht über Nacht. Sie beginnen sich zu bilden, wenn sich die Nieren unversehens metabolischem Stress ausgesetzt sehen, und sind dann nicht mehr in der Lage, das Verklumpen von Stoffwechselabbauprodukten zu verhindern. Dann setzen sich die zunächst vom Blut transportierten und dann von den Nieren herausgefilterten Giftstoffe aus dem Urin ab und formen sich zu festen Klumpen.

*Die wahre Gefahr, die von einer Übersäuerung ausgeht,*
*ist der Calciumüberschuss, der damit einhergeht.*
*Vereinfacht ausgedrückt:*
*Überschüssige Säure = Verkalkung der Weichgewebe.*

Die durch Nierensteine ausgelösten Schmerzen gehören zu den schlimmsten, die die Menschheit quälen und die Zunft der Heilkundigen seit Anbeginn der Geschichte beschäftigt halten. Ein Opfer schildert die mit dem Ausscheiden eines Nierensteins verbundene Tortur bildgewaltig als „Ausscheiden von zerbrochenen Flaschen, alten Rasierklingen, geschmolzenem Blei und Schwefelsäure, garniert mit ein wenig rostigem Stacheldraht."[86] Ein Blick auf einen Nierenstein unter dem Mikroskop lässt rasch erkennen, warum die mit seinem Ausscheiden verbundenen Schmerzen ihresgleichen suchen. Die meisten Steine sind mit rasiermesserscharfen Kristallen gespickt. Kein Wunder, dass die Menschen, die diese Quälerei erlebt haben, sie mit einem Messerstich in den Rücken vergleichen.

*Der typische Nierenstein besteht aus Calciumoxalat –*
*und zwar in mehr als 80 Prozent aller Fälle.*[87]

Natriumbicarbonat kann die Bildung von Nierensteinen aus Harnsäure verhindern und helfen, bereits vorhandene Steine aufzulösen. Es reduziert den Säuregehalt des Urins und verringert so die Wahrscheinlichkeit, dass sich

85 http://www.health-science-spirit.com/magnesiumchloride.html (aufgerufen: Dezember 2013).
86 http://www.mgwater.com/rod16.shtml (aufgerufen: Dezember 2013).
87 http://medical-dictionary.thefreedictionary.com/kidney+stones (aufgerufen: Dezember 2013).

Nierensteine bilden. Diese entwickeln sich dann, wenn die Konzentrationen von Mineralien und anderen im Harn gelösten Substanzen so stark ansteigen, dass kein gelöster Zustand mehr aufrechterhalten werden kann. Ebenso können Steine entstehen, wenn der pH-Wert zu hoch oder zu niedrig wird, Säuren und Basen also nicht im Gleichgewicht sind. In all diesen Fällen bilden die Mineralien unlösliche Kristalle aus, die sich aus dem Urin absetzen, ähnlich wie eine zu große Menge Zucker im Eistee sich auf dem Boden des Glases absetzt. Die Kristalle sammeln sich in den Nierengängen und verhärten dort langsam zu Steinen.

Heutzutage setzen die meisten Ärzte auf diätetische Maßnahmen und Medikamente, oftmals Diuretika – die den Calciumgehalt im Urin reduzieren und den Urinfluss ankurbeln –, um die Bildung weiterer Nierensteine zu verhindern. Diuretika aber sind dafür bekannt, den Magnesiumspiegel des Körpers herunterzufahren. Das ist nicht zu akzeptieren. Der orthodoxe allopathische Behandlungsansatz gehört auf die Müllhalde.

Es besteht kein Zweifel daran, dass das Potential von Magnesium zur Verhinderung von Nierensteinen bisher viel zu wenig gewürdigt wurde. „Die Ärzte glauben, dass es nicht wirkt, einfach weil sie es nie ausprobiert haben", meint Dr. Stanley Gershoff, Professor für Ernährungswissenschaften und ehemaliger Dekan der Tufts University School of Nutrition in Medford, Massachusetts. Laut einer von Dr. Gershoff vor 40 Jahren durchgeführten Studie sank die Anzahl der gebildeten Nierensteine bei 149 Menschen, die in den fünf Jahren davor jährlich mindestens zwei Steine entwickelt hatten, drastisch, nachdem sie begonnen hatten, täglich 300 Milligramm Magnesium zu sich zu nehmen.[88]

> „Der Urin von Menschen, die zusätzlich Magnesium einnahmen, konnte doppelt so viel Calciumoxalat in Lösung halten wie der Urin von Menschen, die kein Magnesium einnahmen."
>
> *Dr. Stanley Gershoff*

„Magnesium verhindert die Kristallisation von Calciumoxalat, obwohl man noch nicht genau weiß, wie das geschieht", erklärt Dr. Gershoff. Liegt ein Mangel an Magnesium vor, setzt ein allgemeiner Verfallsprozess ein. Tatsächlich kann der Mensch nicht einen Atemzug nehmen, einen Muskel bewegen oder einen Gedanken denken, wenn es seinen Zellen an Magnesium fehlt. **Bei**

88 Gershoff, S. / Prien, E.L.: „Effect of Daily MgO and Vitamin B6 Administration to Patients with Recurring Calcium Oxalate Kidney Stones" in *Am J Clin Nutr*, 1967, 20(5):393-399; http://tinyurl.com/ohm296s (aufgerufen: Dezember 2013) und Gershoff, S. / Prien, E. L.: „Magnesium Oxide-Pyridoxine Therapy for Recurrent Calcium Oxalate Calculi" in *J Urol*, 1974, 112(4):509-512.

**einem niedrigen Magnesiumspiegel wächst die Calciumkonzentration in den Zellen, doch gleichzeitig sinkt die Energieproduktion, weil die Mitochondrien allmählich verkalken.** Die Einnahme einer Kombination aus Magnesiumchlorid und Natriumbicarbonat wirkt ideal auf saure und verkalkte Zellumgebungen ein.

Konzentrierte Bicarbonationen reduzieren die Säurebildung durch das Enzym Carboanhydrase – das geschieht nach dem Prinzip vom kleinsten Zwang. Bei Vorhandensein von Magnesium und Bicarbonationen stellt das Enzym Carboanhydrase weniger Säure her.[89] Mineralwasser, das reichlich Natriumbicarbonat enthält, wirkt sich in Kombination mit salzarmer Ernährung vorteilhaft auf die Calcium-Homöostase aus.[90]

89 Bamberger, E. S. / Avron, M.: „Site of Action of Inhibitors of Carbon Dioxide Assimilation by Whole Lettuce Chloroplasts“ in *Plant Physiol*, 1975, 56(4): 481-485.

90 Schorr, U. / Distler, A. / Sharma, A. M.: „Effects of Sodium Chloride- and Sodium Bicarbonate-Rich Mineral Water on Blood Pressure and Metabolic Parameters in Elderly Normotensive Individuals: a Randomized Double-Blind Crossover Trial“ in *J Hypertens*, 1996,14(1):131-135.

# Diabetes

Nach Angaben von Kaufmann und Holland produzieren viele Pilzarten Harnsäure, die wiederum Alloxan bildet. Das aus Harnsäure entstandene Alloxan führte in Studien bei Labortieren schon in geringen Mengen zu Diabetes.[91] „In einer Studie“, erklären Kaufmann und Holland, „fand man heraus, dass, wenn man Ratten Alloxan injiziert, die Zahl der Betazellen in der Bauchspeicheldrüse rapide absinkt und die Insulinproduktion sich ebenso drastisch verringert.“ Gleichzeitig steigen die Cholesterin- und Triglyzeridwerte deutlich an. Dass Harnsäure Diabetes auslöst, entdeckte Mervyn Griffiths bereits 1949.[92] Heutzutage verwendet man Alloxan, um zu Forschungszwecken bei Ratten Diabetes auszulösen. Im Urin finden sich stets Harnstoff, Harnsäure sowie eine kleine Menge Alloxan. Offenkundig handelt es sich bei Alloxan um eine Zwischenstufe bei der Umwandlung von Harnsäure in Harnstoff durch Oxidation.[93]

*Erhöhte Harnsäurewerte sind auf Infektionen durch Hefen, Pilze oder Mikroorganismen zurückzuführen, die uns Menschen als Wirt nutzen. Harnsäure bildet Alloxan, und beide verursachen Diabetes.*

Interessanterweise konnte man feststellen, dass bei den untersuchten Labortieren kleine Mengen von Harnsäure oder Alloxan genau dann nicht in der Lage waren, Diabetes auszulösen, wenn sich der Glutathionspiegel auf einem normalen Niveau befand.[94] Wenig später fand man heraus, dass Zuckerhefen Harnsäure produzieren. Nachdem man bei zwei an Diabetes verstorbenen

---

91 „Den Tieren wurde zwei Prozent Alloxan, in einer 0,9-prozentigen Saline gelöst, als Einmaldosis in die Penisvene injiziert. Das entspricht 40 Milligramm Alloxan pro Kilogramm Körpergewicht. Das Alloxan führte 24 Stunden nach Verabreichung zu irreversibler *Diabetes mellitus*. Der chronische Zustand ließ sich nach sieben Tagen durch Labortests nachweisen.“ – Carvalho, E. (u.a.): „Experimental Model of Induction of *Diabetes Mellitus* in Rats“ in *Acta Cir. Bras*, 18:60-64; http://tinyurl.com/lq6jnrz (aufgerufen: Dezember 2013).

92 Griffiths, M.: „The Mechanism of Diabetogenic Action of Uric Acid“ in *J Biol Chem*, 1950, 184(1):289-298; www.jbc.org/cgi/reprint/184/1/289 (aufgerufen: Dezember 2013).

93 Bloxam, C. L.: „Chemistry, inorganic and organic“ (London: John Churchill & Sons, 1867); http://tinyurl.com/nltaqwv (aufgerufen: Dezember 2013).

94 Griffiths, M.: „The Mechanism of Diabetogenic Action of Uric Acid“, a.a.O.

Kindern eine Infektion mit Cryptococcus-Pilzen festgestellt hatte, führte man Experimente durch, bei denen den Versuchstieren Cryptococcus direkt in die Bauchspeicheldrüsenarterien injiziert wurde. In Folge der Injektion kam es zu Nekrose in den Langerhans-Inseln, also genau dort, wo die Insulin produzierenden Zellen entstehen. Der Cryptococcus-Pilz erzeugt auch Alloxan. Weitere Studien in den darauffolgenden Jahren bestätigten die schädigende Wirkung von Alloxan auf die Inselzellen der Bauchspeicheldrüse, unter anderen eine von Pogo aus dem Jahr 1980. 1990 setzten Coleman und Kollegen ihre Mäuse auf eine Diät: Fügten sie der Nahrung zehn Prozent Brauhefe hinzu, erkrankten die Tiere an Diabetes.[95] In den 1980er Jahren hatte man bereits entdeckt, dass neben Alloxan andere Stoffwechselprodukte der Harnsäure diabetogene Wirkungen zeigten, teilweise sogar in stärkerem Maß als das bloße Alloxan.[96]

Doug A. Kaufmann und Dr. David Holland kommen in Bezug auf Diabetes zum gleichen Ergebnis wie Dr. Simoncini und Dr. Costantini in Bezug auf Krebs: Pilzinvasionen sind die Ursache beziehungsweise das eigentliche Problem und NICHT einfach nur Folgeinfektionen. Nein, sie sind die Erstinfektionen. Wie ich schon festgestellt habe, leisten allopathische Ärzte lausige Arbeit, wenn es darum geht, Pilzinfektionen zu diagnostizieren. Also machen sie Bakterien und Viren verantwortlich und behandeln ihre Patienten mit Antibiotika. Doch das macht die Sache nur noch schlimmer, weil Antibiotika das Pilzwachstum stimulieren.

Kaufmann und Holland sehen das als wichtige Gemeinsamkeit von Diabetes und Krebs. Oder sollte es bloßer Zufall sein, dass Diabetiker vier Mal so oft an Leberkrebs erkranken wie andere Menschen? Oder dass Diabetiker im Vergleich zu Nichtdiabetikern ein doppelt so hohes Risiko tragen, an Bauchspeicheldrüsenkrebs zu erkranken, wie eine neuere Studie aufzeigt, die 2004 anlässlich des Third Annual Frontiers in Cancer Prevention Research Meeting in Seattle vorgestellt wurde? In „Infectious Diabetes" argumentieren Kaufmann und Holland zumindest sehr überzeugend, dass Pilze die eigentliche Ursache für Diabetes, deren Komplikationen und auch viele andere Autoimmunkrankheiten sein können.

Die Bicarbonat-Physiologie wird bei Diabetes ebenso ignoriert wie in der Onkologie, obwohl es für viele klinische Mediziner gängig ist, Natriumbicarbonat bei anderen gesundheitlichen Problemen einzusetzen. Macht sich

95 Coleman, D. L. (u.a.): „Effect of Diet on Incidence of Diabetes in Nonobese Diabetic Mice" in *Diabetes*, 1990, 39(4):432-436.

96 Dominis, M. (u.a.): „Diabetogenic Action of Alloxan-Like Compounds: Cytotoxic Effects of 5-Hydroxy-Pseudouric Acid and Dehydrouramil Hydrate Hydrochloride on Rat Pancreatic Cells" in *Diabetologia*, 1984, 27(3):403-406; http://tinyurl.com/lq3zpep (aufgerufen: Dezember 2013).

eigentlich niemand die Mühe, einmal gründlich nachzudenken und den Zusammenhang zwischen säureerzeugendem Essen (zum Beispiel Junk Food) und der Zerstörung der Bauchspeicheldrüse zu erkennen, anstatt, wie es seit Jahrzehnten geschieht, Zucker als den Hauptschuldigen anzuklagen?

Das gestörte pH-Gleichgewicht setzt Diabetiker einem größeren Risiko aus, zusätzlich zu ihrer Krankheit ein Nierenversagen zu erleiden, ein Gangrän zu entwickeln oder zu erblinden. Sie weisen einen Überschuss an Glukose im Blutkreislauf auf, die wegen des Mangels an Insulin nicht ordnungsgemäß zu den Körperzellen transportiert werden kann. Die Leber muss daher zunehmend mehr überschüssige Glukose aufnehmen und kann in der Folge Giftstoffe nicht mehr in ausreichendem Maße ausscheiden.

Parhatsathid Nabadalung aus Thailand schreibt:

> „Die Bauchspeicheldrüse wird in Mitleidenschaft gezogen, wenn der Metabolismus übersäuert und versucht, Bicarbonate bei sich zu halten. Ohne ausreichende Bicarbonat-Versorgung wird die Bauchspeicheldrüse langsam zerstört, die Insulinherstellung problematischer und es kann Diabetes entstehen."

Um die Wirkungsweise von Natriumbicarbonat besser zu verstehen, empfiehlt sich ein Blick auf die Bauchspeicheldrüse, das Organ, das in erster Instanz das vom Körper benötigte Bicarbonat herstellt. Die Bauchspeicheldrüse ist eine lange, schmale Drüse, die sich von der Milz bis etwa zur Mitte des Zwölffingerdarms erstreckt. Sie erfüllt hauptsächlich drei Funktionen. Erstens produziert sie Verdauungssäfte, die Bauchspeicheldrüsenenzyme in einer alkalischen Lösung enthalten, um die aufgenommenen Stoffe für den Verdauungsprozess im Dünndarm vorzubereiten. Zweitens erzeugt die Bauchspeicheldrüse Insulin, das Hormon, das mittels Verstoffwechselung von Zucker und anderen Kohlehydraten den Blutzucker steuert. Und drittens bildet sie Bicarbonate, um die vom Magen kommenden Säuren zu neutralisieren und so ein Milieu zu schaffen, in dem die Bauchspeicheldrüsenenzyme ihre Wirkung entfalten können.

Die Bauchspeicheldrüse, das hauptsächlich für die pH-Kontrolle zuständige Organ[97], wird meist als Erstes beansprucht, wenn der allgemeine pH-Wert in den sauren Bereich abgleitet.

97 „Die Epithelzellen der Pankreasgänge sind der Ausgangsort des von der Bauchspeicheldrüse abgesonderten Bicarbonats und Wassers. Bicarbonat ist als Base für die Neutralisierung der vom Magen in den Dünndarm gelangenden Säuren von essenzieller Bedeutung. Die Bicarbonatsekretion beruht im Wesentlichen auf dem gleichen Mechanismus wie die Säuresekretion

> „In Studien überwachte man den Blutzuckerspiegel, die Insulinproduktion, das Säure-Basen-Gleichgewicht sowie die Bicarbonat- und Enzymproduktion, bevor und nachdem man den Körper allergieerzeugenden Substanzen ausgesetzt hatte. Dabei hat sich gezeigt, dass die Bauchspeicheldrüse als erstes Organ Funktionsstörungen entwickelt, wenn sie verschiedenen Stresssituationen ausgesetzt wird“[98],

schreiben Dr. William H. Philpott und Dr. Dwight K. Kalita in ihrem Buch „Brain Allergies“.

Der Bauchspeicheldrüse kommt die höchst verantwortungsvolle Aufgabe zu, uns zu „alkalisieren“. Dämmert Ihnen schon, dass starke Übersäuerung die Funktionsfähigkeit der Bauchspeicheldrüse außer Kraft setzt und so einen Zustand namens „Diabetes“ herbeiführt?

Wenn einer oder viele biologische Stressfaktoren schwer auf der Bauchspeicheldrüse lasten, beginnt sie, unzureichend zu funktionieren, wie das auch bei jedem anderen Organ der Fall wäre. In dieser Situation können wir als Erstes eine verringerte Bicarbonat-Produktion feststellen. Sobald die Funktion der Bauchspeicheldrüse beeinträchtigt und der Strom des von der Bauchspeicheldrüse erzeugten Bicarbonats verringert ist, kommt es überall im Körper zu entzündlichen Kettenreaktionen. Herrscht allgemein ein saures Milieu vor, wird davon auch das Gehirn betroffen. Der verminderte Bicarbonat-Fluss wird wie ein Bumerang auf die Bauchspeicheldrüse zurückgeworfen, die selbst eine alkalische Umgebung benötigt, um in ausreichendem Maß Bicarbonat für den Körper herstellen zu können.

Ein extrem saurer pH-Wert gefährdet die Bauchspeicheldrüse, die Leber und alle anderen Körperorgane. Da die Leber für die Ausscheidung saurer Rückstände aus dem Körper eine entscheidende Rolle spielt, wird dieses Organ besonders durch ein steigendes Säureniveau bedroht. Können Leber und Bauchspeicheldrüse wegen der Übersäuerung den Blutzuckerspiegel nicht mehr wirksam kontrollieren, steigt das Risiko von Diabetes und Krebs.

Für Diabetes gibt es viele Gründe. Etwaige Auslöser können sowohl Schwermetalle, giftige Chemikalien als auch Strahlenbelastung sein. Sie können das Bauchspeicheldrüsengewebe schwächen und schließlich zerstören. **Wird der**

---

durch die Parietalzellen. Beide hängen vom Enzym Carboanhydrase ab. Von den Gangzellen der Bauchspeicheldrüse gelangt das Bicarbonat in das Ganglumen und von dort in den Pankreassaft.“ http://tinyurl.com/2d3ztq (aufgerufen: Dezember 2013).

98 Philpott, W. / Kalita D. K.: „Brain Allergies: The Psychonutrient and Magnetic Connections“ (Los Angeles: Keats Publishing, 2000).

**Körper ausreichend mit Bicarbonat versorgt, kann er den Angriffen giftiger Chemikalien besser widerstehen.** Aus diesem Grund empfiehlt das US-Militär Bicarbonat zum Schutz gegen Strahlenverseuchung.[99] Entsprechendes gilt auch für die Versorgung mit Magnesium. Magnesium, Bicarbonat und Jod schützen uns gemeinsam vor dem ständigen Angriff schädlicher Chemikalien und Strahlungen aus dem Wasser, aus Lebensmitteln und aus der Luft, denen wir im täglichen Leben ausgesetzt sind.

*„Die Centers for Disease Control and Prevention (CDC) in Atlanta prognostizierten, dass 33 Prozent der in diesem Jahr geborenen Menschen im Jahr 2050 an Diabetes leiden werden.“*[100]

*Dr. Alan Cantwell*

Diabetes, eine Krankheit, die sich mit rasender Geschwindigkeit ausbreitet, lässt sich zum Teil mit der erhöhten Strahlung in Verbindung bringen, die auf uns alle einwirkt. Jeder Mediziner weiß zwar, dass Strahlung Krebs auslösen kann. Dennoch halten viele es für lächerlich, einen Zusammenhang beispielsweise zwischen abgereichertem Uran und Diabetes herzustellen. Doch lächerlich ist das keineswegs. Die meisten Ärzte haben davon einfach noch nichts gehört – und ebenso scheint es ihrer Aufmerksamkeit entgangen zu sein, dass Quecksilber und andere giftige Chemikalien bereits als Hauptverursacher von Diabetes ausgemacht werden konnten.

*Diabetes ist eine fundamentale Erkrankung, die die gesamten Zellkolonien eines Menschen in Mitleidenschaft zieht. Das hängt mit dem Stoffwechsel sowie der enormen Wichtigkeit des Hormons Insulin und der zugehörigen Zellrezeptoren zusammen.*

Diabetes sollte eigentlich als eine äußerst ernste Warnung an unsere Zivilisation verstanden werden. Er verkündet uns, dass eine wachsende Woge aus Strahlungen, Quecksilber, tödlichen Chemikalien und pharmazeutischen Drogen die Menschheit vergiftet. Es gilt auch zu untersuchen, inwiefern Antibiotika zu Diabetes führen und eine Reihe anderer körperlicher Störungen hervorrufen können. Diese Giftangriffe bilden gemeinsam mit den Nährstoffdefiziten eine brisante Mischung, und die Ergebnisse sprechen Bände. Dennoch wird dieser Zusammenhang vom traditionellen medizinischen

99 http://www.remm.nlm.gov/int_contamination.htm (aufgerufen: Dezember 2013).
100 http://tinyurl.com/nznxe2s (aufgerufen: Dezember 2013).

Establishment hartnäckig ignoriert, das wildentschlossen daran arbeitet, die Angriffe auf den Körper noch zu steigern statt zu verringern.

Dr. Lisa Landymore-Lim erklärt in ihrem Buch „Poisonous Prescriptions“[101], dass viele der von der ahnungslosen Bevölkerung konsumierten Medikamente für Störungen der Blutzuckersteuerung und für Diabetes mitverantwortlich sind. Als Beispiele führt sie die Wirkstoffe Streptozocin und Alloxan an, die beide in der Forschung eingesetzt werden, um bei Mäusen Diabetes auszulösen. Von Vacor, einem Rattengift, weiß man, dass es bei Menschen insulinabhängige Diabetes auslöst. Die allopathische Medizin wird sich irgendwann der Tatsache stellen müssen, dass viele Medikamente, darunter überraschenderweise auch Antibiotika wie Penicillin, die Betazellen verändern und damit die Insulin- und Bicarbonat-Produktion beeinträchtigen.

## Die Behandlung von Diabetes mit Bicarbonat

Natriumbicarbonat vermag den Verlauf chronischer Nierenerkrankungen drastisch zu verlangsamen, doch nur wenige haben daraus den Schluss gezogen, dass es sich auch erstklassig als Mittel gegen Diabetes eignet. Sei es zur Vorbeugung, Behandlung oder Heilung: Backpulver stellt ein essenziell wichtiges Mittel zur Regulierung von diabetischen und metabolischen Syndromen dar.

**Natriumbicarbonat kann in allen Stadien einer Diabeteserkrankung sicher oral oder transdermal zu Hause angewendet werden.** Nur bei einem schlecht eingestellten Diabetes sollte das Bicarbonat injiziert werden. Und um die Wirksamkeit zu steigern, sollte zusätzlich Magnesiumchlorid eingesetzt werden.

101 Landymore-Lim, L.: „Poisonous Prescriptions“ (North Strathfield, NSW: Lisa Landymore-Lim, 2006).

# Strahlung und Natriumbicarbonat

Dr. Edward Golembe, der eine hyperbare Sauerstoffkammer an der Universitätsklinik Brookdale in Brooklyn leitet und dort schwere Bestrahlungsschäden am Kiefer behandelt, weiß, dass diese „ein ganz, ganz furchtbarer Anblick sind“. **Wenn wir mit Bestrahlung therapieren, spielen wir mit dem Tod.** Es ist das Todesprinzip, das die Ärzte hier zu nutzen versuchen – mit verheerenden Folgen. Die meisten Menschen, die mit Bestrahlung behandelt werden, leiden entsetzlich – die einen mehr, die anderen weniger.

Allein am Leben zu sein, bedeutet heutzutage schon, durch ein Tal des Todes zu wandern, so stark ist die Strahlenbelastung, der wir ausgesetzt sind. Die Hintergrundstrahlung auf der Erde hat sich im Atomkraftzeitalter erhöht. Sie stammt von all den im letzten Jahrhundert durchgeführten oberirdischen Atomtests, von Atomkraftwerken und Atommüll, vom Uranbergbau und von Waffen, die auf abgereichertem Uran basieren, wie sie von amerikanischen, britischen und israelischen Streitkräften häufig eingesetzt werden. Dazu kommt noch die dauernde und ständig zunehmende Bestrahlung durch Sendemasten, Handys, schnurlose Telefone und Computer.

Als wäre das noch nicht genug, schlägt die Schulmedizin alle Warnungen in den Wind und steigert die Strahlenbelastung von immer mehr Menschen durch immer mehr medizinische Tests. Der verstorbene Dr. John W. Gofman, ehemaliger Professor für Molekular- und Zellbiologie an der University of California in Berkeley schätzte, dass etwa drei Viertel aller Brustkrebsfälle in den USA auf Strahlung zurückzuführen sind – dazu gehören auch die Röntgenbestrahlung und Mammographie zur Diagnose von Brustkrebs selbst.[102]

Bicarbonat kann eine so tiefgreifende, schützende, puffernde und neutralisierende Wirkung entfalten, dass man es sogar einsetzt, um Nieren und andere Gewebe vor Strahlung zu schützen. In einer Welt, in der es bereits viel zu viel Uran und Quecksilber gibt, ist Natriumbicarbonat doppelt wichtig, denn die Quecksilber- und Uranoxide greifen die Zellkerne und Mitochondrien unmittelbar an.

---

102 Gofman, John: „Preventing Breast Cancer“ (San Francisco: The Comittee for Nuclear Responsibility,1995).

*Die orale Verabreichung von Natriumbicarbonat verringert die Schwere der Veränderungen, die Uran in den Nieren hervorruft.*[103]

Die Nieren sind in der Regel die ersten Organe, die bei Kontakt mit Uran geschädigt werden. In alten Militärhandbüchern steht zu lesen, dass in diesem Fall oral verabreichte Medikamente oder Infusionen zur Alkalisierung des Urins eingesetzt werden sollten. Dadurch verringert sich die Giftigkeit der Uranyl-Ionen für die Nieren, und die Ausscheidung des nichtgiftigen Uran-Carbonat-Komplexes wird erleichtert. Die orale Verabreichung von Natriumbicarbonat verringert die Schwere der Veränderungen, die das Uran in den Nieren hervorruft.[104]

> „Abgereichertes Uran ist für den Menschen hochgiftig, sowohl chemisch als Schwermetall als auch radiologisch als Alphastrahler. Wenn es in den Körper gelangt, besteht höchste Gefahr",

schreibt die kanadische Epidemiologin Dr. Rosalie Bertell.[105] Ganz abgesehen vom Strahlenrisiko bestätigt eine neue, von der Biochemikerin Dr. Diane Stearns für die Northern Arizona University durchgeführte Studie, dass sich Zellen, die mit Uran in Kontakt kommen, chemisch mit diesem Metall verbinden.[106]

---

103 Goto, K.: „A Study of the Acidosis, Blood Urea, and Plasma Chlorides in Uranium Nephritis in the Dog, and the Protective Action of Sodium Bicarbonate" in *J Exp Med*, 1917, 25(5): 693-719; http://www.jem.org/cgi/content/abstract/25/5/693 (aufgerufen: Dezember 2013).

104 Ebd.

105 http://www.ratical.org/radiation/DU/RBonDUweps.html (aufgerufen: Dezember 2013).

106 Das Radioisotop eines Elements bindet sich am besten an genau die Substrate, an die sich auch das nicht radioaktive Isotop desselben Elements bindet. Wie Dr. Stearns herausfand, geht in Zellen, die Uran ausgesetzt waren, dieses Uran eine Verbindung mit der DNS ein. Die Zellen mutieren, und in der Folge kommt es zu einer wahren Flut von Proteinreplikationsfehlern, von denen einige Krebs auslösen können. Stearns' Forschungsergebnisse, die in den Zeitschriften *Mutagenesis* und *Molecular Carcinogenesis* veröffentlicht wurden, liefern die Bestätigung für etwas, das bereits seit langer Zeit vermutet worden war – nämlich, dass das Schwermetall Uran ungeachtet seiner radioaktiven Eigenschaften die DNS schädigen kann. Die biochemischen Reaktionen von Schwermetallen können genetische Mutationen auslösen, welche wiederum das Zellwachstum beeinträchtigen und Krebs verursachen. Schwermetalle, die zudem noch radioaktiv sind, verstärken diesen Effekt noch zusätzlich. Sie können sogar die Form von roten Blutkörperchen verzerren und damit auch deren Funktion einschränken. Die Aufsätze sind: Stearns, D. M. (u.a.): „Uranyl Acetate Induces *hprt* Mutations and Uranium-DNA Adducts in Chinese Hamster Ovary Em9 Cells" in *Mutagenesis*, 2005, 20:417-423; und Coryell, V. H. / Stearns, D. M.: „Molecular Analysis of *hprt* Mutations Generated in Chinese Hamster Ovary EM9 Cells by Uranyl Acetate, by Hydrogen Peroxide, and Spontaneously" in *Molecular Carcinogenesis*, 2006, 45:60-72.

Uran und Phosphat weisen eine starke chemische Affinität zueinander auf. Da DNS und Mitochondrien mit Phosphaten angefüllt sind, schlägt Uran wie eine Bombe in die DNS und die Mitochondrien ein. Uran greift auf der zellulären Ebene an. Quecksilber hingegen verpasst dem Körper einen K.O.-Schlag, denn es erweist sich nicht nur als hochgiftig für die Nervenzellen, sondern trennt auch noch Schwefelverbindungen auf. In Studien hat man beobachtet, dass bei einer dualen Exposition sowohl gegenüber Uran als auch gegenüber Quecksilber die Nephrotoxizität der Nieren ebenso wie die Anzahl nekrotischer proximaler Tubuluszellen ansteigen.[107]

*Natriumbicarbonat erhöht den pH-Wert des Urins. Liegt dieser zwischen 6,5 und 7,0, so bleibt die Harnsäure ionisiert und bildet keine Kristallisationen in den renalen Tubuli.*[108]

Bicarbonationen neutralisieren die Kohlensäure, die sich während körperlicher Stoffwechselvorgänge bildet. Mehrere Untersuchungen haben gezeigt, dass eine vermehrte Zufuhr von Bicarbonat den Körper dabei unterstützt, Muskelschwund und Knochenabbau zu verhindern. Unsere Ernährungsweise ist gewöhnlich sauer. Säuren brennen unsere Zellen aus und beschleunigen den Alterungsprozess. Bicarbonat hingegen ist basisch und verschafft dem Körper die zusätzliche Alkalität, die er benötigt, um überschüssige Säuren neutralisieren zu können.

Natriumbicarbonat wirkt in gleicher Weise bei Schwermetallen und anderen bei der Chemotherapie verabreichten toxischen Stoffen, die sogar in geringen Dosen tödlich sind. Seit die Vereinigten Staaten damit anfingen, auf abgereichertem Uran basierende Waffen einzusetzen, wie dies erstmals im Ersten Golfkrieg geschah, haben ihre Soldaten die Welt immer weiter mit Uranoxid verseucht. Das zeigt sich in zunehmendem Maße bei den von Ärzten durchgeführten medizinischen Tests. Bei einer Halbwertszeit von einigen Milliarden Jahren sollten wir uns besser darauf vorbereiten, mit den toxischen Nebenwirkungen umzugehen, und unserem Körper helfen, diese Substanz so schnell wie möglich mithilfe der Nieren auszuscheiden. Natriumbicarbonat ist nicht nur ein absolutes Muss für Feldlazarette, auch in jedem Krankenhaus und häuslichen Medizinschrank sollte es vorhanden sein.

---

107 Sánchez, D. J. (u.a.): „Nephrotoxicity of Simultaneous Exposure to Mercury and Uranium in Comparison to Individual Effects of these Metals in Rats" in *Biol Trace Elem Res*, 2001, 84(1-3):139-154; http://tinyurl.com/k99dvku (aufgerufen: Dezember 2013).

108 http://tinyurl.com/nqdyevx (aufgerufen: Dezember 2013).

Tatsächlich müssen wir für Bicarbonat ein besseres, leicht verständliches Image aufbauen, denn seine pharmakologischen Eigenschaften sind trotz seiner weiten Verbreitung zu wenig bekannt. Was kann Bicarbonat tatsächlich bewirken? Wenn man ein Bild bemühen möchte, kann man sich Bicarbonat als einen starken Hausmeister vorstellen, der Dreck wegwischt und die Gifte fortschafft. Dieser starke Hausmeister schützt die Gewebe und hinterlässt einen alkalischen Film beziehungsweise eine alkalische Spur, um sicherzustellen, dass alles geschützt bleibt. Der Hausmeister Natriumbicarbonat hat seine Loyalität in jahrzehntelangem, treuem Dienst unter Beweis gestellt. Diesen Wächter gilt es zu rufen, wenn man an den Folgen einer giftigen Strahlung leidet und Schutz benötigt.

Natriumbicarbonat hat sich als so nützlich und wirkungsstark erwiesen, dass der am Los Alamos National Laboratory in New Mexico tätige Forscher Don York Backpulver verwenden konnte, um mit Uran verseuchtes Erdreich zu säubern. **Natriumbicarbonat verbindet sich mit dem Uran und löst es aus dem Boden. Auf diese Weise konnte York 92 Prozent des Urans aus verseuchten Bodenproben entfernen.**

Sollten irgendwo auf der Erde Bomben fallen, werden Sie große Mengen Natriumbicarbonat zur Hand haben müssen. Sie sollten mindestens 10 bis 25 Kilo vorrätig halten. Ebenso benötigen Sie Jod, Magnesiumchlorid, Spirulina und eine ordentliche Überlebensausrüstung. Ich empfehle besonders, sich Bicarbonat auf Vorrat zu halten – es ist außerordentlich preiswert zu beziehen.

Normalerweise rate ich, bei Bädern mit einer Anfangsdosis von einem halben Kilogramm zu beginnen, doch in Notfällen kann diese Dosis auf ein oder eineinhalb Kilogramm erhöht werden. Es ist nicht als Witz gemeint, wenn ich sage, dass man 25 Kilo der stärksten Medizin der Welt für ungefähr 50 Euro erwerben kann. Sie werden auch eine Menge Magnesiumsalz benötigen, am besten in Form von Badesalz aus Magnesiumchlorid.

Sehr wichtig ist es, für etwaige Umwelt- oder Atomkatastrophen Tonerde zur Hand zu haben. Bäder mit Tonerde leisten hervorragende Dienste, wenn es darum geht, Schwermetalle aus dem Körper zu entfernen und die Überlebenschancen bei einem radioaktiven Niederschlag zu erhöhen.

# Natriumbicarbonat als Antiseptikum

Unter einem Antiseptikum versteht man eine antimikrobielle Substanz, die in lebendes Gewebe eingebracht oder auf die Haut aufgetragen wird, um eine mögliche Infektion, Sepsis oder Fäulnis zu verhindern. Antiseptika unterscheiden sich dadurch von Antibiotika, dass sie vom lymphatischen System transportiert werden und Bakterien im Körperinneren zerstören können. Desinfektionsmittel dagegen zerstören Mikroorganismen *auf* Objekten. In einer Studie fand man heraus, dass die Virustiter auf Lebensmittelkontaktflächen innerhalb einer Kontaktzeit von einer Minute mithilfe von Natriumbicarbonat in einer fünfprozentigen oder höheren Konzentration erfolgreich um 99,99 Prozent verringert werden konnten.[109] Außerdem hat man festgestellt, dass sich durch die Mundpflege mit Bicarbonat eine statistisch signifikante ($p < 0.05$) Verringerung der Anzahl der *Streptococci Mutans* erreichen lässt.[110]

Einige Antiseptika sind Keimtöter, also in der Lage, Mikroben zu zerstören – sie sind bakterizid –, während andere bakteriostatisch sind, in dem Falle eben nur das Wachstum der Mikroben aufhalten oder behindern können. Antibakterielle Antiseptika wirken nachweislich gegen Bakterien, besonders wenn sie in Zielsysteme eingeschleust werden, die sich sowieso schon um die Bakterienvernichtung kümmern. Mikrobizide, die Viruspartikel abtöten, bezeichnet man als Viruzide oder antivirale Stoffe.

In einer Ausgabe des *British Medical Journal* aus dem Jahr 1947 schrieb Dr. Hedda Gorz:

> „Während der Aufstände in Warschau fehlte es uns an nahezu allen Medikamenten, besonders an Antiseptika. Wir verwendeten eine fünfprozentige Natriumbicarbonatlösung zur Versorgung von Wunden und bei Operationen, und das mit hervorragenden Ergebnissen. Wir alle waren mit den erzielten Erfolgen äußerst zufrieden, und so habe ich diese Methoden auch in meiner späteren Praxis beibehalten. Zwei Monate

---

109 Malik, Y. S. / Goyal, S. M.: „Virucidal Efficacy of Sodium Bicarbonate on a Food Contact Surface against Feline Calicivirus, a Norovirus Surrogate" in *Int J Food Microbiol*, 2006, 109(1-2):160-163. Die virentötende Wirkung von Natriumbicarbonat konnte in Verbindung mit Aldehyd und Wasserstoffperoxid noch gesteigert werden.

110 Legiers-Vargas, K. (u.a.): „Effects of Sodium Bicarbonate Dentifrices on the Levels of Carcinogenic Bacteria in Human Saliva" in *Caries Res*, 1995, 29(2):143-147.

> lang mussten wir damals die Patienten in Kellern unter unzulänglichen Bedingungen und ohne Wasser und Medikamente versorgen. Als wir unter diesen schrecklichen Umständen arbeiteten – die Feldlager waren in Kellern und unterirdischen Schutzräumen eingerichtet worden – versorgten wir alle Patienten mit offenen, verschmutzten und vom Staub der bombardierten Häuser vergifteten Wunden einzig und allein mit der fünfprozentigen Natriumbicarbonatlösung. Etwas Anderes stand uns nicht zur Verfügung. Alle schweren Fälle, die wir in diesen schlecht belüfteten Kellern behandelten, besserten sich nach der Versorgung mit dieser Lösung, sogar offene Lungenwunden, die den jedem Chirurgen hinlänglich bekannten üblen Geruch verbreiteten."[111]

Sie können sich aus Backpulver und Wasser (3 Teile Backpulver und 1 Teil Wasser) selbst eine Paste herstellen und direkt auf Hautausschläge oder Hautreizungen auftragen. Das Wasser verdunstet dann relativ schnell und hinterlässt eine Backpulverschicht auf der Haut.

---

111 Gorz, H.: „Points from Letters: Sodium Bicarbonate as an Antiseptic" in *Br Med J*, 1947, 2(4533):844.

# Natriumbicarbonat als Schmerzmittel

Natriumbicarbonat glänzt mit ausgeprägten schmerzstillenden Eigenschaften. Dr. Simoncini empfiehlt den Krebspatienten, die sich bei ihm einer Bicarbonattherapie, gewöhnlich intravenös, unterziehen, täglich einen Teelöffel in Wasser aufgelöst zu trinken, um die Schmerzen zu bekämpfen und gleichzeitig ein basisches Milieu im Körper aufrechtzuerhalten. Ich schließe mich der generellen Empfehlung der intravenösen Verabreichungsform natürlich nicht an, obwohl sie in einigen Fällen angemessen sein mag.

Viele von quälenden Kopfschmerzen befallene Menschen konnten sich schon durch Bicarbonat Linderung verschaffen. Bereits nach wenigen Minuten lassen die Kopfschmerzen nach und verschwinden innerhalb von 30 - 60 Minuten oft vollständig. Ein Patient, der Natriumbicarbonat dagegen eingenommen hatte, meinte danach: „Nachdem ich vier Stunden lang bohrende Kopfschmerzen erdulden musste und mir keines der eingenommenen Mittel Erleichterung verschafft hatte, versuchte ich es mit einem Teelöffel Natriumbicarbonat, den ich in einem Glas Wasser aufgelöst hatte. Innerhalb weniger Minuten merkte ich schon, wie die Kopfschmerzen nachließen, nach einer Stunde war ich vollkommen schmerzfrei! Ich wendete die gleiche Prozedur beim nächsten Kopfschmerzanfall an und es wirkte genauso wunderbar."

Ebenso gut bekämpft Bicarbonat Schmerzen nach körperlichen Verletzungen. Ein weiterer Patient berichtet:

> „Nach einer Schulterverletzung hatte ich starke Schmerzen, selbst wenn ich nur wenige Minuten am Computer arbeitete. Keine der natürlichen Heilmethoden, die ich ausprobiert hatte, konnte mir wirklich helfen. Da wurde mir Bicarbonat empfohlen, das ich alle zwei Stunden einnehmen sollte."

*0,9-prozentiges Natriumchlorid oder fünfprozentiges Natriumbicarbonat wirken genauso gut wie andere Cerumen lösende Ohrtropfen.*[112]

112 Erst ab einem Alter von sechs Monaten anwenden. Die Behandlung mit Natriumbicarbonat-Ohrentropfen funktioniert so: Träufeln Sie drei oder vier Mal täglich 3 bis 4 Tropfen in das/die befallene(n) Ohr(en). Setzen Sie die Behandlung drei bis fünf Tage lang fort. Siehe http://cks.nice.org.uk/earwax#!topicsummary (aufgerufen: Dezember 2013). Behandeln Sie zusätzlich abwechselnd mit Jod, um die Ohreninfektion zu bekämpfen.

„Das ist das beste Schmerzmittel, das ich je ausprobiert habe. Ich bin überrascht, dass etwas so Einfaches eine so kraftvolle Wirkung entfalten kann! Ich habe mich daran gehalten, es nicht öfter als sieben Mal pro Tag einzunehmen, wünschte aber, ich hätte mich nicht einschränken müssen, weil die Schmerzen jedes Mal für etwa zwei Stunden verschwanden. Es scheints nichts zu geben, das länger als diese zwei Stunden wirkt."

# Bicarbonat und Zahnhygiene

Ja, Backpulver hält Ihre Zähne weiß, doch es kann noch viel mehr als das. Natriumbicarbonat, das in immer mehr Zahncremes und modernen Zahnreinigungspräparaten enthalten ist, eignet sich bestens zur Erhaltung der Mundgesundheit, da es den pH-Wert beeinflusst und sich so der ständigen Woge von Bakterien und Pilzen entgegenstemmt, die die Gesundheit des gesamten Körpers bedrohen. Wenn man seine Zähne sehr gründlich damit bürstet, kann das Natriumbicarbonat pathogene Beläge, die sogenannten Biofilme[113] auflösen. Dieser klebrige Belag legt sich auf die Zähne und härtet später zu Zahnstein aus, den Ihr Zahnarzt mühsam wieder entfernen muss, während Sie eine Grimasse ziehen und es erdulden.

Bicarbonat kann erwiesenermaßen die durch Saccharose verursachte saure Zahnplaque entfernen und als kariesvorbeugender Puffer wirken. Studien haben gezeigt, dass Bicarbonat Plaquebildung auf den Zähnen verhindert und die Calciumabsorption durch den Zahnschmelz verbessert. Die positive Wirkung des Bicarbonats auf Zähne fand so weitreichende Anerkennung, dass Zahnpulver mit Natriumbicarbonat im Oktober 1985 in den USA zum Patent angemeldet werden konnte.

113 „Biofilm: Eine komplexe Struktur, die an Oberflächen anhaftet, welche regelmäßigen Kontakt zu Wasser haben, bestehend aus Kolonien von Bakterien und anderen Mikroorganismen wie Hefen, Pilzen und Protozoen, die zu ihrem Schutz einen schleimigen Belag absondern. Biofilme können sich auf festen und flüssigen Oberflächen bilden und ebenso auf Weichgeweben in lebenden Organismen. Typischerweise sind sie gegenüber herkömmlichen Desinfektionsmethoden resistent. Zahnbelag; die schleimige Schicht, die Rohrleitungen und Tanks verunreinigt; oder Algenteppiche auf Gewässern sind Beispiele für solche Biofilme." Siehe Editors of the American Heritage Dictionaries: „The American Heritage Science Dictionary" (Boston: Houghton Mifflin Harcourt, 2005), S.71.

Natriumbicarbonat vermischt mit Wasser ist ein hervorragendes Erste-Hilfe-Mittel, das man als Mundspülung verwenden oder schlucken kann, auch gegen Mundgeschwüre (Aphten). Das sind winzige Geschwüre im Mundraum auf oder in der Nähe der Zunge oder auf der Lippenschleimhaut. Sie können so schmerzhaft werden, dass sie das Sprechen und Essen behindern. Außerdem heilen sie meist nur langsam ab. Die Ursache ist meist ein saures Körpermilieu, verursacht durch Nahrungsmittel oder chemische Allergien. Natriumbicarbonat eignet sich hervorragend zur Behandlung solcher Aphten.

Man nimmt an, dass Natriumbicarbonat einen pH-Wert von 8,1 (7 ist neutral) aufrechtzuerhalten tendiert, auch wenn einer Lösung Säuren, die den pH-Wert senken, oder Basen, die ihn erhöhen, zugesetzt werden. Es wird zunehmend zur Zahnpflege verwendet, da es Zahnschmelz und Dentin weniger anzugreifen scheint als kommerzielle Zahncremes.

## Warum ist das wichtig?

Im Laufe der Jahre konnten Wissenschaftler einen Zusammenhang zwischen Zahnfleischerkrankungen einerseits sowie Krebs und Herzkrankheiten andererseits aufzeigen. „Unsere Studie liefert die ersten schlüssigen Beweise dafür, dass parodontale Erkrankungen das Risiko von Bauspeicheldrüsenkrebs erhöhen“[114], erklärte Dr. Dominique Michaud von der Harvard School of Public Health in Boston, die das entsprechende Forschungsprojekt leitete. **Männer mit einer Vorgeschichte mit parodontalen Erkrankungen hatten ein um 64 Prozent höheres Risiko, an Bauchspeicheldrüsenkrebs zu erkranken** als Männer ohne eine solche.

Patienten mit schwerer, zu Zahnverlust führender Parodontose tragen das höchste Risiko. Bei Menschen mit parodontalen Erkrankungen können höhere Werte für Entzündungsmarker wie C-reaktives Protein (CRP) im Blut nachgewiesen werden. Diese Marker sind Ausdruck einer frühen Reaktion des Immunsystems auf die andauernde Entzündung. Sie konnten – in der Studie von Michaud – mit der Entstehung von Bauchspeicheldrüsenkrebs in Verbindung gebracht werden. Die großen Mengen karzinogener Verbindungen, die in den Mundhöhlen von Menschen mit parodontalen Erkrankungen vorkommen, erhöhen das Risiko, an Bauchspeicheldrüsenkrebs zu erkranken.[115]

---

114 http://tinyurl.com/d2ha5x4 (aufgerufen: Dezember 2013).

115 Michaud, D. S. (u.a.): „A Prospective Study of Periodontal Disease and Pancreatic Cancer in US Male Health Professionals“ in *J Natl Cancer Inst*, 2007, 99(2):171-175.

# Allergien

Allergien entstehen, wenn der Körper nicht in der Lage ist, ein bestimmtes Enzym herzustellen, beziehungsweise es in der Menge zu produzieren, die für einen reibungslosen Ablauf des Verdauungsprozesses nötig wäre. Damit einher geht die Unfähigkeit, genügend Bicarbonat zu produzieren, dass für die Funktion der Bauchspeicheldrüsenenzyme essenziell ist.

Wenn diese aber nur eingeschränkt zu Werke gehen können, gelangen unverdaute Proteine in den Blutkreislauf und rufen dort allergische Reaktionen hervor. Dabei kann es zu einer systemischen Entzündung oder einer Entzündung der Bauchspeicheldrüse kommen, und in der Folge zu einer verminderten Produktion von Bicarbonat, Insulin und den notwendigen Enzymen.[116]

Dr. Eric Chan meint zur Behandlung von Allergikern:

> „Ich habe die intravenöse Natriumbicarbonattherapie hauptsächlich angewendet, um diejenigen Patienten, die allergisch oder sehr empfindlich auf chemische Stoffe reagieren, natürlich zu behandeln. Diese Therapie kommt hier in Vancouver während der Allergie-Saisons im Frühling und Herbst wirklich gut an. Die intravenöse Verabreichung des alkalisierenden **Natriumbicarbonats kann allergische Reaktionen oder Asthmaanfälle oft unverzüglich stoppen, da solche Reaktionen in einer basischen Umgebung nicht mehr ablaufen können**. Einigen meiner Patienten bekommt es auch sehr gut, wenn sie jeden Abend ein alkalisierendes Getränk zu sich nehmen, um die Symptome ihrer Chemikaliensensitivät zu lindern. [...] Alle meine Patienten aus Vancouver und Richmond haben diese Therapie ausgezeichnet vertragen. **Man kann ganz allgemein sagen, dass eine Stärkung des alkalischen Gewebepuffers dazu führt, dass die Patienten sich besser fühlen.** Wie gesagt, gilt dies besonders für Patienten, die empfindlich auf Chemikalien reagieren. Das kann ‚Heilung' in dem Sinne bewirken, dass die Fähigkeit des Körpers verbessert wird, in gesunder Weise auf schädliche Stimuli zu antworten. Wenn ich solche Patienten mit intravenös verabreichtem

116 http://tinyurl.com/m3pf7co (aufgerufen: Dezember 2013).

Natriumbicarbonat behandle, injiziere ich es gewöhnlich zwei Mal wöchentlich während eines Zeitraums von 4-5 Wochen. Es eine höchst wirkungsvolle Methode zur Verbesserung der zellulären Gesundheit und macht das Gewebe basischer."

# Virale und fungale Infektionen

Ein Eintrag in der amerikanischen Home Medical Encyclopedia aus dem Jahr 1963 berichtet davon, dass damals etwa die Hälfte aller Amerikaner an „unidentifizierten" systemischen Pilzerkrankungen litt. Heute liegt diese Zahl deutlich höher, weil die Menschen nach wie vor Antibiotika, Hormonersatzmedikamente und Antibabypillen wie Bonbons konsumieren. Aus diesem Grunde erkranken auch immer mehr Kinder an von Pilzen oder Viren verursachter Meningitis, was nichts anderes bedeutet, als dass ihr System unter dem Gewicht dieser Giftstoffe leidet. Auch wenn eine gluten- und kaseinfreie Ernährung als Schritt in die richtige Richtung betrachtet werden kann, reicht das alleine noch lange nicht aus. Es ist Zeit, den systemischen viralen und fungalen Infektionen mit denselben Substanzen zu Leibe zu rücken, mit denen man auch bei Krebserkrankungen eben diese Infektionen besiegen kann.

> „Ich konnte in meiner Praxis feststellen, dass Patienten mit chronischen, subklinischen, viralen, bakteriellen oder fungalen Infektionen Schwermetalle im Körper angesammelt und gespeichert hatten. Interessanterweise binden sich chronische Infektionen so wirksam an toxische Metalle, dass kein Chelatbildner sie daraus zu lösen vermag."[117]
>
> *Dr. Ted Edwards*

Weiter führt Dr. Edwards aus, dass bei den meisten Patienten, die die verheerenden Auswirkungen der Fibromyalgie erführen, wie beispielsweise chronische Müdigkeit oder multiple chemische Sensitivität, oder die an Diabetes, Lupus oder anderen Autoimmunerkrankungen leiden würden, sowohl Dysbiose als auch ein durchlässiger Darm vorlägen. Diese Störungen würden aus einer Kombination aus Hefebakterien-, Hefeviren- und Candidabefall

117 http://tinyurl.com/prrxdqm (aufgerufen: Dezember 2013).

sowie Schwermetallvergiftungen resultieren, die den Magen-Darm-Trakt in einer stark funktionsbeeinträchtigenden Weise beeinflussten. Das führe zu einer Unverträglichkeit gegenüber des in Getreideerzeugnissen enthaltenen Glutens oder des Kaseins aus Milchprodukten.

Viren und Bakterien, die Bronchitis und Erkältungen auslösen, gedeihen in einer sauren Umgebung. Um Erkrankungen der Atemwege zu bekämpfen und Symptome wie eine laufende Nase oder Halsschmerzen zu lindern, sollte man zu einer alkalisierenden Mischung aus Natriumbicarbonat und Kaliumbicarbonat greifen. Diese kann und sollte man auch bei Asthmaanfällen, schlimmen Kopfschmerzen und vielen anderen Beschwerden einsetzen.

Interessanterweise sprach die US-Gesundheitsbehörde FDA erst 2008 die Empfehlung aus, Kindern unter vier Jahren keine freiverkäuflichen Husten- und Erkältungsmittel zu geben. Das war ein Zugeständnis an die Kinderärzte, die Zweifel an der Wirksamkeit solcher Mittel bei Kindern angemeldet hatten und sich um deren Sicherheit sorgten. Die Änderungen wurden auf freiwilliger Basis eingeführt, nachdem die Mitarbeiter der staatlichen Gesundheitsbehörde kaum Beweise für die Wirksamkeit der entsprechenden Arzneien gefunden hatten, jedoch fürchteten, die Eltern würden ihren Kindern Medikamente für Erwachsene verabreichen, wenn die Produkte aus den Regalen verschwänden. Natriumbicarbonat kombiniert mit Jod ist eine sichere Medizin für Kinder, die die freiverkäuflichen Präparate leicht ersetzen kann, und das ohne die mit diesen einhergehenden Gefahren.

## Bicarbonat in der Gynäkologie

Nachdem man erkannt hatte, dass Natriumbicarbonat den lokalen pH-Wert erhöht, verabreichte man es Frauen, die an einer Vaginitis litten, um so die Symptome zu lindern. Die pilzbedingte Scheidenentzündung, eine der häufigsten Scheidenerkrankungen mit hoher Sterblichkeitsrate, ist äußerst schwer auszumerzen. In den Vereinigten Staaten erleiden mehr als 75 Prozent aller Frauen mindestens einmal im Leben eine Scheidenentzündung. Bei etwa fünf Prozent der erwachsenen Frauen treten wiederholt pilzbedingte Scheidenentzündungen auf. Die Behandlung gestaltet sich schwierig.[118] Zu den klinischen Symptomen dieser vaginalen Störung gehören vulvaler Juckreiz, Scheidenschmerz, Weißfluss, Dyspareunie und Urodynie. Die Krankheit beeinträchtigt also nicht nur die Gesundheit sondern auch die Lebensqualität der betroffenen Frauen.

118 Sobel, J. D.: „Candidal Vulvovaginitis“ in *Clinical Obstetrics and Gynecology*, 1993, 36(1):153-165.

# Azidose

Bei jeder Form von metabolischer Azidose, bei der eine schnelle Erhöhung des Plasma-$CO_2$ von entscheidender Bedeutung ist, muss eine Bicarbonattherapie erfolgen. Das gilt beispielsweise im Falle von Herzstillstand, Kreislaufinsuffizienz infolge von Schock oder starker Dehydrierung, schwerer primärer Laktatazidose oder schwerer diabetischer Azidose. Bei Notfällen, welche nach der raschen Infusion großer Mengen Bicarbonat verlangen, sollte man Vorsicht walten lassen. Bicarbonatlösungen sind hypertonisch und können die Natriumkonzentration im Plasma in unerwünschter Weise ansteigen lassen. Bei Herzstillstand überwiegen die mit der Azidose einhergehenden Risiken jedoch die Risiken einer Hypernatriämie. Und Achtung: Nehmen Sie zu viel Bicarbonat auf oralem Wege zu sich, dann wird Ihr Körper sich gegen eine weitere Zufuhr zur Wehr setzen.

Zur Behandlung einer metabolischen Azidose, wie sie bei schweren Nierenerkrankungen, schlecht eingestellter Diabetes, Kreislaufinsuffizienz infolge von Schock oder starker Dehydrierung, extrakorporalem Blutkreislauf, Herzstillstand oder schwerer primärer Laktatazidose auftreten kann, muss Natriumbicarbonat per Injektion verabreicht werden. Natriumbicarbonat ist ferner indiziert bei Drogen- oder Barbituratvergiftungen. Es erweist sich auch bei Vergiftungen oder Überdosen vieler chemischer Mittel als wirksam, **weil es die kardiotoxischen und neurotoxischen Wirkungen solcher Substanzen aufhebt**.[119]

> „Ein ganz einfaches Beispiel dafür ist die Behandlung, die Ärzte an Autismus erkrankten Patienten angedeihen lassen. Sie verabreichen ihnen ein mildes Gegenmittel, das die überschüssigen Säuren neutralisiert. Ein dafür gut geeignetes, nicht verschreibungspflichtiges Mittel ist AlkaSelt-

119 Dazu zählen Benzotropine (Valium), zyklische Antidepressiva (Amitriptylin), Organophosphate, Methanol (Methylalkohol ist ein billiges und wirksames Streckmittel für illegale Spirituosen), Diphenhydramin (Benadryl), Betablocker (Propranolol), Barbiturate und Salicylate (Aspirin). Medikamentenvergiftungen, bei denen die spannungsabhängigen Natriumkanäle blockiert werden, führen zu Störungen der intraventrikulären Leitfähigkeit, myokardialer Depression, Bradykardie oder ventrikulärer Arrhythmie. Aus Tierversuchen und Studien am Menschen weiß man, dass sich hypertonisches Natriumbicarbonat therapeutisch wirksam gegen zahlreiche Substanzen einsetzen lässt, welche die Natriumkanäle blockieren, darunter Kokain, Chinidin, Procainamid, Flecainid, Mexiletin und Bupivacain.

zer Gold™. Verwenden Sie kein anderes AlkaSeltzer™-Produkt. AlkaSeltzer Gold™ (Natrium- und Kaliumbicarbonat) ist ein sehr sicheres Mittel zur Neutralisierung überschüssiger Säuren aller Art."[120]

*Dr. William Shaw*

Eine Mutter weiß zu berichten:[121]

„[Natriumbicarbonat] wirkte bei meinen beiden Kindern so gut, dass die Ausleitung ohne Probleme verlief, obwohl beide sehr stark von Hefepilzen befallen waren."

Die Wiederherstellung des Säure-Basen-Gleichgewichts beseitigte auch viele Allergien. Patricia Kane ergänzt:

„Bei diesen Kindern war auch der Elektrolythaushalt schwer gestört, mit Tendenz zur Azidose (niedriger Kohlenstoffdioxidspiegel). Die Untersuchungsergebnisse waren faszinierend. Sie zeigten eindeutig, dass ein azidoser und hypoxischer Zustand (niedriger Serum-Bicarbonatspiegel = niedriger $O_2$-Spiegel) vorlag. Es wurden Kaliumbicarbonat, Natriumbicarbonat, Magnesiumcarbonat und ähnliche Mittel verabreicht. Nun verstanden wir allmählich, warum so viele Kinder auf Buffered C Powder (also Kaliumbicarbonat, Calciumcarbonat und Magnesiumcarbonat) reagierten, während andere speziell auf sie abgestimmte Puffer benötigten [...]."

*Das Säure-Basen-Gleichgewicht ist der am häufigsten übersehende Gesundheitsaspekt – und das, obwohl so viel darüber geschrieben wird. Im Allgemeinen ist die amerikanische Bevölkerung, mit Ausnahme der Vegetarier, stark übersäuert.*[122]

Natriumbicarbonat wird häufig als Antazidum verwendet, um rasch Magenverstimmungen zu beseitigen, bei Nierenproblemen die Übersäuerung zu korrigieren, im Falle von Blasenentzündungen den Urin basisch zu machen

---

120 Shaw, W.: „Biological Treatments for Autism and PDD, 2. Edition" (Lenexa: Great Plains Laboratory Inc, 2001).

121 http://cancer.overcome-online.com/page/253/ (aufgerufen: Dezember 2013).

122 http://tinyurl.com/mcujmy2 (aufgerufen: Dezember 2013).

oder während einer Gichtbehandlung die Kristallisierungen von Harnsäure zu minimieren. Verschreibungspflichtige Natriumbicarbonat-Produkte werden beispielsweise injiziert, um metabolische Azidose oder Drogenvergiftungen zu behandeln.[123] Natriumbicarbonat ist sowohl als nicht verschreibungspflichtige Arznei als auch als Haushaltsmittel erhältlich. Zusammen mit anderen nicht verschreibungspflichtigen Mitteln kann man – zumindest kurzfristig – alles Mögliche damit behandeln, von Fieber bis hin zu leichten Schmerzen.

123 Natriumbicarbonat injiziert man wie folgt (USP-konforme intravenöse Verabreichung): Bei Herzstillstand können als rasche Initialdosis eine oder zwei Ampullen à 50 Milliliter (44,6 bis 100 meq) und anschließend gegebenenfalls alle fünf bis zehn Minuten weitere 50 Milliliter (44,6 bis 50 meq) gegeben werden – dem jeweiligen arteriellen pH-Wert entsprechend und unter Beobachtung der Blutgaswerte –, um die Azidose zu beheben. Aber wie schon erwähnt: Bei Notfällen, welche die rasche Infusion großer Mengen Bicarbonat verlangen, sollte man Vorsicht walten lassen.

# 3. Teil

# Natriumbicarbonat in der praktischen Anwendung

Natriumbicarbonat ist sicher, extrem preiswert und, wenn es um von Krebs befallene Gewebe geht, äußerst wirksam. Unschlagbar wie Zyanid geht es gegen Krebszellen vor. Es schickt ihnen basische Schockwellen entgegen, die mehr Sauerstoff in die Zellen bringen, als die Krebszellen verkraften können. Denn Krebszellen können in einem stark sauerstoffhaltigen Milieu nicht überleben. Wie man es auch dreht und wendet, Natriumbicarbonat tötet Tumoren sehr rasch. Auch eine umfassende Behandlung dauert nur wenige Wochen. Ich möchte jedoch nachdrücklich empfehlen, auch eine Nachbehandlung durchzuführen.

Bei der Verwendung von Backpulver sollte man auch mit der gebotenen Sorgfalt zu Werke gehen und die entsprechenden Warnungen und Gegenanzeigen beachten.

**Wussten Sie beispielsweise, dass Backpulver als Antazidum einen Magendurchbruch verursachen kann, wenn man es nach einer üppigen Mahlzeit zu sich nimmt**? Zwar wurden in den letzten 100 Jahren nur einige wenige Fälle dokumentiert, doch es kann vorkommen. Menschen, die ihren Magen durch übermäßiges Essen stark überdehnt haben, können bei Einnahme von Backpulver so viel Kohlenstoffdioxid im Magen erzeugen, dass dieser reißt.

*Natriumbicarbonat als Paste aus zwei bis drei Teilen Backpulver und einem Teil Wasser aufgetragen, verschafft bei Insektenstichen Linderung.*[1]

Eine gesunde Bauchspeicheldrüse schüttet Natriumbicarbonat aus, um Magensäure zu neutralisieren und eine optimale pH-Umgebung für die Bauchspeicheldrüsenenzyme zu schaffen. Einige dieser Enzyme zirkulieren im Blut, um eventuell vorhandene Krebszellen zu zerstören. Zu viel Eisen kann die Fähigkeit der Bauchspeicheldrüse zur Produktion von Natriumbicarbonat beeinträchtigen und zu Insulinresistenz führen.

*Mithilfe von Testtreifen können Sie Ihren pH-Wert in den eigenen vier Wänden, schnell, leicht und bequem feststellen.*[2]

---

1 http://www.mayoclinic.org/first-aid/first-aid-insect-bites/basics/ART-20056593 (aufgerufen: Dezember 2013); http://www.wikihow.com/Get-Rid-of-Bug-Bites (aufgerufen: Dezember 2013).

2 http://www.naturalhealthschool.com/pH-balance.html (aufgerufen: Dezember 2013).

Der erste Schritt vor jeder pH-Therapie mit Backpulver besteht darin, herauszufinden, ob Ihr Körper überhaupt übersäuert ist. Sollte das der Fall sein, dann befolgen Sie die Anweisungen, um den pH-Wert so nahe wie möglich an 7,4 heranzuführen. Im gesunden Zustand sollten die Körperzellen basisch sein, bei Krankheit sinkt der pH-Wert unter 7,0 ab, in den sauren Bereich. Je saurer unsere Zellen dann werden, umso weitreichenderen Zugriff erhält die Krankheit auf unseren Körper und umso schlechter fühlen wir uns. Ein übersäuerter Körper ist verschiedenen chronischen Symptomen ausgeliefert, zum Beispiel Müdigkeitsgefühlen. Das kommt häufig bei Menschen vor, die zu viel arbeiten oder zu viel Sport treiben. Mittlerweile gilt als gesichert, dass Übersäuerung Osteoarthritis und Rheumatismus mitverursacht. In diesem Zusammenhang wird traditionellerweise sauren Lebensmitteln der Schwarze Peter zugeschoben, obwohl das Problem eher darin begründet liegt, dass es dem Körper nicht mehr einwandfrei gelingt, Säuren zu puffern. Ein gesunder Körper verträgt ohne Weiteres saure Lebensmittel.

Wir können unsere Gesundheit bewahren, indem wir uns zu 70 - 80 Prozent basisch und zu 20 - 30 Prozent sauer ernähren. Die meisten rohköstlichen Ernährungsweisen sind basenbildend. Beim gesunden Menschen liegt der pH-Wert des Blutes bei 7,365, der der Rückenmarksflüssigkeit bei 7,4 und der des Speichels ebenfalls bei 7,4. Idealerweise befindet sich der Blut-pH-Wert also im basischen und nicht im sauren Bereich.

**Wenn Sie den pH-Wert Ihres Speichels testen wollen, warten Sie nach dem Essen zwei Stunden, bevor Sie den Teststreifen benutzen.** Sammeln Sie dazu Speichel im Mund und schlucken Sie einige Male, ehe Sie etwas Speichel auf den Streifen geben. Der Teststreifen sollte sich blau verfärben und im basischen Bereich bei 7,4 liegen. Wird der Streifen nicht blau, dann vergleichen Sie die erhaltene Farbe mit der den Streifen beiliegenden Tabelle. Ist Ihr Speichel sauer (unter einem pH-Wert von 7,0), wiederholen Sie den Test nach zwei Stunden. Bei einem gesunden Menschen liegt der pH-Wert zwischen 7,5 (dunkelblau) und 7,1 (blau), also im leicht basischen Bereich. Bei 6,5 (blaugrün) beginnt der leicht saure, bei 4,5 (hellgelb) der stark saure Bereich. Die meisten Kinder bekommen das Ergebnis Dunkelblau, was einem pH-Wert von 7,5 entspricht.

Wenn Sie Ihren Urin testen wollen, beachten Sie: Schwankt der pH-Wert Ihres Urins regelmäßig zwischen 6,5 am Morgen und 7,5 am Abend, dann bewegen sich der Wert in einem gesunden Bereich. Das Blutplasma zeigt unter normalen Umständen einen leicht basischen pH-Wert zwischen 7,3 und 7,4. Beim Urin liegt der Wert tendenziell etwas niedriger, wobei ein Wert zwischen 6,8 und 7,0 noch als gesund zu betrachten ist. Der höhere Säuregrad im Urin lässt sich damit erklären, dass die Nieren ihre Arbeit verrichten und überschüssige Säuren aus dem Körper ausscheiden.

Auch ein stark übersäuerter Körper kann wieder in einen neutralen Zustand gebracht werden, wenn es ihm gelingt, überschüssige Säuren und Abfallstoffe auszuscheiden. Dieses Ziel erreicht man durch Umstellung auf eine gesunde Lebensweise. Als perfekte Diät wählt man eine basenreiche Ernährung – Rohkost, frische Obst- und Gemüsesäfte und Nahrungsergänzungen mit basischen Mineralien wie Calcium, Kalium, Magnesium, Cäsium oder Rubidium –, um den pH-Wert zu erhöhen. Der Körper kann dann Giftstoffe leichter ausscheiden und ein starkes Immunsystem aufbauen. Zur vollständigen Gesundheit benötigen wir ein chemisches Gleichgewicht – und das nicht nur im Magen, sondern in allen Körpersystemen. Auf lange Sicht erzielt man die besten Resultate mit einer inneren Reinigung, die wieder zu einem gesunden pH-Gleichgewicht führt. Unterstützend und zur Beschleunigung dieses Prozesses können wir Natriumbicarbonat einnehmen. Eine gesunde, basenreiche Ernährung kann es allerdings nicht ersetzen.

*Bei einem gesunden Menschen sollten die Körperflüssigkeiten einen pH-Wert zwischen 7,1 und 7,5 aufweisen.*[3]

Führen Sie keine Krebsbehandlung oder Behandlung anderer schwerer Krankheiten mit Natriumbicarbonat durch, ohne gleichzeitig regelmäßig den pH-Wert zu messen. Schließlich wollen wir den Körper nicht im Übermaß alkalisieren, denn das würde Gefahren heraufbeschwören, die es zu vermeiden gilt.

| | |
|---|---|
| Basen bildende Lebensmittel | stark alkalisches, ionisiertes Wasser |
| | Spinat |
| | Brokkoli |
| | Grüner Tee |
| | Kopfsalat |
| | Sellerie |
| | Äpfel |
| | Mandeln |
| | Karotten |
| | Tomaten |

3 http://www.electronichealing.co.uk/ph_paper_strips.htm (aufgerufen: Dezember 2013).

| | |
|---|---|
| | Kohl |
| Neutral wirkende Lebensmittel | normales Leitungswasser |
| Säure bildende Lebensmittel | Obstsäfte<br>die meisten Getreidearten<br>Eier<br>Fisch<br>Tee<br>gekochte Bohnen<br>Hähnchen<br>Bier<br>Zucker<br>Umkehrosmose-Wasser; destilliertes Wasser; normales, abgefülltes Wasser<br>Kaffee<br>Weißbrot<br>Rindfleisch<br>Meeresfrüchte<br>Gebäck<br>Pasta<br>Käse<br>Soda |

| Erste Anzeichen einer Übersäuerung | |
|---|---|
| Akne | Blähungen |
| Erregtheit | Sodbrennen |
| Muskelschmerzen | Durchfall |
| kalte Hände und Füße | Verstopfung |
| Schwindel | heißer Urin |
| geringes Energieniveau | stark riechender Urin |
| wandernde Gelenkschmerzen | leichte Kopfschmerzen |
| Lebensmittelallergien | rasender, keuchender Atem |
| chemische Sensitivität in Bezug auf Gerüche, Gase und Hitze | Herzrasen |

| Erste Anzeichen einer Übersäuerung | |
|---|---|
| Hyperaktivität | unregelmäßiger Herzschlag |
| Panikattacken | weißer Belag auf der Zunge |
| prämenstruelle und menstruelle Krämpfe | schwerfälliges Aufstehen am Morgen |
| prämenstruelle Nervosität oder Depression | extreme Schleimbildung im Kopfbereich (verstopfte Nase) |
| mangelnde Libido | metallischer Geschmack im Mund |

| Mittelfristige Symptome | |
|---|---|
| Fieberbläschen (Herpes I & II) | Schwellungen |
| Depression | Virusinfektionen (Erkältung, Grippe) |
| Gedächtnisverlust | Bakterieninfektionen (Staphylokokken, Streptokokken) |
| mangelnde Konzentration | Pilzinfektionen (*Candida albicans*, Fuß- oder Vaginalpilz) |
| Migränekopfschmerzen | Impotenz |
| Schlaflosigkeit | Urethritis |
| gestörter Geruchs-, Tast-, Seh- oder Hörsinn | Zystitis |
| Asthma | Infektion der Harnwege |
| Bronchitis | Gastritis |
| Heuschnupfen | Colitis |
| Ohrenschmerzen | starker Haarausfall |
| Nesselausschlag | Psoriasis |
| Endometriose | Stottern |
| Sinusitis | Taubheit oder Kribbeln |

| Symptome im fortgeschrittenen Stadium | |
|---|---|
| Morbus Crohn | Rheumatoide Arthritis |
| Schizophrenie | Myasthenia gravis |
| Lernstörungen | Sklerodermie |
| Morbus Hodgkin | Leukämie |

| Symptome im fortgeschrittenen Stadium | |
|---|---|
| systemischer Lupus erythematosus | Tuberkulose |
| Multiple Sklerose | alle Formen von Krebs |
| Sarkoidose | |

*Quelle: Baroody, T. A.: „Alkalize or Die“*[4]

## Orale Gaben von Natriumbicarbonat

Nimmt man Natriumbicarbonat oral ein, führt man rasch einen gesünderen, basischeren Zustand herbei. Um diesen Zustand zu erhalten, sollten in der Folge basenreiche Lebensmittel konsumiert werden. Natriumbicarbonat gibt dem Körper das, was dem Durchschnittsamerikaner in seiner Ernährung fehlt.

Es wird empfohlen, etwa **⅛ Teelöffel auf 250** Milliliter Wasser mit einem Spritzer Zitrone (der das Natrium durch Kalium ausgleicht) innerhalb eines Zeitraums von 24 Stunden zu trinken, jedoch nicht mehr als insgesamt 1 ½ bis 2 Teelöffel täglich zu sich zu nehmen.

## Sie benötigen wertvolles, leicht resorbierbares Magnesium

Leicht resorbierbares Magnesium (Magnesiumöl) hilft, die im Körper dringend benötigten Puffer aufzubauen. Leider geht Magnesium immer dann mit dem Urin verloren, wenn sich zu viele Säuren im Körper befinden. Wenn der pH-Wert Ihres Urins also zwischen 5,8 und 7,2 liegt, bedeutet das, dass Sie Magnesium verlieren. Eine Möglichkeit, die Speicher wieder aufzufüllen, besteht darin, ein warmes Bad mit einer oder mehreren Tassen Magnesium (Öl oder Flocken) und einer Tasse Backpulver zu nehmen. Lassen Sie warmes, nicht heißes Wasser einlaufen, besonders wenn Sie an Diabetes leiden, denn das Bad erweitert alle Blutgefäße an der Hautoberfläche und es könnte Ihnen sonst schwindelig werden, wenn Sie die Wanne wieder verlassen. Der genannte Badezusatz wird alle sauren Giftstoffe aus dem Körper ziehen und per Osmose Magnesium in den Körper einbringen – und so gelangt das puffernde, alkalische Magnesium in den Kreislauf.

4 Baroody, T. A.: „Alkalize or Die: Superior Health Through Proper Alkaline-Acid Balance, 7. Edition“ (Waynesville: Holographic Health Inc 2001).

# Oral, transdermal oder intravenös?

„Einer der ersten Patienten, die ich behandelte, war ein 11-jähriges Kind. Der Fall zeigte mir deutlich, dass ich auf dem richtigen Weg war. Das Kind hatte eine klinische Vorgeschichte (Leukämie) und lag bereits im Koma, als es gegen 11:30 Uhr morgens in die Abteilung für pädiatrische Hämatologie eingeliefert wurde. Wegen seiner Erkrankung war das Kind aus einer kleinen Stadt in Sizilien zu den Universitäten von Palermo und Neapel, und schließlich nach Rom gebracht worden, wo es mehrere chemotherapeutische Behandlungen erhalten hatte. Die Mutter erzählte mir, dass sie 15 Tage lang nicht mit ihrem Kind hatte sprechen können, weil es sich auf einer Odyssee durch die verschiedenen Krankenhäuser befand. Sie ließ mich wissen, dass sie alles dafür geben würde, die Stimme ihres Sohnes noch einmal hören zu können, ehe er sterben würde. Ich war der Auffassung, dass das Kind zum einen deshalb in einen komatösen Zustand geraten war, weil sich Pilzkolonien im Gehirn ausgebreitet hatten, und zum anderen, weil es mit hoch giftigen Methoden behandelt worden war. Ich schlussfolgerte also, dass es Hoffnung auf eine Regression der Symptome gäbe, wenn es mir gelänge, die Kolonien mit Natriumbicarbonat abzutöten und gleichzeitig das Gehirn mittels intravenös verabreichter Glukose zu nähren und zu entgiften.

Und genau auf diese Weise hatten wir Erfolg. Dem Kind wurden Dauerinfusionen aus Bicarbonat und Glukoselösung verabreicht, und als ich um 7 Uhr abends an die Universität zurückkehrte, sprach das Kind bereits mit seiner Mutter, die in Tränen aufgelöst war.“[5]

*Dr. Simoncini*

Mich hat die Arbeit von Dr. Tullio Simoncini wirklich beeindruckt. Viele Menschen reiten jedoch auf der Tatsache herum, dass er seine Zulassung verloren hat, und dass einige Patienten durch seine Behandlungen gestorben sind. Kennt jemand vielleicht irgendeinen Onkologen oder Alternativmedizi-

5 http://tinyurl.com/yvxuq5 (aufgerufen: Dezember 2013).

ner, der mit Krebspatienten arbeitet und noch nie einen Patienten an den Tod verloren hat? Die Menschen vergessen allzu leicht, dass mit Krebs zu arbeiten bedeutet, sich im Bereich zwischen Leben und Tod zu bewegen.

Ich habe Dr. Simoncini nie persönlich kennen gelernt, aber meine Mitarbeiterin, die Krankenschwester Claudia French ist ihm begegnet. Sie attestiert ihm einen noblen Charakter. Aber natürlich gibt es einem zu denken, wenn Menschen über die Kosten klagen, die sich für eine Behandlung in Rom meiner Schätzung nach auf etwa 20.000 Dollar belaufen. Ich schlage in diesem Buch die orale und transdermale Anwendung von Backpulver vor. Eine solche Behandlung wird in der Regel mit nicht mehr als 50 Euro zu Buche schlagen. Darin eingerechnet sind bereits großzügige Mengen für Anwendung in Bädern. Wenn eine so preisgünstige Behandlung nichts bringen würde, könnten wir das verstehen. Doch das ist keineswegs der Fall.

Der Onkologe Simoncini ist der Begründer der Krebsbehandlung durch Bicarbonat. Seiner festen Überzeugung nach können bestimmte Krebsarten durch orale Gaben therapiert werden. Doch er empfiehlt teure und schwer zugängliche medizinische Verfahren – sprich: solche, die nur wenige Ärzte anwenden wollen, beispielsweise das Setzen von Kathetern –, oder die intravenöse Verabreichung, um das Bicarbonat so nahe wie möglich an den jeweiligen Tumor heranzuführen. Solche Verfahren sind mit Risiken behaftet. Eine fünfprozentige, direkt in den Blutkreislauf eingeleitete Lösung verursacht Probleme bezüglich des Zeta-Potentials des Blutes.

Dr. Simoncini hat nie wirklich eingesehen, dass bei einer oralen Einnahme der pH-Wert im ganzen Körper drastisch erhöht wird und diese Veränderung alle Gewebe, also auch das Gehirn und die Knochen erreicht. Er hat nicht begriffen, dass die orale Verabreichung tatsächlich die überlegenere Behandlungsmethode für Krebs darstellt. **Der höhere pH-Wert und die bessere Sauerstoffversorgung können 24 Stunden am Tag aufrechterhalten werden. Das laugt Tumoren und auch einzelne Krebszellen aus, ganz egal, wo sie sich befinden.** Daher ist Backpulver das Erste, was man zur Behandlung von Krebs und Nierenerkrankungen einsetzen sollte; aber Achtung: stets in Verbindung mit Magnesiumchlorid, Jod und einigen anderen wichtigen Dingen, zum Beispiel dem Feind aller Hautärzte – der Sonne!

*Drastische Manipulationen des pH-Wertes im Blut sind riskant, weil der pH-Wert ebenso wie der Magnesiumspiegel innerhalb eines engen Spielraums manövriert werden muss. Die kleinste Veränderung eines der beiden Blutwerte kann zu einem Herzstillstand führen.*

Zwischen der oralen beziehungsweise transdermalen Behandlung mit Bicarbonat und der Verabreichung mittels Katheter oder intravenöser Infusion besteht ein gewaltiger Preisunterschied. Ich persönlich kenne nur wenige Menschen, die es sich leisten können, für eine Behandlung nach Rom oder sonst wohin zu fliegen. **Für Millionen von Menschen, die sich keine teure Therapie leisten können, stellt dieser Kostenfaktor also faktisch eine Frage von Leben oder Tod dar.** Ich verstehe nicht, warum Dr. Simoncini dieses Thema nicht anspricht. Wenn eine Behandlungsform kaum verfügbar ist oder nur von wenigen Ärzten angewendet wird – die sich dafür auch noch oftmals verstecken, weil sie Verfolgung befürchten müssen –, haben wir es nicht mit einer medizinischen Methode zu tun, die sich kurz- oder langfristig als hilfreich erweisen wird.

Als Direktor der International Medical Veritas Association vertrete ich die Auffassung, dass man die Bicarbonatkarte auch oral ausspielen und mit allopathischer Naturmedizin unterstützen sollte.

Vielen Ärzten ist es rechtlich nicht erlaubt, Krebs mit Bicarbonat zu behandeln, wenn sie nicht auch die Chemogifte hinzufügen. Doch Allgemeinärzte, die nicht an diesen Wahnsinn gebunden sind, können auf jeden Fall das saure Milieu behandeln, das immer mit der von uns als Krebs bezeichneten Erkrankung einhergeht. Es ist beinahe unmöglich, einen Arzt zu finden, der über das entsprechende Wissen verfügt und bereit ist, seinen Krebspatienten Bicarbonat intravenös zu verabreichen.

Menschen, die eine orale oder transdermale Anwendung in Erwägung ziehen, rate ich, mein Buch genau zu lesen, damit sie sich darüber im Klaren sind, was sie tun. Wir können unsere eigenen Medizinfrauen und Medizinmänner werden, aber dazu wir müssen gut informiert sein und Vorsicht walten lassen.

Obwohl wir bereits wissen, dass Simoncini meint, die orale Einnahme von Natriumbicarbonat wäre bei Krebs, speziell bei Mund-, Speiseröhren- und Magenkrebs, ineffektiv, hat sich noch niemand die Mühe gemacht, die systemische Wirkung der oralen Bicarbonateinnahme zu untersuchen. Jeder Krebspatient sollte ebenso wie jeder Therapeut wissen, dass man mit oral eingenommenem Natriumbicarbonat eine drastische Verschiebung des Körper-pH-Wertes in den basischen Bereich erreichen kann. Die Wirkung ist so stark, dass Athleten einen deutlichen Unterschied beim Atmen bemerken, wenn aufgrund der Neutralisierung vieler Säuren immer mehr Sauerstoff – und damit einhergehend auch $CO_2$ – durch ihren Blutkreislauf transportiert wird.[6] Bei

6 „Bei der Aufspaltung von Glukose oder Glykogen entstehen Laktat und Wasserstoffionen – und zwar im Verhältnis von einem Laktatmolekül zu einem Wasserstoffion. Es sind diese Wasserstoffi-

Menschen, die bei intensiver körperlicher Anstrengung zu Atembeschwerden neigen, kann der Unterschied verblüffend sein.[7] Wir sollten die orale Bicarbonateinnahme als Krebstherapie also sehr ernst nehmen, unabhängig davon, welche Behandlung wir sonst noch vornehmen.

Der größte Vorteil der oralen Bicarbonateinnahme besteht darin, dass man während seiner gesamten Wachstunden bestimmte Dosen zu sich nehmen und innerhalb von etwa zehn Tagen einen vollständigen Behandlungszyklus durchlaufen kann. Mithilfe dieser Methode kann jeder Mensch seinen pH-Wert erhöhen und alle Zellen in sehr hohem Maße sättigen. Damit unterscheidet sich diese Vorgehensweise von Dr. Simoncinis Ansatz, der ausschließlich den Weg über das Blut wählt und deshalb den pH-Wert nur innerhalb der engmaschigen Blutparameter verändern kann.

Mithilfe von Teststreifen lässt sich ganz leicht feststellen, wie hoch der pH-Wert durch die Bicarbonateinnahme bereits gestiegen ist. Man kann bis zu zehn Tage ohne Pause therapieren und so das optimale, krebsfeindliche pH-Niveau konstant halten. Liegt der pH-Wert leicht über 7,4, werden Krebszellen inaktiv. Bei 8,0 sterben sie ab, während gesunde Zellen gedeihen. Krebs scheint in einer hoch sauren Umgebung nur sehr langsam zu wachsen, vermutlich führen die Säuren dazu, dass sich die Krebszellen teilweise selbst zerstören. Das mag eine Erklärung dafür sein, dass es vorkommen kann, dass der Krebs sein Wachstum zunächst beschleunigt, wenn der Körper auf dem Weg zu einem gesunden pH-Wert allmählich basischer wird. Die erste Etappe ist gewonnen, wenn der Krebs bei einem Wert von etwas über 7,4 inaktiv wird. Deshalb **ist es wichtig, den pH-Wert rasch auf 7,4 und sodann den pH-Wert des Urins auf 8,0 zu bringen**.

Kombiniert man dabei Natrium- und Kaliumbicarbonat – Meerwasser ist ein guter Lieferant für die beiden sich gegenseitig verstärkenden Substanzen –, so treibt man gleichzeitig den Kohlenstoffdioxidspiegel in die Höhe, was wiederum die Sauerstoffversorgung und die Zellspannung verbessert; das ist ein Zusammenhang, über den noch nicht viele Menschen Bescheid wissen.

---

onen, nicht das Laktat, welche den Muskel übersäuern und die Muskelfunktion letztendlich zum Erliegen bringen. Je höher die Konzentration der Wasserstoffionen steigt, umso saurer werden Blut und Muskeln. In dieser sauren Umgebung finden Enzymaktivität und Glukoseaufspaltung nur noch verlangsamt statt. Übersäuerte Muskeln beeinträchtigten die in ihnen befindlichen Nervenenden und erzeugen Schmerzen und zunehmende Reizungen des Zentralnervensystems. Der betroffene Athlet fühlt sich vielleicht desorientiert oder hat mit Übelkeit zu kämpfen." – http://home.online.no/~aproteas/contents/no/d132.html (aufgerufen: Dezember 2013).

7 „Bicarbonat puffert die Säuren im Blut und zieht dabei immer mehr der im Muskel erzeugten Säuren ins Blut. Dadurch sinkt der Säurespiegel im Muskel wieder ab." – http://tinyurl.com/l9w63ra (aufgerufen: Dezember 2013).

Wie schon erwähnt: Die beste Richtschnur für die Dosierung von Natriumbicarbonat liefern die pH-Werte von Urin und Speichel. Diese bestimmt man am bestens morgens oder, wenn Krebs oder andere schwere Krankheiten mit hohen Dosen behandelt werden, auch mehrmals täglich. Dazu benötigt man nur die entsprechenden, bereits oft genannten und preiswert erhältlichen Papier-Teststreifen. Die Bicarbonatkonzentration im Plasma steigt nach oraler Einnahme definitiv an. Als wichtigste Effekte zeigen sich eine Veränderung des Säure-Basen-Verhältnisses sowie des Blut-pH-Wertes und der Bicarbonatkonzentration in den biologischen Flüssigkeiten.[8]

Um eine klare Vorstellung davon zu bekommen, wie eine orale Bicarbonatbehandlung aussehen sollte, empfiehlt es sich zu lesen, was Dr. Simoncini über die intravenöse Bicarbonattherapie zu sagen hat.

> „Die Behandlung mit Natriumbicarbonat ist harmlos, schnell und wirksam, weil die Substanz extrem diffusionsfähig ist. Eine Bicarbonattherapie gegen Krebs sollte mit einer starken Dosis beginnen und ohne Unterbrechung in unmittelbar aufeinanderfolgenden Zyklen durchgeführt werden. Um die Zerstörungsarbeit leisten zu können, sollte die Behandlung von Anfang bis Ende ohne Unterbrechung während eines Zeitraums von mindestens sieben bis acht Tagen fortgesetzt werden. Im Allgemeinen wird eine Geschwulst von zwei bis vier Zentimetern Dicke vom dritten bis zum vierten Tag kontinuierlich schrumpfen, um dann vom vierten bis zum fünften Tag vollständig zu zerfallen."[9]

Natriumbicarbonat kann in oralen Dosen von **½ Teelöffel in 125 Milliliter Wasser gelöst alle zwei Stunden** verabreicht werden, um Schmerzen oder Magen-Darm-Beschwerden zu lindern, **jedoch nicht öfter als sieben Mal pro Tag**. Dieses Grundrezept finden wird auf jeder Packung des Backpulvers von Arm & Hammer, das in jedem Supermarkt der Vereinigten Staaten erhältlich ist.

Hier die genaue Anleitung, die dort zu lesen steht:

> „Geben Sie alle zwei Stunden ½ Teelöffel in ein halbes Glas Wassers (125 Milliliter) oder verfahren Sie nach Anweisung Ihres Arztes. Warten Sie, bis sich das Backpulver vollständig aufgelöst hat. Achten Sie auf die genaue Dosierung von ½ Teelöffel.

8 http://www.mgwater.com/bicarb.shtml (aufgerufen: Dezember 2013).
9 http://tinyurl.com/nrc544y (aufgerufen: Dezember 2013).

Nehmen Sie in einem Zeitraum von 24 Stunden nicht mehr als die folgende Gesamtmenge zu sich:

- Sieben ½ Teelöffel
- Drei ½ Teelöffel, wenn Sie über 60 Jahre alt sind.

Nehmen Sie die Höchstdosis maximal über einen Zeitraum von zwei Wochen ein.

*Zusatzinformation*:

½ Teelöffel enthält 616 Milligramm Natrium.“[10]

Dr. Parhatsathid Nabadalung weiß mehr über die Verwendung von Natriumbicarbonat als irgendjemand sonst. Er meint:

„Die **günstigste Einnahmezeit** ist dann, wenn der pH-Wert den sauersten Stand erreicht, und das ist **nachts**. Am besten erfolgt die Einnahme, wenn der pH-Wert [des Urins] etwa 5,6 - 5,9 beträgt. Sinkt er jedoch unter diesen Wert ab, dann bedarf es einer etwas stärkeren Alkalisierung. In einem solchen Fall verwende ich eine Mischung aus Kaliumcarbonat, Kaliumbicarbonat und Natriumbicarbonat. Wenn Sie diese Stoffe in Kombination zu sich nehmen, werden sich die pH-Werte Ihres Speichels und Ihres Urins einander annähern. Als normale Dosis empfehle ich **½ Teelöffel Kaliumbicarbonat und ½ - 1 Teelöffel Natriumbicarbonat**, doch **wenn mein pH-Wert im stark sauren Bereich liegt**, füge ich **noch ⅛ Teelöffel Kaliumcarbonat** hinzu.“

Dr. Nabadalung begann schon im Jahr 1969 mit der Einnahme von Backpulver, um sich von Erkältungen sowie diversen anderen Krankheiten, einschließlich Krebs, zu kurieren. In den 1970er Jahren wiederum behandelte Dr. Reams Tausende von Krebspatienten mit der Zitronen-Rezeptur,[11] mit dem er Veränderungen des körperlichen Grundmilieus erzielte. Dr. Nabadalung verwendet für seine Alkalisierungsformel Zitrate, Carbonate, Bicarbonate, Kalium, Natrium und Magnesium.

10 http://tinyurl.com/kpnv2bs (aufgerufen: Dezember 2013).

11 Eine Zitrone-Bicarbonat-Rezeptur finden Sie auch in diesem Buch.

## Bäder mit Bicarbonat

Jahrhundertelang bildeten medizinische Bäder den Kern einer jeden Behandlung von Psoriasis. Auch heute noch, in einer Zeit, in der hochkomplexe Behandlungsmethoden zur Verfügung stehen, wird anerkannt, dass Salz vom Toten Meer und Quellwasser hervorragende Dienste leisten, wenn es darum geht, eine Psoriasis in Schach zu halten. Um die Wirksamkeit von Natriumbicarbonat in Bädern für Psoriasis-Patienten statistisch zu erfassen, wurde eine Studie mit 31 Fällen leichter Psoriasis durchgeführt. Nahezu alle Patienten, die $NaHCO_3$ verwendeten, berichteten von statistisch signifikanten Verbesserungen. Die $NaHCO_3$-Bäder verringerten Jucken und Hautirritationen, sodass viele Patienten, die eine wohltuende Wirkung auf ihre Psoriasis verspürt hatten, auch noch mit $NaHCO_3$ badeten, als die Studie abgeschlossen war.[12] Die Patienten kombinierten dies mit einer transdermalen Magnesiumtherapie; ein Patient wurde vollständig von seiner Psoriasis befreit.

## Einläufe mit Bicarbonat

Den folgenden Bericht erhielt ich von einem meiner Patienten aus Hawaii:

> „Ich habe gerade Ihr Material nochmals studiert und finde, es ist an der Zeit, noch weiter mit Ihren Behandlungsvorschlägen zu experimentieren. Mir ging es in letzter Zeit gar nicht gut. Ich hatte eine Staphylokokkeninfektion mit Blasen an vielen Körperstellen. Schnitte oder Wunden heilten nicht richtig und eiterten. Die betreffenden Stellen schmerzten sehr. Auf der linken Seite spürte ich eine Verhärtung im Dickdarm, einige Zentimeter links meines Nabels. Dieses Symptom hatte ich schon seit Jahren, doch jetzt schien es sich zu verschlimmern. Ich hatte kaum Stuhlgang. Sogar Einläufe reinigten offenbar nur die untersten Zentimeter und es gelang mir nicht, Wasser weiter als bis zu dem blockierten Bereich zu bringen.

12 Verdolini, R. (u.a.): „Old Fashioned Sodium Bicarbonate Baths for the Treatment of Psoriasis in the Era of Futuristic Biologics: An Old Ally to Be Rescued“ in *J Dermatolog Treat*, 2005, 15(1):26-30.

Ich fing an, Einläufe mit Backpulver zu machen und es wirkte Wunder – ich hatte eine enorme Menge Stuhlgang und es ging ganz leicht. Mit einigen Teelöffeln bis zu einer Tasse Bicarbonat pro Viertelliter erzielte ich die besten Ergebnisse. Als ich das Backpulver mit warmem Wasser verwendete, geriet wirklich etwas in Bewegung. Was für eine Erleichterung!“

## Krebstherapie mit Bicarbonat und Ahornsirup, Honig oder Rohrzuckermelasse

Wenn jemand erwägt, Bicarbonat zu sich zu nehmen, stellt sich ihm die Frage, ob er es mit Ahornsirup, Melasse, Honig, einfachem Wasser oder gar mit Zitronensaft kombinieren soll. Diese Frage ist gerade bei Krebspatienten wichtig, denn ihre Zellen lechzen nach Glukose. Der Zucker kann also möglicherweise wie ein Trojanisches Pferd benutzt werden, das die Krebszellen dazu bringt, ihre Mäuler weit aufzureißen. So kann Sauerstoff leichter eindringen.

Bill Henderson, Autor des Buches „Cancer-Free, Your Guide to Gentle, Non-toxic Healing“[13] plädiert für das folgende Rezept: Man vermische **drei Teile Grad-B-Ahornsirup** mit **einem Teil Backpulver** und erwärme die Mischung einige Minuten lang bei niedriger Temperatur. Sobald das Backpulver zu schäumen beginnt, nehme man das Ganze vom Herd und stelle es in den Kühlschrank. **Zweimal täglich** rühre man die Mischung um (die Teilchen setzen sich ab) und nehme einen **Teelöffel** davon zu sich. Das Resultat sei normaler, leichter Stuhlgang. **Er empfiehlt, die Mischung zwei Mal, gelegentlich drei Mal täglich einzunehmen.**

Einem Mann gelang es, sich von immer wiederkehrenden Blasenentzündungen zu befreien. Er hatte buchstäblich schon Tausende von US-Dollar für Ärzte ausgegeben, die ihn wieder und wieder untersucht hatten, ohne irgendeine Störung feststellen zu können. Er ließ CT-, MRT- und andere Tests durchführen, und nahm monatelang Antibiotika ein – was keinen oder nur mäßigen Erfolg brachte. Der Mann suchte auch einen sehr teuren Naturheilkundler auf, kam aber auch damit nicht voran. Schließlich lernte er eine Frau kennen, die ein ernstes Gesundheitsproblem innerhalb weniger Wochen mit individuell

13 Henderson, B.: „Cancer-Free: Your Guide to Gentle, Non-Toxic Healing, 4. Edition“ (Banger: Booklocker.com, 2007).

abgestimmten Dosen von Backpulver kuriert hatte. Also probierte er es auch einmal aus.[14] Der Mann löste einen Teelöffel Backpulver in einem Glas Wasser auf, trank es und nahm danach noch ein weiteres Glas Wasser zu sich. Das wiederholte er in der ersten Woche drei Mal, in der zweiten Woche zwei Mal und in der dritten Woche einmal am Tag. Seither nimmt er ein oder zwei Mal täglich eine Dosis ein, um den Erfolg zu stabilisieren. Bis zwei Monate, nachdem die Therapie angefangen hatte – das ist mein aktueller Stand –, kehrten die Blasenentzündungen nicht mehr zurück.

Meine Form der Bicarbonattherapie ähnelt im Prinzip der Insulin-Potenzierten Therapie (IPT). Bei einer IPT-Behandlung erhält ein fastender Patient gerade so viel Insulin, dass sein Blutzuckerspiegel auf 50 mg/dl absinkt. Gesunde Menschen erfahren bei Zuckerkonsum einen Anstieg ihres Insulinspiegels, damit der Zucker in die Zellen transportiert werden kann. Bei der IPT-Behandlung injiziert man Insulin, um den Zucker aus dem Blut zu ziehen. Sobald der Blutzuckerspiegel auf den niedrigst möglichen Wert gesunken ist, spritzt man ein toxisches (Chemo-)Medikament in geringer Dosierung. Es heißt, dass die Zellrezeptoren bei einem solchen Zuckerniedrigstand am empfänglichsten sind und Medikamente rascher und in größeren Mengen aufnehmen.

Mit meiner Bicarbonat-Ahornsirup-Therapie beschreite ich den umgekehrten Weg wie die IPT. Wie auch Dr. Simoncini bestätigt, saugen Krebszellen Zucker förmlich in sich auf. Wenn Sie ihnen also bewusst reichlich Zucker geben, schicken Sie ihnen ein Trojanisches Pferd. Der Zucker wird keineswegs das weitere Wachstum der Krebszellen begünstigen, denn das Backpulver bereitet den Zellen den Garaus, ehe sie die Chance haben zu wachsen. Anstatt das Insulin künstlich zu manipulieren und den Blutzuckerspiegel gewaltsam nach unten zu drücken, um dann toxische Chemosubstanzen einzuschleusen, kombinieren wir Zucker mit Bicarbonat und bieten den Krebszellen diese Mischung an. Anfangs werden sie dieses Geschenk lieben, aber nicht für lange!

Für diese Behandlung, über die erstmals auf der Website CancerTutor.com[15] berichtet wurde, benötigen wir Backpulver und hundertprozentigen Ahornsirup – möglich sind auch Rohrzuckermelasse und Honig. Wenn wir diese Kombination „vorsichtig" erwärmen, vermischen sich der Ahornsirup und das Backpulver, jedoch ohne sich fest zu verbinden. Der Ahornsirup visiert die Krebszellen an, die 15 Mal so viel Glukose konsumieren wie normale Zellen,

14 An die jeweils vorgeschriebene Dosierung sollte man sich genau halten, denn zu viel Backpulver kann zu Alkalose, d. h. einem zu hohen Blut-pH-Wert führen.

15 http://www.cancertutor.com (aufgerufen: Dezember 2013).

und das Backpulver, das vom Ahornsirup mit in die Zellen geschleppt wird, sorgt als stark basische Kraft für eine rasche Veränderung des pH-Wertes. Es tötet so die Zellen.

Für die genannte Formel

- mischen Sie einen Teil Backpulver mit drei Teilen (reinem, hundertprozentigem) Ahornsirup in einem kleinen Kochtopf,
- dann rühren Sie die Mischung gut um und lassen sie fünf Minuten lang köcheln, während Sie weiterhin rühren.

Nehmen Sie davon, wie auf der Seite CancerTutor.com empfohlen, einen Teelöffel täglich. Wenn Sie Rohrzuckermelasse oder Honig verwenden, brauchen Sie die Mischung nicht zu erwärmen.

Theoretisch dürfte das so vonstatten gehen: Zunächst einmal kommt es zu einem aktiven Transport des Bicarbonats. Wenn die Zellen sich für den Zucker öffnen, ändert sich die Permeabilität der Zellwände. Es ist nun nicht einmal das Bicarbonat selbst, das diese gefährlichen Zellen vergiftet. Vielmehr sind es die Veränderungen des pH-Wertes und der Sauerstoff- und Kohlenstoffdioxidspiegel, die den Umschwung herbeiführen.

Wie auch immer das Ganze aber theoretisch ablaufen mag: Die Patientenberichte, die die Wirksamkeit dieser einfachen Kombination bestätigen, lassen sich nicht leugnen.

> „Es gibt keinen Tumor auf Gottes grüner Erde, dem man nicht mit ein wenig Backpulver und Ahornsirup den Garaus machen könnte.“[16]

So lautet die erstaunliche Behauptung des umstrittenen Volksheilkundigen Jim Kelmun, der erklärt, dass dieses einfache Hausmittel das tödliche Wachstum von Krebsgeschwüren aufhalten und rückgängig machen kann. Seine loyalen Patienten schwören auf diesen Mann, den sie liebevoll Dr. Jim nennen und als Wunderheiler bezeichnen.

> „Dr. Jim heilte mich von Lungenkrebs“,

erklärt der Bauer Ian Roadhouse und fährt fort:

> „Die anderen Ärzte hatten mir erklärt, dass ich ein Todgeweihter sei und nur noch weniger als sechs Monate zu leben hätte. Doch der Doc gab mir diese Mischung, und nach ein paar Monaten war der Krebs verschwunden. Auf dem Röntgenbild war nichts mehr zu erkennen.“

16 http://tinyurl.com/3kxzbs (aufgerufen: Dezember 2013).

Kelmun entdeckte diese Behandlungsmethode zufällig irgendwann in der Mitte des letzten Jahrhunderts, als er eine von Brustkrebs heimgesuchte Familie behandelte. Von den fünf Schwestern in der Familie waren vier an Brustkrebs erkrankt oder gestorben. Er fragte die noch lebende Schwester, ob sie sich in irgendeiner Weise anders ernährte als die anderen Schwestern und sie erzählte ihm, dass sie eine Vorliebe für Ahornsirup mit Backpulver habe. Seit dieser Zeit gab Kelmun, wie eine Zeitung aus Ashville in North Carolina berichtete, dieses Rezept an über 200 Menschen weiter, bei denen Krebs im Endstadium diagnostiziert worden war. Er behauptete, dass nahezu die Hälfte dieser Patienten sich erstaunlicherweise vollständig von ihrer Krankheit erholt hatten.

Es ist sehr wichtig, darauf zu achten, dass das Backpulver kein Aluminium enthält. Um sicherzugehen, kann man ein Produkt wählen, auf dem ausdrücklich vermerkt ist, dass es weder Aluminium noch sonstige Chemikalien enthält. Eine IPT-Behandlung sorgt dafür, dass die Zellmembranen ihre Durchlässigkeit erhöhen und dadurch größere Mengen des Medikaments in die Zellen gelangen können. Das Ziel der IPT-Methode ist, Krebsmedikamente in geringerer Dosierung verabreichen zu können als allgemein üblich. So wird den normalen Zellen weniger Schaden zugefügt, während die tödliche toxische Konzentration in den Krebszellen ansteigt. Beide Ansätze, die IPT-Methode wie die Bicarbonat-Ahornsirup-Therapie, machen sich den exorbitant schnellen Wachstumsmechanismus der Krebszellen zunutze, um gegen sie vorzugehen.

Kelmun hatte keinerlei Kontakt mit Dr. Simoncini und wusste, als er auf seine Therapiemethode stieß, nicht, dass dieser als einziger Onkologe weltweit auf die Kombination von Zucker und Bicarbonat setzt. Denn auch Dr. Simoncini weist seine Patienten an, während der Behandlungen deutlich mehr Zucker zu sich zu nehmen als üblich.

## Rohrzuckermelasse

Rohrzuckermelasse ist ein gesundes Süßungsmittel. Im Gegensatz zu raffiniertem weißem Zucker oder Maissirup, denen man nur die einfachen Kohlenhydrate belässt, wird sie nicht aller ihrer Nährstoffe beraubt. Sie lässt sich nicht mit künstlichen Süßstoffen wie Saccharin oder Aspartam vergleichen, die nicht nur keinerlei nützliche Nährstoffe bereitstellen, sondern bei empfindlichen Menschen obendrein noch gesundheitliche Probleme verursachen können. Rohrzuckermelasse süßt auf gesunde Weise und enthält erhebliche Mengen an verschiedenen gesundheitsfördernden Mineralien.

Auf der Website Earthclinic.com steht zu lesen:

> „Dank des wunderbaren Feedbacks in den letzten acht Jahren machte Rohrzuckermelasse Schlagzeilen als eines der besten Hausmittel, die es gibt! In ihren E-Mails schreiben uns die Leser, dass sie mit Rohrzuckermelasse krebsartige und fibröse Tumoren, Nervosität, Verstopfung, Ödeme, Herzrasen, Anämie, arthritische Schmerzen, Gelenkschmerzen und Akne heilten, um nur einige wenige Krankheiten zu nennen.“[17]

In der traditionellen chinesischen Medizin geht man davon aus, dass Rohrzuckermelasse bei Mangelzuständen tonisieren, die Milz stärken, die Lungen befeuchten, Husten kurieren, Magen- und Darmschmerzen lindern und allgemeinem Chi-Mangel abhelfen kann. Rohrzuckermelasse stärkt den Menschen. Wenn wir uns ihr Nährstoffprofil ansehen, verstehen wir auch warum.

**Nährstoffe in Rohrzuckermelasse**

| 2 Teelöffel (13,67 Gramm) | Tagesbedarf (%) |
|---|---|
| Mangan | 18 |
| Kupfer | 14 |
| Eisen | 13,2 |
| Calcium | 11,7 |
| Kalium | 9,7 |
| Magnesium | 7,3 |
| Vitamin $B_6$ (Pyridoxin) | 5 |
| Selen | 3,4 |
| Kalorien (32) | 1 |

*Quelle: Whfoods.com*[18]

Rohrzuckermelasse liefert reichlich Calcium. Und das ist eines der für den Körper wichtigsten Mineralien; es spielt eine Rolle bei einer Reihe lebenswichtiger physiologischer Prozesse. Dazu gehören die Kontraktionsfähigkeit des Herzens und anderer Muskeln, die Blutgerinnung, die Leitung von Nervenim-

---

17 http://www.earthclinic.com/Remedies/molasses.html (aufgerufen: Dezember 2013).

18 http://tinyurl.com/lzwtzac (aufgerufen: Dezember 2013). Das ist eine ausgezeichnete Seite über Rohrzuckermelasse (in englischer Sprache).

pulsen ins Gehirn und von ihm weg, die Regulierung der Enzymaktivität und die Funktionen der Zellmembranen. Außerdem dient die Rohrzuckermelasse auch als ausgezeichnete Quelle für Kupfer, Mangan, Kalium und sogar Magnesium.

Rohrzuckermelasse liefert nicht nur rasch verwertbare Kohlenhydrate, sondern erhöht auch die Energie, indem sie die Eisendepots wieder auffüllt. Schwangere Frauen werden sie lieben, weil sie ihnen das notwendige Eisen liefert, ohne sie mit Verstopfungsproblemen zu belasten, wie Eisenpräparate sie oft auslösen. Man kann Rohrzuckermelasse morgens in den Haferbrei geben oder seine Säfte damit süßen. Im Vergleich zu rotem Fleisch, einer wohlbekannten Quelle für Eisen, liefert Rohrzuckermelasse mehr Eisen mit weniger Kalorien und ist vollkommen fettfrei. Eisen bildet einen wesentlichen Bestandteil des Hämoglobins, das den Sauerstoff aus den Lungen in alle Körperzellen transportiert. Auch die wesentlichen Enzymsysteme benötigen Eisen für ihre Energieproduktion und ihren Stoffwechsel. Kinder und Heranwachsende brauchen ebenfalls ausreichende Mengen an Eisen. **Zwei Teelöffel Rohrzuckermelasse liefern auf süße Weise 13,3 Prozent des empfohlenen täglichen Eisenbedarfs.**

Wer also für die Bicarbonat-Krebstherapie Rohrzuckermelasse anstelle von Ahornsirup verwenden möchte, trifft eine ausgezeichnete Wahl. Meines Erachtens braucht man die beiden Substanzen auch nicht zusammen aufzukochen. Ebenso wenig halte ich das übrigens bei Ahornsirup für zwingend notwendig. Man sollte hier seinen eigenen Stil im Umgang mit der Auswahl und Anwendung dieser einfachen Rezepte finden. Es gibt auf der Welt auch ein paar ausgezeichnete Honigsorten, die man verwenden kann, und wenn man nicht so sehr auf Süßes aus ist, kann man Bicarbonat auch einfach mit Wasser – mit einem optionalen Spritzer Zitrone – einnehmen.

Will man es ganz rein angehen, kann man auch destilliertes Wasser verwenden. Es eignet sich hervorragend zur Behandlung von Krankheiten, wenn man ihm Bicarbonat und etwas reines Magnesiumchlorid zufügt, um es anzureichern und zu härten. Man könnte zusätzlich etwas Natriumthiosulfat beigeben. Wenn wir solches Wasser zur Medizin machen, bringt uns das zahlreiche Vorteile, auf die wir andernfalls wegen der Verschmutzungen in Luft und Wasser verzichten müssten.

Viele Menschen fragen mich, welche Dosis man zur Gesunderhaltung beziehungsweise zur Krebsprävention wählen soll. Das variiert von Fall zu Fall, doch könnte man allgemein sagen, dass **ein Teelöffel auf zwei Einnahmedosen verteilt** als Standard gilt. Trotzdem sollte man den pH-Wert messen und sich davon leiten lassen. Natriumbicarbonat ist kein Ersatz für eine basenreiche

Ernährung und ebenso wenig für körperliche Bewegung und richtiges Atmen, die jeweils den Kohlenstoffdioxid- und damit auch den Sauerstoffspiegel eines Menschen erhöhen.

# Bicarbonat-Rezepturen[19]

*Wenn Sie Ihren Körper alkalisieren wollen, können Sie unter verschiedenen Behandlungsansätze auswählen, die alle ihre Vor- und Nachteile haben.*

## 1. Die Zitrone-Bicarbonat-Rezeptur

Mit dieser einfachen Rezeptur können Sie viele biologische Parameter wie pH-Wert, Redoxpotential (ORP), Phosphate, Bicarbonate und Antioxidantien von Vitamin C normalisieren. Dieses Wasser kann Wunder wirken.

- Geben Sie zu einer frisch ausgepressten Zitrone nach und nach Backpulver, bis das Schäumen aufhört.
- Gießen Sie ein halbes Glas Wasser dazu.

Sie können diese Mischung zwei Mal pro Tag zu sich nehmen, einmal morgens und einmal abends vor dem Schlafengehen, jeweils auf nüchternen Magen.

Mit Zitronen lassen sich pH-Wert und Alkalität auf wunderbar sanfte Weise wiederherstellen. Zitronensaft selbst ist sauer, seine Rückstände sind jedoch basisch. Wenn Sie Zitronensaft trinken, neutralisieren Sie die Säuren in Ihrem Körper und sorgen für ein alkalisches Milieu.

Man weiß, dass Zitronen die Reinigung des Körpers unterstützen und ihn von chemischen und diätetischen Giften befreien, das Immunsystem stärken und ganz allgemein der Gesundheit zuträglich sind. Die als *Master Cleanse* bekannte Entgiftungsmethode basiert auf Zitronen.

Zwar darf man von Zitronen keine Wunder erwarten, doch wer sein pH-Gleichgewicht auf sanfte, langsame Weise wiederherstellen möchte, ist gut mit ihnen bedient.

---

19 http://www.earthclinic.com/Remedies/alkalizing_formulas.html (aufgerufen: Dezember 2013). Die Rezepturen stammen von Dr. Parhatsathid Nabadalung („Ted").

**Empfehlung**: Trinken Sie jeden Morgen auf nüchternen Magen (mindestens zehn Minuten vor der ersten Mahlzeit) ein Glas warmes oder kaltes Wasser mit dem Saft einer halben Zitrone, um Ihr pH-Gleichgewicht wiederherzustellen und Ihre Verdauung zu verbessern. Wenn Sie Salate zubereiten, ersetzen Sie Dressing, Wein oder Essig durch frisch gepressten Zitronensaft. Die meisten Essigsorten, mit Ausnahme von Apfelessig, bilden nämlich saure Rückstände.

## 2. Die Limone-Bicarbonat-Rezeptur

Man ersetze in der Rezeptur Zitrone durch Limone. In Bangkok arbeitete Dr. Nabadalung mit der Limonenrezeptur. Dank ihrer Hilfe normalisierten sich viele der gemessenen biologischen Parameter. In Bangkok gab es damals keine Zitronen, also verwendeten sie einfach Limonen.

- Geben Sie zu einer frisch ausgepressten Limone nach und nach Backpulver, bis das Schäumen aufhört.
- Gießen Sie ein halbes Glas Wasser dazu.

Sie können diese Mischung zwei Mal pro Tag zu sich nehmen, einmal morgens und einmal abends vor dem Schlafengehen, jeweils auf nüchternen Magen.

**Hinweis**: Die Zitronensaft- und Limonensaft-Rezepturen eignen sich auch für Menschen, die befürchten, eine Natriumretention zu bekommen. Da Zitrone ohnehin reichlich Kalium enthält, führt die Zugabe von Natrium zur Säureneutralisierung nebenbei auch noch zu einem Natrium-Kalium-Gleichgewicht.

## 3. Alkalisierungstipp für Menschen mit Natriumproblemen

Geben Sie

- ⅛ Teelöffel Backpulver,
- $^1/_{16}$ Teelöffel Kaliumbicarbonat und
- ¼ Teelöffel Zitronensäure

in ein halbes Glas Wasser.

Trinken Sie diese Mischung zwei Mal täglich, einmal morgens und einmal abends jeweils auf nüchternen Magen. So vermeiden Sie Durchfall, der sich eventuell einstellen könnte, wenn Sie das Mittelchen zum Essen einnehmen.

### 4. Für Menschen mit Natriumproblemen, die ihren Körper alkalisieren und ein paar biologische Parameter in den Normalbereich zurückbringen möchten

- Geben Sie solange Bicarbonat zu einer ganzen, frisch ausgepressten Zitrone oder Limone, bis das Schäumen aufhört.

Als Bicarbonat verwenden Sie eine Mischung aus

- 50 Prozent Natriumbicarbonat und
- 50 Prozent Kaliumbicarbonat.

So leid es mir tut, aber Natrium muss auf jeden Fall dabei sein, wenn ein Gleichgewicht zwischen Natrium und Kalium hergestellt werden soll. Trinken Sie diese Mischung zwei Mal täglich, einmal morgens und einmal abends jeweils auf nüchternen Magen. So vermeiden Sie Durchfälle, die sich eventuell einstellen könnten, wenn Sie die Kombination zum Essen einnehmen.

### 5. Apfelessig und Thieves-Öl

Apfelessig bildet insofern eine Ausnahme, als er im Gegensatz zu fast allen anderen Essigarten alkalische Asche hinterlässt und damit einen Beitrag zur Verbesserung des pH-Gleichgewichts leistet.

Schon aus diesem Grund empfiehlt es sich, für Salatdressings oder andere Rezepte gewöhnlichen Essig durch Apfelessig zu ersetzen, falls einem der oben vorgeschlagene Zitronensaft zu wenig Geschmack bietet.

Apfelessig kann als Tonikum morgens auf nüchternen Magen eingenommen werden. Dazu mischt man:

- 15 - 30 Milliliter Apfelessig (1 - 2 Esslöffel)
- 30 Milliliter reines Wasser
- 2 Tropfen der ätherischen Ölmischung „Thieves" (optional)

Apfelessig ist wirkungsstärker als Zitronensaft, aber insgesamt ein immer noch eher sanfter Weg zur Wiederherstellung der gesunden pH-Verhältnisse im Körper. Die ätherische Ölmischung ‚Thieves', die

- Nelken,
- Zimt,
- Zitrone,
- Eukalyptus und
- Rosmarin

enthält, verleiht dem Essig eine Extraportion Immunaufbaukraft. Zudem verbessert sie den Geschmack. Manche Menschen stellten fest, dass sie nach dem Trinken von Apfelessig nicht allzu lange mit der ersten Mahlzeit warten durften, da ihnen sonst schwindelig wurde. Es ist empfehlenswert, aber nicht unbedingt notwendig, **nach dem Konsum von Apfelessig zehn Minuten mit der Mahlzeit zu warten**.

## Ein paar Anmerkungen zu den Rezepturen

Hier geht es nicht um den pH-Wert der Rezepturen selbst oder um deren Geschmack; entscheidend ist die *Wirkung* auf den pH-Wert des Urins und nicht der pH-Wert der Mischung an sich. Sie müssen einen pH-Wert von 7 erreichen. Also sind Sie dazu gezwungen, den pH-Wert Ihres Urins zu messen. Auf diese Weise können Sie ermitteln, welche Dosis die richtige für Sie ist. Wissenschaftler sind sich darüber einig, dass letztendlich der pH-Wert des Urins entscheidet, ob Sie Ihr Alkalisierungs-Ziel erreicht haben. Es kommt also nicht darauf an, was Sie trinken. Wenn Sie also einen pH-Teststreifen benutzen, achten Sie darauf: Der Bereich zwischen 7,0 und 7,5 gilt als die Spanne, in der sich der ideale Wert bewegt.

Ebenso gehen die Wissenschaftler darin konform, dass das pH-Resultat dessen, was Sie essen, der Maßstab dafür ist, ob ein Nährstoff als säurebildend oder basenbildend einzustufen ist. Im Allgemeinen machen saure Lebensmittel den Urin sauer, während die meisten bitteren und daher nicht so beliebten Lebensmittel für einen basischen pH-Wert des Urins sorgen. Unsere Zungen bevorzugen einen sauren vor einem bitteren Geschmack, und aus diesem Grund leiden wir an Azidose. Auch Zucker zählt zu den Säurebildnern.

**Für die Zitronensaft- oder Limonensaft-Rezeptur** benötigt man **2 Esslöffel Saft, zu denen man noch einmal ½ Teelöffel Saft hinzufügt**. Teelöffel variieren in der Größe, sofern man nicht gerade ein professionelles Messlöffel-Set verwendet. Ich nehme einen gewöhnlichen Teelöffel, dessen Fläche etwas größer als ein Vierteldollar (ca. 25 Millimeter). **Eine ganze Limone plus ½ Teelöffel Backpulver ergibt einen pH-Wert von 7,5.**

Neu gekaufte pH-Messgeräte muss man mithilfe einer Lösung, die einen pH-Wert von 7,0 hat, kalibrieren. Kommen sie nur selten zum Einsatz, wird bei jeder Verwendung eine erneute Kalibrierung notwendig, da sie sonst nicht exakt sind.

Mit Apfelessig und Backpulver (**zwei Teelöffel Apfelessig auf ¼ Teelöffel Backpulver**) erreicht man **nach zwei bis drei Minuten** einen **pH-Wert von**

**genau 7,0**. Wartet man ab, so steigt der Wert noch weiter, bis er sich etwa bei 7,3 - 7,5 einpendelt. Natürlich kann der pH-Wert je nach Produktmarke etwas schwanken.

Vielleicht wissen Sie, dass die meisten Menschen reinen Apfelessig gegen Säurereflux einnehmen. Eine bessere Variante wäre jedoch, Backpulver mit nur ein klein wenig Apfelessig einzunehmen, was den pH-Wert neutralisieren würde. Bei der Rezeptur setze ich voraus, dass Sie Apfelessig und nicht destillierten Essig verwenden.

## Neurologische Überlegungen

Wenn man versehentlich mit Aspartam gesüßte Produkte konsumiert, einem Süßstoff, der sich heute gerne in Kinderkaugummis und sogar Nahrungsergänzungsmitteln für Kinder versteckt, wird der pH-Wert des Urins sofort sauer und sinkt auf 5,5 oder einen noch niedrigeren Wert ab.

Dafür gibt es einen interessanten Grund: Aspartam wird durch die im Körper wirkenden Enzyme in Methanol und Formaldehyd aufgespalten, welche das neurologische System zerstören. Das neurologische System steuert die pH-Situation des Körpers. Nimmt es Schaden, wird der Körper sehr rasch sauer und das neurologische System verbrennt erst sich selbst, ehe schließlich auch das Immunsystem und der homöostatische Mechanismus, der der Aufrechterhaltung der Körpersysteme dient, in Mitleidenschaft gezogen werden.

Ist das Überwachungszentrum erst einmal in Unordnung geraten, kommt es zu allen möglichen neurologischen Problemen. Als einfaches Gegenmittel und zum Schutz vor neurologischen Schäden kann man Backpulver einnehmen. Das Gehirn weist einen relativ sauren pH-Wert auf, da es im Verhältnis zu seinem Gewicht den weitaus größten Anteil des verfügbaren Sauerstoffs erhält. Es reagiert daher sehr empfindlich auf Störungen.

Es ist dasjenige Organ, in das Natriumbicarbonat nicht so ohne Weiteres hineingelangen kann. Alkalität in den Extremitäten, im Knochenmark und vor allem im Gehirn lässt sich viel schwerer erreichen, einfach weil Natriumbicarbonat nicht so leicht in diese Bereiche gelangen kann wie Natriumcarbonat. Als ich selbst daran forschte, probierte ich es mit einer Mischung aus gleichen Teilen Natriumcarbonat und Backpulver. Ich wollte irgendwie das Gehirn erreichen. **Trifft Natriumcarbonat auf Kohlenstoffdioxid, so entsteht Natriumbicarbonat.** Diese zusätzliche Pufferschicht gilt es zu überwinden, um das Gehirn zu erreichen und zu alkalisieren.

Ich möchte das anhand eines Beispiels beweisen: Einmal behandelte ich einen rumänischen Mann, der seit zehn Jahren unter Asthenie litt, einem Zustand chronischer Müdigkeit, verbunden mit der Unfähigkeit zu schlafen. Er schlief täglich nur etwa zwei bis drei Stunden, was ihn auch mental sehr belastete. Bei diesem etwa 30 Jahre alten Mann, der als Professor an einem College arbeitete, setzte ich Backpulver ein. An manchen Tagen half es ihm einzuschlafen, an anderen Tagen half es nicht. Der Grund, warum ich ihm nicht auch Natriumcarbonat verabreichte, ist einfach, dass es schwer zu bekommen war. Sobald es ihm aber gelungen war, es zu beschaffen, konnte er zum ersten Mal seit zehn Jahren durchschlafen, und so blieb es auch.

Was bei ihm geschah, ist relativ einfach zu erklären: Wenn ein Mensch älter wird, verschlechtert sich die Durchblutung des Gehirns. Daher wird das Gehirn sauer. Ist es aber konstant sauer, kommt es zu Schlafstörungen, und der Mensch verbrennt sich quasi selbst. Parkinson oder Alzheimer können die Folge sein.

Als Dosis nahm der Mann zwei Mal täglich ¼ Teelöffel Backpulver und ¼ Teelöffel Natriumcarbonat auf ein Glas Wasser ein. Wichtig war, dass die zweite Einnahme zwei bis drei Stunden vor dem Schlafengehen erfolgte. Es wirkte hervorragend und der Erfolg hielt an. Interessanterweise benötigte er keinerlei Schlaftabletten. Natürlich hatte er es schon mit solchen versucht, jedoch ohne Erfolg.

Die meisten Menschen bemerken den „Abkühlungseffekt" im Gehirn und die daraus resultierende Schlafbereitschaft schon innerhalb von 30 Minuten. Falls jemand noch Zweifel daran hegen sollte, dass diese Vorgehensweise funktioniert, sei demjenigen gesagt, dass man Experimente mit Hunden durchgeführt hat, bei denen erst ein Schlaganfall ausgelöst und dann „Carbicarb" – eine äquimolare Mischung aus Backpulver und Natriumcarbonat verabreicht wurden, um das Gehirn in einen basischen Zustand zu versetzen und so Gehirnschäden zu vermeiden.[20]

Bei einem Schlaganfall sammelt sich Kohlenstoffdioxid an, das Gehirn übersäuert und erleidet eine Schädigung. Nur Carbicarb kann hier wirksam neutralisieren, denn es enthält Natriumcarbonat, das den Kohlenstoffdioxidpuffer überwinden, in das Gehirn eindringen und dort ein basisches Milieu schaffen kann.

---

20 Zum Beispiel Blecic, S.: „Correction of Metabolic Acidosis in Experimental CPR: a Comparative Study of Sodium Bicarbonate, Carbicarb, and Dextrose" in *Ann Emerg Med*, 1991, 20(3):235-238 und Bar-Joseph, G. (u.a.): „Comparison of Sodium Bicarbonate, Carbicarb, and THAM during Cardiopulmonary Resuscitation in Dogs" in *Crit Care Med*, 1998, 26(8):397-408.

Einer der Gründe, warum dieses Buch nicht nur für eine einzige Krebsbehandlungsmethode plädiert, ist, dass jede Therapieform ihre Stärken und Schwächen hat. Deshalb nähert man sich dem Krebs am besten von mehreren Seiten gleichzeitig. **Ein Nachteil der Backpulvertherapie besteht darin, dass Natriumbicarbonat aus verschiedenen Gründen bereits verbraucht ist, ehe es in die Beine, die Füße, das Knochenmark oder das Gehirn gelangen kann.** Beine und Füße sind Bereiche, die nur wenig Sauerstoff enthalten. Das Backpulver wird auf dem Wege dorthin bereits neutralisiert – das heißt in $CO_2$ und $H_2O$ umgewandelt – und verliert seine Pufferfähigkeit, ehe es ans Ziel kommt.

**Man kann die Reichweite von Bicarbonat allerdings erhöhen, wenn man ihm Kalium, Cäsium und Rubidium zur Seite stellt, denn diese Mineralien gelangen direkt in die Zellen und alkalisieren sie.** Cäsium, Rubidium und Kalium sind allesamt in der ersten Hauptgruppe des Periodensystems angesiedelt, dort wo sich die sogenannten alkalischen Metalle befinden. Sie folgen im Wesentlichen den gleichen Prinzipien, die bei der Bicarbonattherapie gelten, entfalten ihre Wirkung jedoch auf etwas andere Weise. Cäsium und Rubidium sollten mit Vorsicht eingesetzt werden. Will man sie einsetzen, empfiehlt es sich, einen erfahrenen Mediziner heranzuziehen, der die Behandlung überwacht.

Es sei noch einmal an die Theorie vom Trojanischen Pferd erinnert, die hinter der Einnahme der Ahornsirup-Bicarbonat-Mixtur steht. Das Bicarbonat wird über den Zucker zu den Krebszellen transportiert, wo es dann dafür sorgt, dass sich eine alkalische Lösung ansammelt. Noch smarter ist es, Cäsium, Rubidium, Kalium oder Magnesiumchlorid der Mixtur hinzuzufügen. Kaliumcitrat, Rubidium, Kalium und etwaige andere alkalisierende Elemente unterstützen das Bicarbonat dann dabei, in schwerer zu erreichende Körperregionen, zum Beispiel Knochen, vorzudringen.

In meiner Praxis neige ich dazu, nur Kalium und intrazelluläre Flüssigkeiten statt Zucker zu verwenden. Die intrazellulären Flüssigkeiten werden in jedem Fall gut von den Zellen aufgenommen, und gleichzeitig vermeide ich das Risiko, den Krebs mit Zucker zu füttern, was mir besonders bei Diabetikern wichtig ist.

# Die Vernebelung von Bicarbonat und anderen Medikamenten

In einigen Ländern sind Vernebler nur auf Rezept erhältlich. Das liegt daran, dass man damit auf direkte Weise den Blutkreislauf beeinflussen kann, es sich also um eine Therapieform handelt, bei der man streng nach Vorschrift agieren muss und bei der Vorsicht geboten ist. Vernebler bringen ähnliche Ergebnisse wie Injektionen, weil die Wirkstoffe bei beiden Varianten direkt in den Blutkreislauf gelangen.

Sehr kranke Menschen, aber auch Tiere, die an Lungenbeschwerden leiden, vertragen Medikamente oft besser, wenn sie durch Vernebelung anstatt oral verabreicht werden. So braucht das ohnehin schon angeschlagene System die Stoffe nicht im Magen aufzubrechen, um sie dann über den Blutkreislauf in die Lunge zu transportieren. Vernebelte Stoffe gelangen direkt ins Lungengewebe und können dort leicht von den Lungen- und Brachialzellen absorbiert werden.

Wie Dr. Shallenberger es ausdrückt:

> „Ein Vernebler wandelt Flüssigkeiten in kleine Bläschen um, die so winzig sind, das man sie nur noch unter dem Mikroskop erkennen kann. Wenn diese Bläschen aus dem Vernebler kommen, sehen sie aus wie Rauch – weil sie so klein sind. Darin liegt die Magie des Vernebelns. Die Bläschen sind so klein, dass sie ohne Unbehagen oder Reizungen in die tiefsten Lungenregionen eingeatmet werden können. Asthmatikern bietet sich hier eine großartige Möglichkeit, sich die Medikamente zuzuführen, die ihre Lunge öffnen."[21]

Nur wenige praktizierende Mediziner machen sich allerdings Gedanken über die systemischen Wirkungen der Vernebelung. Patienten, die ihre Medikamente über Vernebler verabreicht bekommen, klagen über die gleichen Nebenwirkungen wie bei intravenöser Verabreichung im Krankenhaus. Wenn wir das hören, können wir sofort schlussfolgern, dass die Medikamente nicht nur in die Lunge gelangen, sondern auch in den Blutkreislauf und damit systematisch in alle anderen Teile des Körpers.

Diese Informationen sind äußerst wichtig und wertvoll, denn damit eröffnet sich uns eine wunderbare Verabreichungsmethode, die sich für bestimmte

---

21 http://tinyurl.com/9berq6o (aufgerufen: Dezember 2013).

Patientengruppen wie Babys, Kinder, Kranke in Intensivstationen und all diejenigen, die sich selbst heilen wollen oder ihre Lieben zu Hause pflegen, hervorragend eignet. So kam Dr. Shallenberger auf folgende Idee:

> „Warum sollten wir den Verabreichungsweg über Verneblung nicht auch für den ganzen Körper nutzen, anstatt nur für die Lunge?“[22]

Die meisten veröffentlichten Studien befassen sich zwar mit der Vernebelung von Standardmedikamenten beispielsweise für Asthma, doch sparen sie aus, dass eine solche Vernebelung ebenso zur Behandlung von Lungenkrebs, Lungenentzündung, Tuberkulose, Erkältungen oder chemischen Vergiftungen, ja eigentlich von jedem Symptom, das einer medikamentösen Therapie bedarf, verwendet werden kann. Für Kinderärzte und Eltern sind Vernebler ein Geschenk Gottes, schließlich können kleine Kinder keine Tabletten schlucken und wir möchten sie auch nicht jeden Tag mit Nadeln drangsalieren. Die transdermale Aufnahme von Medikamenten ist auch ein Segen für Kinderärzte, denn so können sie ihre Medikamente durch Bäder oder über die Atemwege verabreichen.

Der Hauptvorteil eines Verneblers besteht darin, dass er Medikamente und Feuchtigkeit direkt in den Tracheobronchialbaum leitet. Im Gegensatz zu anderen Behandlungsoptionen lassen sich durch Aerosoltherapie höhere Konzentrationen respiratorischer Sekrete erreichen. Über diese Form der lokalen Medikation gelangen wirksame antimikrobielle Substanzen direkt zu den Oberflächenorganismen im Bronchialsystem. Sie bietet folgende Vorteile:

- Vernebelung verdünnt Sekrete & Schleim und erleichtert damit den Auswurf pulmonaler Sekrete.
- Vernebelung erleichtert das Husten und lindert gleichzeitig den Hustenreiz.
- Vernebelung hält die Luftröhre, die Speiseröhre und das Stoma feucht und gesund.
- Vernebelung befeuchtet die in die Lunge gelangende Luft.
- Vernebelung benetzt und befeuchtet die Nasengänge, den Mund und den Rachen.

Vernebler eignen sich hervorragend für kleine Kinder, Menschen, die nicht mit Dosierinhalatoren umgehen können oder Patienten mit schwerem Asthma. Innerhalb von 10 bis 15 Minuten ist das Medikament verabreicht und sind

---

22 Ebd.

die Symptome eliminiert, beziehungsweise für sechs bis acht Stunden gebannt. Sogar Babys können den Nebel einatmen. Vernebler sind eine solide Alternative zu den zu häufig verschriebenen Antibiotika.

Angemerkt sei noch, dass es verschiedene Geräte gibt, die sich zur Herstellung von Aerosolpartikeln eignen. Neben Düsenverneblern und Ultraschallverneblern sind Dosierinhalatoren und Trockenpulverinhalatoren zu nennen, die allesamt die Partikel in die oberen und unteren Bereiche des Atemtrakts befördern, wo sie rasch vom Blutkreislauf aufgenommen werden.

Vernebelte Medikamente können also mit mehreren Vorteilen aufwarten, nicht zuletzt sollte die rasch einsetzende Wirkung genannt werden. Außerdem kommt es nur zu wenigen systemischen Nebenwirkungen.[23] Die Verabreichung vernebelter Medikamente bereitet den Patienten in der Regel keine Schmerzen und stellt ganz allgemein eine angenehme medikamentöse Therapie dar. Studien haben gezeigt, dass es dabei weniger auf das verwendete Gerät als vielmehr auf die richtige Anwendung ankommt. Bei korrektem Einsatz wirken alle Methoden gleich gut.[24] **Vernebelte Substanzen werden in der Regel über einen Zeitraum von 10, 20 oder 30 Minuten eingeatmet, am besten bis zu fünf Mal täglich.**

*Bei der transdermalen Verabreichung gelangt das Medikament genau an die Stelle, an der die Verletzung, der Schmerz oder die Krankheit sitzt*

Transdermale, mittels eines Verneblers verabreichte Medikamente erreichen die Lunge auf direktem Wege. Heute kommen transdermale Methoden deshalb verstärkt zum Einsatz, weil die entsprechenden Stoffe dabei unmittelbar über die Haut aufgenommen werden können – wobei wir die Lungenoberfläche hier als „innere Haut“ miteinbeziehen. Bei einer solchen Behandlungsform erreichen die Medikamente den Ort, an dem sie wirken sollen. So gelangt ein größerer Prozentsatz der Wirkstoffe direkt zum Zielgewebe, ohne den Umweg über Magen und Leber nehmen zu müssen.

Am Ohio State University Medical Center setzen sich Apotheker, Atemtherapeuten und Lungenspezialisten für die sogenannte *Off-Label*-Vernebelung[25] ein. Die *Off-Label*-Vernebelung wird von den Patienten dort gut angenom-

---

23 „Unter die Nebenwirkungen fallen Pulsrasen, Zittern, Übelkeit und Schlaflosigkeit. Sie klingen aber rasch ab. Asthmabehandlungen durch Vernebler können den Blutdruck erhöhen und Glaukome verschlimmern.“ – http://tinyurl.com/lppsdxs (aufgerufen: Dezember 2013).

24 http://tinyurl.com/pdfvt3o (aufgerufen: Dezember 2013).

25 http://tinyurl.com/pske82b (aufgerufen: Dezember 2013).

men und erfreut sich eines rasanten Wachstums. Über kurz oder lang werden Forschung und praktische Erfahrungen uns weitere Informationen darüber liefern, wie wir Magnesium und andere Wirkstoffe wie Natriumbicarbonat, Jod, Peroxid oder Glutathion auf direktem Weg in die Lunge befördern und so bei vielen schwer zu behandelnden Zuständen Abhilfe schaffen können. Naturheilkundliche Mediziner haben schon australisches Teebaumöl, Veterinärmediziner gar Dimethylsulfoxid (DMSO) verwendet, Substanzen, denen hervorragende pilztötende, antiseptische und keimtötende Eigenschaften nachgesagt werden. Auch Eukalyptusöl kennt man seit jeher als Bronchospasmolytikum.

## Allgemeine Anwendungshinweise

**Verfahren**: Durch die Vernebelung soll erreicht werden, dass der Körper das entsprechende Medikament schneller und besser absorbiert. Zu diesem Zweck wird das flüssige Medikament in sehr kleine Teilchen aufgespalten, die der Patient inhaliert. Zunächst gibt man das flüssige Medikament in den Behälter des Verneblers. Es dürfen wirklich nur flüssige Wirkstoffe verwendet werden, die man auch erst unmittelbar vor der Anwendung einfüllen darf. Hat der Arzt mehr als ein Medikament für die Vernebelung verschrieben, fragen Sie nach, ob Sie die Substanzen mischen können oder ob Sie sie nacheinander inhalieren sollen. Nachdem Sie ihn gefüllt haben, schließen Sie den Behälter, verbinden ihn mit dem Luftkompressor und schalten das Gerät ein. Die komprimierte Luft gelangt in den Behälter und verwandelt die flüssige Medizin in einen feinen Nebel, den Sie dann über ein Mundstück oder eine Gesichtsmaske einatmen.

Atmen Sie den Dampf mit tiefen Atemzügen vollständig ein. Klopfen Sie immer wieder an den Behälter, um sicherzugehen, dass die gesamte Dosis vernebelt wird. Entfernen Sie die Maske erst, wenn die Medizin komplett aufgebraucht ist. Je nach Medikament wird diese Prozedur etwa 10 bis 20 Minuten in Anspruch nehmen. Nachdem Sie die Luftpumpe eingeschaltet haben, wird feiner Nebel aus dem Mundstück ausströmen. Nehmen Sie das Mundstück in den Mund und atmen Sie langsam. Wenn Sie vollständig eingeatmet haben, halten Sie den Atmen an, und zählen dabei bis 2, oder, wenn Sie können, bis 4. So geben Sie der Lunge Zeit, den Wirkstoff zu absorbieren. Wenn Sie eine Erkältung oder Nebenhöhlenprobleme behandeln, können Sie abwechselnd durch Mund und Nase atmen.

## Vernebeltes Bicarbonat

Bei einem Bronchialasthmaanfall entstehen saure Sekrete in den Bronchien. Die Azidität verleiht den Sekreten eine klebrige Beschaffenheit. Auch der hohe Gehalt an Neuraminsäure trägt vermutlich zu dieser Klebrigkeit bei. Bei einem solchen Anfall ist vernebeltes Natriumbicarbonat das Mittel der Wahl, denn es beeinflusst den pH-Wert sofort und nachhaltig. Analog dazu empfiehlt Dr. Simoncini vernebeltes Bicarbonat bei Bronchialkarzinomen und Adenokarzinomen in der Lunge. Dazu soll ein Esslöffel Natriumbicarbonat in einem halben Liter Wasser aufgelöst und mit einem Inhalator innerhalb einer halben Stunde inhaliert werden. Im Zusammenhang mit seiner Therapie soll das während der Phasen geschehen, in denen keine intravenöse Behandlung stattfindet. Die Inhalation wird bei ihm sechs Tage lang durchgeführt, gefolgt von sechs Tagen Pause.

Dr. Lewis Nelson, der sich auf Notfallmedizin spezialisiert hat, erklärt: „Es hat sich herausgestellt, dass vernebeltes Natriumbicarbonat bei Patienten, die Chlor ausgesetzt waren, die Symptome lindert. Vermutlich wirkt es auch bei anderen Reizgasen, die Säuren freisetzen. Die einsetzende Neutralisierungsreaktion hält die schädliche Wirkung der Säuren in Grenzen. **Vernebeltes Natriumbicarbonat sollte in einer Konzentration von unter zwei Prozent verwendet werden** [was etwa einer 4:1-Verdünnung von herkömmlichem, achtprozentigem Natriumbicarbonat entspricht]."

## Vernebeltes Magnesium

Eine Alternative für Patienten mit Lungenproblemen und Infektionen, oder auch für Menschen, die sich einer Bronchoskopie unterziehen müssen, ist die Verneblung von Magnesium. Vernebeltes Magnesium gelangt so direkt in die Lunge und entfaltet dort die gleichen therapeutischen Wirkungen wie bei anderen Verabreichungsformen, doch werden diese Wirkungen hier eben speziell auf die Lunge und die Bronchien konzentriert.

„Öl" aus Magnesiumchlorid sollte als isotonische Lösung vernebelt werden – **7,5 Gramm Magnesiumchlorid auf 100 Milliliter destilliertes Wasser** – das entspricht **etwa 3,5 Teelöffeln Magnesiumchloridöl pro 100 Milliliter**.

Bei einem akuten Asthmaanfall scheint das Inhalieren von vernebeltem Magnesiumsulfat zusätzlich zum Inhalieren von Beta-2-Sympathomimetika die Lungenfunktion zu verbessern; besonders bei Patienten mit schwerem Asthma. Wegen der Heterogenität der dazu angestellten Untersuchungen verbietet sich jedoch eine konkrete Schlussfolgerung.[26] Auf jeden Fall wird vernebeltes Magnesium gut vertragen und es treten keine Nebenwirkungen auf.[27]

Heute wird Asthma meist mit Beta-2-adrenergen Agonisten und Kortikosteroiden behandelt. Bei der Suche nach alternativen Behandlungsmethoden für die bei akuten Asthmaanfällen auftretenden Bronchialverengungen stieß man auf vernebeltes Magnesium.[28]

Magnesium hat einen Bezug zur zellulären Homöostase und wirkt in vielen Fällen als Co-Faktor von Enzymreaktionen. Man nimmt auch an, dass es die Muskulatur auf sanfte Weise entspannt, indem es die Calciumaufnahme beeinflusst. Weiterhin legen Forschungen den Schluss nahe, dass es Wirkstoffen, die die Bronchien verengen, wie Natriummetabisulfit, Methacholin oder Histamin, entgegenwirkt. Die Untersuchungen über vernebeltes Magnesium konzentrieren sich bisher im Wesentlichen auf die Behandlung von Asthma und – wie eben angesprochen – der Verengung der Bronchien.

Bei einer randomisierten, kontrollierten, klinischen Doppelblindstudie wurde bei 33 asthmakranken Patienten im Alter von 12 bis 60 Jahren die Wirkung von vernebeltem Magnesiumsulfat mit der von vernebeltem Albuterol verglichen. Die Studie kam zu dem Ergebnis, dass die bronchialerweiternde Wirkung von vernebeltem Magnesiumsulfat der von vernebeltem Albuterol gleichkam.[29]

Nannini und Kollegen untersuchten die Verwendung von Magnesiumsulfat als Vehikel für vernebeltes Albuterol bei der Behandlung akuter Asthmaanfälle. Die Autoren gelangten zu dem Schluss, dass bei gemeinsam mit Albuterol vernebeltem Magnesium ein höherer Peak Flow erzielt werden kann als bei gemeinsam mit Albuterol vernebeltem 0,9-prozentigem Natriumchlorid. Die Verbesserungen zeigten sich innerhalb von 10 Minuten und hielten mindestens 20 Minuten lang an. Die Patienten, deren Atemwege am stärksten blockiert waren, profitierten am meisten von der kombinierten Behandlung.[30] Eine andere Studie befasste sich mit den Wechselwirkungen zwischen Magne-

---

26 Blitz, M. / Blitz, S. (u.a.): „Inhaled Magnesium Sulfate in the Treatment of Acute Asthma“ in *Cochrane Database Syst Rev*, 2005, 20(3); http://tinyurl.com/md7ubst (aufgerufen: Dezember 2013).

27 Ebd.

28 Mahajan, P. (u. a.): „Comparison of Nebulized Magnesium Sulfate plus Albuterol to Nebulized Albuterol plus Saline in Children with Acute Exacerbations of Mild to Moderate Asthma“ in *J Emerg Med*, 2004, 27(1):21-25.

29 Mangat, H. S. (u.a.) „Nebulized Magnesium Sulphate Versus Nebulized Salbutamol in Acute Bronchial Asthma: a Clinical Trial“ in *Eur Respir J*, 1998, 12(2):341-344.

30 Nannini, L. J. (u. a.): „Magnesium Sulfate as a Vehicle for Nebulized Salbutamol in Acute Asthma“ in *Am J Med*, 2000, 108(3):193–197.

siumsulfat und Natriummetabisulfit, einem häufig zur Konservierung von Lebensmitteln und Medikamenten verwendeten Wirkstoff. Die Forscher kamen zu dem Ergebnis, dass Magnesium hilft, die bronchialverengenden Wirkungen von Natriummetabisulfit zu minimieren.[31]

Die Studien stellen eindeutig klar, dass vernebeltes Magnesium, entweder als Einzelwirkstoff oder in Kombination mit anderen Medikamenten, bei akuten Asthmaanfällen eine wirksame und sichere Behandlungsmethode darstellt. Ich empfehle, für die Inhalation nur reinstes Magnesiumchlorid zu verwenden. Sogar bei Pharmaqualität oder höheren Qualitätsstufen gibt es nämlich noch Schwermetallverunreinigungen, die es für die genannte Verwendung untauglich machen.

## Vernebeltes Peroxid

Seit Jahrzehnten verwenden Tausende von Ärzten bei Tausenden von Patienten auf der ganzen Welt Wasserstoffperoxid[32] gegen Virusinfektionen. Wasserstoffperoxid besteht aus einem Wassermolekül ($H_2O$) mit einem zusätzlichen Sauerstoffatom ($H_2O_2$). Dieses zusätzliche Sauerstoffatom macht es für Viren so tödlich. Vernebelung stellt eine neue Verabreichungsweise für Wasserstoffperoxid dar, die fast so effektiv wirkt wie die intravenöse Zufuhr. Der Vorteil gegenüber der IV-Methode besteht darin, dass die Behandlung sehr kostengünstig zu Hause durchgeführt werden kann.

Mithilfe eines Verneblers kann man diesen Sauerstoff nutzenden Katalysator gut in den Körper einbringen und sich das weit verzweigte Netzwerk der Blutgefäße in der Lunge zunutze machen. Zwar ist die Wirkung nicht ganz so stark wie bei der intravenösen Verabreichung von Peroxid, doch kommt sie dem nahe.

**Warnhinweis:** Mischen Sie sich nicht Ihr eigenes Peroxid zusammen, denn das könnte gefährlich werden. Wenn Sie sich nach einer Peroxidbehandlung schlecht fühlen oder erkältungsähnliche Symptome, Kopfschmerzen, Fieber, Durchfall oder starke Müdigkeit entwickeln, dann war die Stimulation durch das Peroxid zu heftig. Konsultieren Sie Ihren Hausarzt, ehe Sie die Eigenbehandlung mit Peroxid mittels eines Verneblers beginnen.

Dr. Shallenberger erzählte die folgende Erfolgsgeschichte über den Einsatz von Wasserstoffperoxid:

---

31 Nannini, L. J. / Hofer, D.: „Effect of Inhaled Magnesium Sulfate on Sodium Metabisulfite-Induced Bronchoconstriction in Asthma" in *Chest*, 1997, 111(4): 858–861.

32 [Anm. d Verlags: Siehe auch unser Buch „Wasserstoffperoxid: Das vergessene Heilmittel" von Dr. habil. Jochen Gartz.]

„Als [meine Frau] die ersten Anzeichen einer Grippe verspürte, ließ ich sie zu jeder Stunde ihrer Wachzeit zehn Minuten lang einen Vernebler benutzen, anstatt ihr gleich eine Nadel für die intravenöse Verabreichung von Wasserstoffperoxid zu setzen. Mithilfe der Vernebelungstherapie konnte sie die Grippe innerhalb von 72 Stunden überwinden. Mir war klar, dass ich da auf etwas Wichtiges gestoßen war, denn eine intravenöse Verabreichung von Wasserstoffperoxid wirkt kaum besser. Also kaufte ich ein Dutzend Vernebler und bot sie meinen Patienten zur Selbstbehandlung an.

Seither habe ich Hunderte Fälle von Erkältung, Grippe, Sinusitis und Bronchitis mit gleichbleibend gutem Erfolg behandelt. Und ich entdeckte einen Vorteil der Vernebelungstherapie gegenüber der intravenösen Verabreichung, der mir zunächst gar nicht aufgefallen war. Das Wasserstoffperoxid gelangte über die Lunge nicht nur in den gesamten Körper sondern gerade auch zu den Körperstellen, die am heftigsten von den Viren betroffen waren – in die Nebenhöhlen, den Rachen, die oberen Atemwege und die Lunge.“[33]

## Vernebeltes Jod

**Bei der Verneblung von Jod oder Lugolscher Lösung sollte man Vorsicht walten lassen.** Die Jodvernebelung stellt eine sehr starke Behandlungsform dar, mit der sich die Lunge äußerst rasch von Infektionen befreien lässt. Die therapeutische Konzentration kann gesteigert werden, um den gewünschten Effekt zu erzielen, doch sollte man mit ganz niedrigen Dosen anfangen, sofern nicht gerade ein Notfall vorliegt. Ich empfehle, die Jodbehandlung mit einer **schwachen Lösung von drei bis fünf Tropfen zu beginnen, dann langsam auf zehn Tropfen zu steigern**, und dabei die Wirkung sehr genau zu beobachten. Solange der Patient keine Beschwerden oder Nebenwirkungen entwickelt, können auch noch deutlich höhere Konzentrationen zum Einsatz kommen, besonders in lebensgefährlichen Situationen. Mit Jod lassen sich in der Regel schnellere und stärkere Ergebnisse erzielen als mit Wasserstoffperoxid.

---

33 http://tinyurl.com/9berq6o (aufgerufen: Dezember 2013).

## Vernebeltes Glutathion

Glutathion übernimmt im Körper eine ganze Reihe von wichtigen Funktionen. Es unterstützt die Leber dabei, Giftstoffe, medikamentöse Wirkstoffe und andere Substanzen aus dem Körper zu entfernen, die ohne Glutathion nicht wirksam ausgeschieden werden könnten. Inhaliert man täglich nur eine kleine Menge vernebeltes Glutathion, so unterstützt man die Giftausscheidung und möglicherweise auch die Neubildung der Gewebe. Bei schwerer Lungenentzündung oder zystischer Fibrose weist die epitheliale Auskleidungsflüssigkeit zu wenig Glutathion auf.

Man nimmt an, dass das Glutathion in dem Flüssigkeitsfilm, der die unteren Atemwege bedeckt, als erster Verteidigungsmechanismus des Körpers gegen oxidativen Stress betrachtet werden kann. Die Inhalation (des vernebelten Stoffes) stellt die einzig bekannte Methode zur Erhöhung des Glutathionspiegels in diesem Flüssigkeitsfilm dar.[34]

Dr. Michelle Alpert berichtet aus Erfahrung: „Da Glutathion bei oraler Verabreichung nicht gut absorbiert wird, habe ich angefangen, mit vernebeltem Glutathion zu experimentieren, einer Behandlungsform, die die Patienten zu Hause in den Pausen zwischen den entgiftenden Tropfinfusionen anwenden können. Nach einer im Jahr 2000 veröffentlichten Studie der Zeitschrift *Alternative Medicine Review* kann vernebeltes Glutathion mit erstaunlichem Erfolg bei Emphysemen und anderen Lungenbeschwerden wie Asthma oder Bronchitis eingesetzt werden. Offenbar entfaltet eine Inhalation systemische Wirkung. Mit einer Wirkstoffkombination erzielen manche Patienten sogar noch größere Erfolge."[35]

Bei einem 95 Jahre alten Patienten, der an akuten Atembeschwerden litt, wurde neben der Hauptbehandlung eines Emphysems und einer offenbar vorliegenden Bronchialinfektion auch vernebeltes Glutathion verabreicht. Er überstand die Krise erstaunlich schnell und die chronischen Beschwerden der Krankheiten wurden deutlich abgeschwächt. Seitdem wird diese Art von Behandlung bei vielen Patienten angewendet. Die Sicherheit dieser Methode und die Bioverfügbarkeit der Substanz konnten in Untersuchungen am Menschen nachgewiesen werden.[36]

Bei Personen, die mit vernebeltem Glutathion behandelt werden, können verschiedene Reaktionen auftreten. Ein Patient verträgt vernebeltes Glu-

34 http://tinyurl.com/mmqcqr5 (aufgerufen: Dezember 2013).

35 http://www.prohealth.com/library/showarticle.cfm?libid=10906 (aufgerufen: Dezember 2013).

36 Lamson, D. W. / Brignall, M. S.: „The Use of Nebulized Glutathione in the Treatment of Emphysema: a Case Report" in *Altern Med Rev*, 2000, 5(5):429-431.

tathion gut, erzielt aber nicht den gewünschten Erfolg. Ein zweiter erfährt unerwünschte Nebenwirkungen; einem dritten mag es helfen, ohne dass Nebenwirkungen auftreten.[37]

## Vorsichtsmaßnahmen und Gegenindikationen

Natriumbicarbonat wird im Allgemeinen gut vertragen. Hohe Dosen können jedoch Kopfschmerzen, Übelkeit oder Reizbarkeit hervorrufen. Informieren Sie Ihren Hausarzt, wenn solche Wirkungen anhalten oder Sie einschränken. Verständigen Sie Ihren Arzt auch, wenn sich Symptome wie Muskelschwäche, verlangsamte Reflexe oder Verwirrung, geschwollene Füße oder Knöchel, schwarzer, teeriger Stuhl oder kaffeesatzartiges Erbrechen einstellen. Auch bei anderen, hier nicht aufgeführten Beschwerden sollten Sie Ihren Arzt oder Apotheker aufsuchen.

Nehmen Sie kein Backpulver zu sich, wenn Sie sich natriumarm ernähren, es sei denn, Ihr Hausarzt rät Ihnen dazu. Ziehen Sie vor der Einnahme auch einen Arzt oder Apotheker zu Rate, wenn Ihnen verschreibungspflichtige Medikamente verordnet wurden. Antazida können mit bestimmten verschreibungspflichtigen Medikamenten wechselwirken. Lassen Sie bei der Verabreichung an Kinder unter fünf Jahre die nötige Vorsicht walten. Um negative Folgen zu vermeiden, nehmen Sie das Natriumbicarbonat erst zu sich, wenn sich das Pulver vollständig aufgelöst hat. Wichtig ist auch, kein Backpulver einzunehmen, wenn Ihr Magen nach dem Essen oder Trinken sehr voll ist.

---

37 „Die Wirksamkeit von inhaliertem Glutathion (*gamma-glutamylcysteinylglycine*; GSH) basiert unter anderem darauf, dass es ein starkes Antioxidans ist. GSH erleichtert vermutlich auch die Oxygenierung und verbessert die Abwehrkräfte. Theoretisch eignet es sich daher zur Behandlung einer Farmerlunge, zur Einnahme vor und nach dem Sport, bei multipler chemischer Sensibilität oder um Beschwerden von Rauchern zu lindern. GSH sollte nicht bei primärem Lungenkrebs inhaliert werden. Es empfiehlt sich, vor der Inhalation von GSH den Urin auf Sulfite zu testen. Bei der Behandlung treten häufig leichte Nebenwirkungen wie vorübergehendes Husten oder unangenehmer Körpergeruch auf. Starke Nebenwirkungen wie Bronchialkrämpfe konnten bisher nur bei sulfitsensitiven Asthma-Patienten beobachtet werden. Bedenkt man, in wie starkem Maße Lungenkrankheiten oder die Atemwege betreffende Störungen mit fehlenden Antioxidantien, einer Überproduktion von Antioxidantien, schlechter Oxygenierung und/oder mangelhaften Abwehrkräften des Wirtes einhergehen, lassen sich noch zahlreiche weitere Anwendungsmöglichkeiten für GSH vermuten." – Prousky, J.: „The Treatment of Pulmonary Diseases and Respiratory-Related Conditions with Inhaled (Nebulized or Aerosolized) Glutathione" in *Evid Based Complement Alternat Med*, 2008, 5(1):27-35; http://www.ncbi.nlm.nih.gov/pubmed/18317545 (aufgerufen: Dezember 2013).

Suchen Sie ärztliche Hilfe, falls nach der Einnahme schwere oder andauernde Magenschmerzen auftreten sollten.

Ein warnendes Beispiel sei William Graves: „Ich bin an dem Zeug fast gestorben", berichtete er der *New York Times*. Er hatte 1979 einen Magendurchbruch erlitten, nachdem er nach einer üppigen Mahlzeit in Wasser gelöstes Backpulver getrunken hatte. Der in Bethesda wohnhafte 64-jährige Akademiker und Herausgeber der Zeitschrift *National Geographic* teilte mit, dass nur eine Notoperation sein Leben gerettet habe und er sich sechs weiteren Operationen unterziehen hätte müssen, bis der Schaden behoben war. Obwohl es nur wenige dokumentierte Fälle dieser Art gibt, sollten Anwender über die Gefahren Bescheid wissen.[38]

Das Ziel der Bicarbonattherapie liegt stets darin, eine deutliche Korrektur niedriger Kohlenstoffdioxid- und Blut-pH-Werte durchzuführen. Dabei sollte man jedoch das Risiko einer Überdosierung beziehungsweise Alkalose vermeiden. Bei der Dosierung sollten insbesondere schwangere Frauen, Kleinkinder und ältere Patienten größte Vorsicht walten lassen und mit ganz niedrigen Portionen beginnen. Man muss Rücksicht auf die bei diesen Personengruppen häufig herabgesetzten Leber-, Nieren- und Herzfunktionen, eventuell vorliegende Erkrankungen oder sonstige medikamentöse Behandlungen nehmen.

## Negative Reaktionen

Eine allzu aggressive Vorgehensweise bei der Therapie mit Natriumbicarbonatinjektionen gemäß den Richtlinien der United States Pharmacopeia (USP) kann zu metabolischer Alkalose – mit Muskelzucken, Reizbarkeit oder Tetanie – oder Hypernatriämie führen. Bei der Erhöhung der Dosis auf das für die orale Verabreichung empfohlene Maximum sollte man ebenfalls mit Bedacht vorgehen.

## Überdosierung

Sollte es zu einer Alkalose kommen, ist die Einnahme von Bicarbonat unverzüglich zu stoppen und der Patient entsprechend dem Grad seiner Alkalose zu versorgen. Man kann ihm beispielsweise intravenös eine 0,9-prozentige Natriumchloridlösung verabreichen; bei Hypokaliämie kann auch Kaliumchlorid indiziert sein. Eine schwere Alkalose kann von Hyperirritabilität oder Tetanie

38 http://tinyurl.com/kkf7wyd (aufgerufen: Dezember 2013).

begleitet sein – das sind Symptome, die sich mit Calciumgluconat behandeln lassen.

Bei Menschen, die am seltenen Bartter-Syndrom oder auch am Gitelman-Syndrom leiden, könnte Bicarbonat kontraindiziert sein. Die Betroffenen können bicarbonathaltigen Getränken einige Tropfen Zitronensaftkonzentrat hinzufügen, um so das Bicarbonat zu neutralisieren.

Äußerste Vorsicht ist auch bei Menschen mit chronischen Lungenproblemen angezeigt. Bei ernsthaften Lungenerkrankungen schaltet das Gehirn auf eine Atmungsweise um, die dem verringerten Sauerstoffspiegel Rechnung trägt, sodass keine Reaktion auf das sich ansammelnde Kohlenstoffdioxid erfolgt. Wenn sich auf diese Weise Kohlenstoffdioxid in der Lunge ansammelt, gerät das System aus dem Gleichgewicht. Das zusätzliche Kohlenstoffdioxid wird in Kohlensäure umgewandelt; der Patient übersäuert.

Natriumbicarbonatinjektionen sind (nach USP) auch bei Patienten kontraindiziert, die durch Erbrechen oder Magenabsaugung Chlorid verloren haben, sowie bei Patienten, die Diuretika einnehmen, welche bekanntlich eine hypochlorämische Alkalose erzeugen.

Lösungen, die Natriumionen enthalten, sollten Patienten mit Herzinsuffizienz, schwerer Niereninsuffizienz oder bei klinischen Zuständen, die mit Ödembildung und Natriumretention einhergehen, wenn überhaupt, dann nur mit größter Vorsicht, verabreicht werden. Bei Patienten mit eingeschränkter Nierenfunktion können Natriumionen enthaltende Lösungen zu Natriumretention führen. Bei intravenöser Verabreichung einer solchen Lösung kann es zu Flüssigkeits- oder Lösungseinlagerungen kommen, die wiederum eine Dilution der Serumelektrolytkonzentration, Hyperhydration, Krämpfe oder Lungenödeme nach sich ziehen können.

**Besondere Vorsicht** ist bei Krebspatienten angezeigt, die an schweren Herz-, Nieren- oder Lebererkrankungen leiden. Dr. Simoncini sagt: „In jedem Fall empfiehlt es sich, das tolerierbare Maximum zu verabreichen. Ist eine Dosis zu gering oder wird sie über einen zu langen Zeitraum gestreckt, kann keine Tiefenwirkung einsetzen. Bei Patienten mit sehr großen Krebsgeschwüren, die mit Ausnahme ihrer Tumoren keine weiteren pathologischen Probleme aufwiesen, stieg die Körpertemperatur in den ersten Tagen der Bicarbonattherapie oftmals auf bis zu 39 Grad Celsius an. Das deutet auf eine heftige Lysis der Zellkolonien hin. In manchen Fällen treten dabei hohe Amylasekonzentrationen oder eine vorübergehende Niereninsuffizienz auf, mitunter auch ein Harnverschluss, der aber mithilfe eines Katheters behoben werden kann. Zu hoher oder zu niedriger Blutdruck oder immer wiederkehrende Kopfschmerzen komplettieren das Bild möglicher Nebenwirkungen, die, und das gilt es besonders zu betonen, nur selten auftreten, von kurzer Dauer sind und keine negativen Nachwirkungen hinterlassen."[39]

Simoncini fährt fort: „Die Therapieform, bei der all die oben genannten Komplikationen am besten vermieden werden können, ist die rasche intravenöse Infusion – sie dauert etwa eine Stunde – von Glukose in einer fünf- bis zehnprozentigen, mit Kaliumchlorid versetzten Lösung in die Gefäße. Diese Lösung muss mit physiologischen Lösungen ergänzt werden, die sich ohne Einsatz symptomatischer Medikamente vollständig auflösen können. Sie unterstützen den Körper dabei, zu entwässern und die zirkulierenden Stoffwechselabbauprodukte wieder auf ein normales Maß zu reduzieren."[40]

Dr. Simoncini verabreicht bei seinen intravenösen Behandlungen regelmäßig auch Glukose. Wir wissen ja bereits, dass Honig, Ahornsirup oder Zukkermelasse besonders bei Patienten mit Krebs im Endstadium indiziert sind, wenn die Zellen völlig ausgehungert sind.

Zu den negativen Reaktionen auf die Verabreichung von Bicarbonat zählen weiterhin metabolische Alkalose, Ödeme aufgrund von Natriumüberschuss, Herzversagen, hyperosmolares Syndrom, hypervolämische Hypernatriämie oder Bluthochdruck, zu dem es aufgrund des Ansteigens des Natriumspiegels kommen kann. Bei Patienten, die sehr viel Calcium, Milchprodukte, Calciumpräparate, Nahrungsergänzungsmittel oder calciumhaltige Antazida wie Calciumcarbonat – z.B. Tums – zu sich nehmen, kann die Einnahme von Natriumbicarbonat zum sogenannten Milch-Alkali-Syndrom führen, dessen Symptome von metastatischer Verkalkung über Nierensteine bis hin zu Nierenversagen reichen.

In seltenen Fällen kommt es bei Menschen, die zu viele basenbildende Substanzen wie Natriumbicarbonat zu sich genommen haben, zu einer metabolischen Alkalose. Eine schwere metabolische Alkalose – der pH-Wert des Blutes muss dazu 7,55 überschreiten – stellt ein ernstes medizinisches Problem dar. Bei Patienten mit einem arteriellen Blut-pH-Wert von 7,55 beträgt die Sterblichkeitsrate 45 Prozent; steigt der pH-Wert über 7,65, schnellt die Rate auf 80 Prozent hoch.

Wird Natriumbicarbonat in so großen Mengen verabreicht, dass die Nieren das überschüssige Bicarbonat nicht mehr ausscheiden können, entsteht die besagte metabolische Alkalose. Wenn gefiltertes Bicarbonat zurückfließt, wie etwa bei Nierenversagen, oder eine zu starke tubuläre Reabsorption von

---

39 http://tinyurl.com/kvfw7gj (aufgerufen: Dezember 2013).

40 Ebd.

Bicarbonat stattfindet, wie beispielsweise bei Volumendepletion, liegt eine verminderte Ausscheidungsfähigkeit vor.[41]

Metabolische Alkalose ist die bei Krankenhauspatienten am häufigsten zu beobachtende Störung des Säure-Basen-Gleichgewichts. Sie macht 50 Prozent aller Säure-Basen-Störungen aus.

- „Schwere Alkalose verursacht eine Verengung der Arterien; die Gewebe werden also weniger stark durchblutet. Weil so auch der zerebrale Blutfluss eingeschränkt wird, können Tetanie, Schlaganfälle oder Veränderungen des geistigen Status auftreten. Metabolische Alkalose beeinträchtigt auch den Blutfluss in den Koronargefäßen und verstärkt bei prädisponierten Personen das Risiko, hartnäckige Herzrhythmusstörungen zu erleiden.
- Metabolische Alkalose führt zu Hyperventilation, die besonders bei Patienten mit geringer respiratorischer Reserve in Hypoxämie münden und die Entwöhnung von künstlicher Beatmung erschweren kann.
- Alkalose bringt eine erhöhte Konzentration von ionisiertem Calcium im Serum mit sich, da die Bindung des Calciumions an das Albumin begünstigt wird. Außerdem tritt metabolische Alkalose meist zusammen mit Hypokaliämie (niedrigem Kaliumspiegel) auf, was zu neuromuskulärer Schwäche und Arrhythmie, und wegen erhöhter Ammoniakproduktion bei anfälligen Menschen auch zu hepatischer Enzephalopathie führen kann.“[42]

Die physischen Anzeichen einer metabolischen Alkalose sind unspezifisch und hängen von der Schwere der Alkalose ab. Da bei metabolischer Alkalose die Konzentration ionisierten Calciums abnimmt, können Anzeichen von Hypokalzämie (z.B. Tetanie via Chvostek-Zeichen oder Trousseau-Zeichen), Veränderungen des geistigen Zustands oder Schlaganfälle auftreten.

## Symptome einer Alkalose

- Verwirrtheitszustände (bis hin zu Stupor oder Koma)
- Handzittern
- Benommenheit
- Muskelzucken
- Übelkeit, Erbrechen

41 http://emedicine.medscape.com/article/243160-overview (aufgerufen: Dezember 2013).
42 http://tinyurl.com/l5qv82f (aufgerufen: Dezember 2013).

- Taubheit oder Kribbeln im Gesicht oder an den Extremitäten
- lang anhaltende Muskelkrämpfe (Tetanie)[43]

Informieren Sie Ihren Hausarzt über eventuelle Vorerkrankungen wie Herz-, Nieren- oder Lebererkrankungen, Bluthochdruck oder Allergien. Da das Medikament Natriumbicarbonat eine große Menge Natrium enthält, lassen Sie Ihren Arzt auch wissen, ob Sie sich natriumarm ernähren. Während der Schwangerschaft sollten Sie es nur anwenden, wenn es unbedingt nötig ist. Kleinere Mengen Natriumbicarbonat konnte man übrigens auch in der Muttermilch nachweisen. Erörtern Sie die Risiken und Vorteile mit Ihrem Hausarzt, obwohl zu erwarten steht, dass er nicht allzu gut über die Vorteile Bescheid weiß, weil er Natriumbicarbonat vermutlich noch nie als systemische Medizin zur Behandlung chronischer Krankheiten wie Krebs oder Diabetes eingesetzt hat.

Nennen Sie Ihrem Hausarzt alle nicht verschreibungspflichtigen Medikamente, die Sie einnehmen und fragen Sie ihn nach den Risiken und Nebenwirkungen, die mit den entsprechenden Präparaten typischerweise einhergehen können. Natriumbicarbonat kann mit anderen Medikamenten in Wechselwirkung treten. Nehmen Sie nach der Einnahme eines Antazidums eine oder zwei Stunden lang keine anderen Medikamente zu sich. Besteht Verdacht auf eine Überdosis, verständigen Sie unverzüglich die örtliche Giftzentrale oder Notaufnahme. Giftnotrufzentralen finden Sie im Telefonbuch oder Internet. Symptome einer Überdosis können Reizbarkeit, Muskelsteife oder ein Schlaganfall sein.

Informieren Sie vor der Einnahme von Natriumbicarbonat Ihren Arzt, wenn Sie eines der folgenden Medikamente einnehmen:

- Mekamylamin (Inversin)
- Methenamin (Mandelamin)
- Ketoconazol (Nizoral)
- Antazida
- Tetrazyklin-Antibiotika (Tetrazyklin, Sumyzin, Achromyzin oder andere), Demeclozyklin (Declomycin), Doxyzyklin (Vibramyzin, Monodox, Doxy oder andere), Minozyklin (Minocin, Dynacin oder andere) oder Oxytetrazyklin (Terramyzin oder andere)[44]

---

43 http://tinyurl.com/q4k3w5z (aufgerufen: Dezember 2013).

44 http://tinyurl.com/noznhs7 (aufgerufen: Dezember 2013).

In diesen Fällen müssen Sie eventuell auf Natriumbicarbonat verzichten. Vielleicht muss auch die Dosis angepasst oder die Behandlung besonders überwacht werden.

Wenn Sie einmal eine Dosis vergessen haben, dann holen Sie die Einnahme nach, sobald Sie können, nicht jedoch, wenn die nächste Einnahme schon kurz bevorsteht. In diesem Fall überspringen Sie die vergessene Dosis einfach und fahren weiter nach Einnahmeplan fort. Nehmen Sie keine doppelten Mengen ein, um Ihr Versäumnis wettzumachen. Lagern Sie das Natriumbicarbonat bei einer Temperatur von 15 bis 30 Grad Celsius und schützen Sie es vor Hitze, Licht und Feuchtigkeit.

Nehmen Sie jeweils nur kleine Mengen gelösten Backpulvers zu sich. Basische Substanzen können nämlich die meisten, wenn nicht alle Säuren im Magen neutralisieren, was den Magen dazu anregt, noch mehr Säuren zu produzieren. Das wiederum kann zu vermehrtem Sodbrennen führen. Wenn Sie gegen dieses Sodbrennen wiederum mehr Backpulver einnehmen, starten Sie einen gefährlichen Kreislauf.

Der Körper braucht Folsäure, um Vitamin $B_{12}$ verwerten zu können.[45] Antazida wie Natriumbicarbonat hemmen die Folsäureabsorption.[46] Wer Antazida einnimmt, sollte sich daher zusätzlich auch Folsäure zuführen.

## Dr. Mark Pagel über Natriumbicarbonat

### Vorsichtsmaßnahmen für die Behandlung von Tumoren

Ich gab öffentlich bekannt, dass der am Krebszentrum der University of Arizona tätige Dr. Mark Pagel von den US-amerikanischen National Institutes of Health Forschungsgelder in Höhe von 2 Millionen Dollar erhalten wird, um die Wirksamkeit der Backpulvertherapie zur Behandlung von Brustkrebs zu untersuchen. Vor Kurzem schrieb er mir, dass er die Forschungsgelder NICHT zur Finanzierung einer entsprechenden klinischen Studie verwenden wird:

> „Stattdessen konzentrieren sich meine Forschungen auf vorklinische Laborstudien. Insbesondere geht es mir um die Verbesserung meiner Methode zur Messung der Tumorazidose mithilfe nichtinvasiver Ma-

45 http://tinyurl.com/m3pf7co (aufgerufen: Dezember 2013).

46 Russell, R. M. (u.a.).: „Effect of Antacid and H2 Receptor Antagonists on the Intestinal Absorption of Folic Acid“ in *J Lab Clin Med*, 1988, 112(4):458–463.

gnetresonanzbildgebung. Eine der Anwendungsmöglichkeiten betrifft die Beobachtung von Veränderungen des Säurespiegels (pH-Wertes) in Tumoren und normalen Geweben nach einer Backpulverbehandlung. Doch es gibt auch noch andere Anwendungsbereiche. Man weiß beispielsweise, dass Tumorazidität zu Chemoresistenz gegenüber herkömmlichen Antikrebs-Medikamenten wie Doxorubicin oder Paclitaxel führt. Bestimmt man also die Tumorazidität eines Menschen, kann man eine genau auf ihn abgestimmte Chemotherapie zusammenstellen. So praktiziert man ‚individuelle Medizin'."

Er meinte auch:

„Zum Zweiten ist Backpulver KEINESWEGS so sicher, wie Sie in Ihrem Artikel behaupten. Aus vorklinischen Studien und mathematischen Onkologiemodellen weiß man, dass zu viel Backpulver oder eine über einen zu langen Zeitraum fortgesetzte Backpulverbehandlung normale Gewebe, besonders die der Nieren und der Blase schädigt. Das Problem besteht darin, dass man nicht weiß, was ‚zu viel' beziehungsweise was ein ‚zu langer Zeitraum' ist. Vermutlich sind die Parameter auch von Mensch zu Mensch verschieden (so werden ältere Patienten mit eingeschränkter Nierenfunktion vermutlich empfindlicher auf eine Backpulverbehandlung reagieren als andere). Es bestehen also echte Bedenken, dass zu viel Backpulver, über einen zu langen Zeitraum verabreicht, den Patienten schaden könnte."

Der gute Doktor hat absolut recht, und das ist einer der Gründe, warum man sich nicht Hals über Kopf in eine ernsthafte Bicarbonattherapie stürzen sollte, ohne den Patienten gründlich untersucht zu haben. Der Schlüssel zur sicheren Anwendung von Natriumbicarbonat liegt in der Überwachung und Untersuchung der pH-Werte von Urin und Speichel mithilfe von Teststreifen oder einem elektronischen Testgerät. Ich empfehle den Menschen, ihre Werte jeden Morgen zu kontrollieren und über die Ergebnisse Buch zu führen, und auch nach starken Backpulverbädern eine Messung vorzunehmen, sobald sie die Badewanne verlassen haben. Wir müssen in jedem Fall vermeiden, dass der pH-Wert des Urins über 8,0 ansteigt. Auf der Verpackung von Arm & Hammer wird zu Recht empfohlen, nach einwöchiger Einnahme hoher Dosen zu pausieren, um den pH-Wert wieder absinken zu lassen.

Man kann alles auch übertreiben! Wenn ich sage, dass Backpulver sicher ist, meine ich damit, dass es im Vergleich zu den extrem starken Giften einer Chemotherapie außergewöhnlich sicher ist. Natriumbicarbonat ist ein starkes, ja eines der stärksten Medikamente überhaupt, weil es den pH-Wert der meisten Gewebe rasch zu steigern vermag. Gerade darum ist es so wirksam.

Dr. Pagel fuhr fort:

> „Darüber hinaus gibt es einige Belege dafür, dass pH-neutrale Tumoren NICHT gut auf die Backpulverbehandlung ansprechen. Das erscheint insofern plausibel, als nicht saure Tumoren nicht durch Backpulver neutralisiert werden müssen. [Anm. d. Autors: diese vorläufigen Indizien sind noch kein Beweis dafür, dass pH-neutrale Tumoren nicht auf eine Backpulverbehandlung reagieren würden] Ein Patient mit einem pH-neutralen Tumor könnte also mit Backpulver keine Fortschritte erzielen und dennoch zu viel Backpulver über einen zu langen Zeitraum zu sich nehmen. Damit könnte er seine normalen Gewebe schädigen und das wäre unverantwortlich. Die Befürchtung, dass normale Gewebe alkalisiert werden könnten, rechtfertigt umso mehr die Entwicklung einer nichtinvasiven Bildgebungsmethode, mithilfe derer der pH-Wert überall im Körper festgestellt werden kann."

Als Erstes möchte ich darauf eingehen, dass die Einnahme von Bicarbonat nicht nur gerechtfertigt ist, weil es Tumoren kontrollieren und reduzieren kann. Behebt man bei einem übersäuerten, unter Bicarbonatmangel leidenden Menschen das entsprechende Defizit, so funktioniert der gesamte Körper einschließlich des Immunsystems besser, was bei der Krebsbehandlung nur förderlich sein kann. Jeder im Körper ablaufende physiologische Prozess ist pH-sensibel. Die Ärzte sollten mittlerweile wissen, dass Krebsbehandlungen, welcher Art auch immer sie sein mögen, besser bei denjenigen Patienten anschlagen, deren pH-Werte leicht basisch sind – tatsächlich wissen viele Ärzte das aber leider nicht.

Der Bicarbonatspiegel nimmt mit dem Alter ab. Es wird sich daher wohl kaum ein Krebspatient finden lassen, der nicht an dem weitverbreiteten Bicarbonatmangel leidet, ganz unabhängig davon, welchen pH-Wert sein Tumor aufweist. Ein basischer Tumor wäre ein ungewöhnliches Phänomen, da die Krebszellatmung saure Bedingungen schafft.

Dr. Pagel befasst sich mit individuellen Krebsbehandlungsmethoden, bei denen giftige Chemowirkstoffe zum Einsatz kommen. Die allopathische Naturmedizin verwendet jedoch nur natürliche Stoffe. Sollte Bicarbonat alleine dem Krebs noch nicht den Garaus machen, dann können andere schwere, aber natürliche Geschütze aufgefahren werden.

Die Tatsache, dass Backpulver, der Stoff, der einem in die Notaufnahme eingelieferten Menschen im Handumdrehen das Leben retten kann, ein zu bevorzugendes Krebstherapeutikum darstellt, das Sicherheit und höchste Wirksamkeit in sich vereint, lässt sich nicht unter den Teppich kehren. Ich habe niemals empfohlen, Backpulver außerhalb eines umfassenden Krebsbehandlungsprogramms einzusetzen, bei dem Bicarbonat mit anderen, den Kampf gegen den Krebs unterstützenden Medikamenten kombiniert wird.

Wer sich ausschließlich auf Backpulver oder irgendetwas anderes verlässt, befindet sich auf einem gefährlichen Irrweg. Dagegen zeugt es von Intelligenz, wenn man Backpulver zusammen mit anderen Antikrebswirkstoffen einsetzt.

Mit Wasser, insbesondere stark magnesiumhaltigem Wasser, eingenommen oder transdermal über medizinische Bäder verabreicht, stellt Backpulver ein erstklassiges Medikament zur Behandlung von Krebs, Nierenerkrankungen, Grippe oder einfachen Erkältungen dar. Hundert Jahre klinischer Anwendung und Forschung stützen diese Behauptung. Die Firma Arm & Hammer riet schon im Jahr 1926 in ihrem kleinen Büchlein dazu, Backpulver als Medikament zu nutzen.

Dr. Robert J. Gillies und seine Kollegen konnten bereits aufzeigen, dass bei mit Natriumbicarbonat vorbehandelten Mäusen eine Alkalisierung der Tumorumgebung stattfindet. Die gleiche Forschungsgruppe berichtete, dass Bicarbonat bei von Brustkrebs befallenen Mäusen den pH-Wert der Tumoren erhöht und spontane Metastasenbildung verhindert.[47] Backpulver reduzierte auch die Wahrscheinlichkeit dafür, dass die Lymphknoten befallen werden.

Man braucht kein Arzt zu sein, um pH-Medizin zu praktizieren. Jeder Heilkundige, jede Mutter und jeder Vater sollte begreifen, dass Bicarbonatmangel ein ernstzunehmendes Problem darstellt, dass sich mit dem Alter zunehmend verschärft. Es lohnt sich also, sich genau über Backpulver zu informieren und dessen Potential wertzuschätzen.

Viele Ärzte werden dem natürlich nicht zustimmen können, denn schließlich würden sie dann nicht mehr gebraucht. Sie würden einfach durch eine Packung Teststreifen ersetzt werden. Ich hoffe, dass Sie, wenn Sie mein Buch gelesen haben, genau verstehen, womit sie es zu tun haben und wissen, welche Nebenwirkungen auftreten können, wenn Sie zu viel Backpulver über einen zu langen Zeitraum zu sich nehmen.

---

47 Gillies, R. J. (u.a.): „Bicarbonate Increases Tumor pH and Inhibits Spontaneous Metastases“ in *Cancer Res*, 2009, 69(6):2260-2268; http://www.ncbi.nlm.nih.gov/pubmed/19276390.

# 4. Teil

# Noch immer am Leben und putzmunter

## Vernon Johnston

Vernon Johnston ist ein Mann, der mich schon vor Jahren kontaktiert hatte, zu einer Zeit, als ich gerade erst anfing, mich mit Natriumbicarbonat zu befassen. Man hatte bei ihm Prostatakrebs diagnostiziert und Metastasen in den Knochen festgestellt. Er sollte mit Cäsiumchlorid behandelt werden, doch weil sein Rezept in der Post verloren gegangen war, landete er schließlich bei Natriumbicarbonat, das er oral einnahm. Er schaffte es, den pH-Wert seines Urins fünf Tage lang konstant bei 8,5 zu halten. Nach zwei Wochen suchte er seinen Onkologen auf, um weitere Untersuchungen durchführen zu lassen, doch in den Knochen war keine Spur von Krebs mehr zu finden.

> „Der Krebs versuchte mich umzubringen. Nach einem Kampf oder zwei … oder drei … oder vier … oder mehr Kämpfen sagte ich: ‚Nein!' Zumindest hoffte ich, dass es ein Nein war. Ich wollte Cäsium benutzen, landete aber bei Backpulver. Mein Ziel war es, den pH-Wert so schnell wie möglich zu verändern. Ich wusste eigentlich nichts oder fast nichts über den pH-Wert oder was sauer und basisch bedeutet. Glücklicherweise fand ich es heraus."
>
> *Vernon Johnston*

Es war schön, sich mit ihm an Telefon zu unterhalten, denn er wirkte so lebendig. Offensichtlich war er noch am Leben und dazu noch in hervorragender gesundheitlicher Verfassung. Seit einem Jahr benötigt er keinen Arzt mehr. Das sind wirklich gute Nachrichten. Dr. Simoncini würde das für unmöglich halten, denn er glaubt, dass man nicht einmal mit teuren intravenösen Behandlungen einen solchen Erfolg erzielen kann. Doch da hat er Unrecht – und das ist der Grund, warum ich dazu aufrufe, bei allen Arten von Krebs Backpulver oral einzunehmen und es zeitgleich auch reichlich über die Haut einwirken zu lassen.

Über Vernon wurde in den *Valley News* berichtet. Er hat eine neue Seite, die unter Phkillscancer.com[1] zu finden ist. Hin und wieder leitet er einen kostenlosen Workshop – bei dem man trotzdem eine kleine Spende hinterlassen

1 http://www.phkillscancer.com/home (aufgerufen: Dezember 2013).

kann –, in dem er weitergibt, was er mit Natriumbicarbonat und Atmen, das ebenfalls sehr wichtig ist, um den Sauerstoffgehalt zu erhöhen, und einer Reihe weiterer gesundheitlicher Praktiken erreicht hat, und das ganz ohne Hilfe des medizinischen Establishments. Er hat sein Leben wiedergewonnen.[2]

Vernon ist also am Leben und es geht ihm gut. Seine Erfolge sind es, die diesen Fall so bemerkenswert machen. Jeder sollte sich ein paar Teststreifen besorgen und sich anschicken, eine unsichtbare Seite seines Lebens kennen zu lernen.

*„Der pH-Wert der Körperflüssigkeiten beeinflusst alle Zellen unseres Körpers. Chronische Übersäuerung baut Körpergewebe ab. Bleibt sie unbehandelt, so hemmt sie letztendlich alle zellulären Aktivitäten und Funktionen. Mit anderen Worten: Übersäuerung greift das Leben selbst an.“*[3]
*Sie ist die Wurzel einer jeden Krebserkrankung.*

Vernon Johnstons erster PSA-Test[4] ergab einen Wert von 22,3, woraufhin sein Arzt einen Termin für eine Biopsie festlegte. Die wiederum brachte die Diagnose Prostatakrebs. Also stand der nächste Schritt an: ein Knochenszintigramm. Dieses sowie die Computertomografie (CT) des Beckens zeigten den Ärzten, dass Vernon an einer aggressiven Form von Prostatakrebs litt. Am 17. März 2008 hieß es: „Eine Auswertung von CT und Knochenszintigramm zeigt metastatischen Befall am Kreuzbein rechts und an der Beckenschaufel links.“ Vernon sagt über die Reaktion der Ärzte:

> „Sie klopften mir auf den Rücken und teilten mir mit, dass der aggressive Prostatakrebs bereits auf die Knochen übergegriffen hatte.“

Als er eine zweite Meinung eines anderen Onkologen einholte, erhielt er diesen Bericht:

> „Weitere Auswertungen: Sind großenteils in der Anamnese zur gegenwärtigen Erkrankung aufgeführt. Die Pathologie bestätigt das Vorliegen eines hochgradigen Prostatakarzinoms. Das T-Stadium ist offenkundig der Stufe III zuzuordnen, jedoch ist auf dem CT kein Befall der Samen-

2 Ich schulde meiner Leserschaft einen Aufsatz über das therapeutische Atmen. Ich kann schon einmal zugeben, dass ich mich nach der Unterhaltung mit Herrn Johnston und nachdem ich seine Seite über das Atmen gelesen hatte, gleich inspiriert gefühlt hatte, das bewusste Atmen zu praktizieren. Ich schäme mich ein wenig, dass dieses Thema in meiner Arbeit so selten Erwähnung findet.

3 http://tinyurl.com/pgxv6uw (aufgerufen: Dezember 2013).

4 Test auf prostataspezifische Antigene (PSA-Test).

bläschen erkennbar. Das Radionuklid-Knochen-Szintigramm und die Aufnahmen verschiedener Ebenen bestätigen das Vorliegen von Metastasen des Skeletts im Kreuzbein und an der linken Beckenschaufel. Zudem entdeckte ich bei meiner Überprüfung des CT-Bildes eine Reihe weiterer kleiner, sklerotischer Läsionen im Beckenbereich. Vor der Behandlung lag der PSA-Wert bei 22, konnte aber durch Zuführung von Finasterid und Casodex auf 5,88 gesenkt werden. TNM-Klassifikation: TNXM1; Stadium IV nach AJCC."[5]

Der Arzt sprach über mögliche und unmögliche Behandlungen. Im Wesentlichen teilte er Vernon mit, dass er nichts tun könne. Er erwähnte sogar, dass er weitere Stellen entdeckt habe, die dem ersten Ärzteteam entgangen waren.

„Ich gewöhnte mich langsam an die Tatsache, dass ich ein lebender Toter war. Ich wollte unbedingt eine Cäsiumchlorid-Therapie beginnen, aber meine Bestellung ging bei der Post verloren. Da beschloss ich, es mit Backpulver zu versuchen. Allerdings fügte ich Zuckerrohrmelasse als Trägersubstanz hinzu. Ich behandelte mich auf diese Weise vom 2. Juni 2008 bis zum 12. Juni 2008. Dann hörte ich damit auf, weil für den 13. Juni 2008 ein weiteres Knochenszintigramm angesetzt war.

Auf dem Weg zu dem Test hoffte ich um der Hoffnung willen. Ich weiß nicht so recht, was ich eigentlich erhoffte, denn alle meine Nachforschungen hatten ergeben, dass man vollständig verloren ist, sobald der Krebs die Knochen erreicht hat. Jedenfalls wurden meine Knochen untersucht und ich wartete auf das Ergebnis. Der Bericht kam wenige Tage später mit der Post. Ich war nervös und wollte den Umschlag gar nicht öffnen. Tatsächlich kommen mir heute noch die Tränen, wenn ich an diesen Augenblick denke. Schließlich öffnete ich ihn doch und las die Worte:

‚KEINE ÜBERZEUGENDEN BEWEISE FÜR OSSÄRE METASTASIERUNG GEFUNDEN'

Ich heulte wie ein Baby. Zwei Tage später fand ich den Bericht über meinen Bluttest in der Post: Der PSA-Wert betrug 0,1 – Null! Komma! Eins!

---

5 Die TNM-Klassifikation nutzt man, um die Stadien von malignen Tumoren einzuteilen. Das AJCC ist das American Joint Committee on Cancer.

Mein Lieber, als Sie mich dazu brachten, den pH-Wert meines Körpers vom Sauren ins Basische zu verschieben, um mir wieder einen kleinen Hoffnungsschimmer zu geben, haben Sie voll ins Schwarze getroffen. Arm & Hammer war die Rettung! Später hörte ich, dass einige Backpulveranwender Arm & Hammer meiden, weil das Produkt angeblich Aluminium enthält. Das war mir damals vollkommen egal. Später haben meine eigenen Nachforschungen und einige Besuche in Naturkostläden ergeben, dass natürliches Backpulver im Gegensatz zu einigen Mischpräparaten kein Aluminium enthält. Eine der dortigen Mitarbeiterinnen, die sich auf Vitamine und Mineralien spezialisiert hatte, teilte mir mit, dass nicht nur die Marke Bob's Red Mill Baking Powder, sondern ihres Wissens auch alle anderen Backpulvermarken aluminiumfrei seien.

Ich bin sicher, dass viele Menschen gerne wissen möchten, wie viel mit Melasse vermischtes Backpulver ich zu mir nahm. Ich begann mit einem Teelöffel Backpulver und einem Teelöffel Rohrzuckermelasse auf eine Tasse Wasser – kein warmes oder heißes Wasser, einfach Wasser von Zimmertemperatur. Am nächsten Tag und ebenso am dritten und vierten Tag verfuhr ich genauso. Ich fühlte mich gut und beschloss, die Dosis zu erhöhen.

Am fünften Tag nahm ich die Mischung zwei Mal pro Tag zu mir. Ich führte jetzt sorgfältige Aufzeichnungen und besorgte mir Teststreifen, um meinen pH-Wert messen zu können. Mein Ziel war es, einen pH-Wert zwischen 8,0 und 8,5 zu erreichen und ihn vier oder fünf Tage lang zu halten. Ich las, dass Krebszellen bei einem pH-Wert von 7,0 bis 7,5 inaktiv werden und bei 8,0 bis 8,5 sterben. Es war mein Ziel, sie allesamt umzubringen, und ich hoffte, dass der Knochenkrebs mein willfähriges Opfer sein würde.

Am vierten Tag lag der pH-Wert meines Speichels bei 7,0 und der meines Urins bei 7,5.

**Sechster Tag, 7. Juni:** Ich nehme noch immer zwei Teelöffel Backpulver auf zwei Teelöffel Melasse und ein Glas Wasser, und das zwei Mal pro

Tag. Der pH-Wert liegt jetzt bei 7,25. Ob ich irgendwelche Nebenwirkungen verspüre? Ja, mir ist ein wenig übel. Es ist jedoch nur eine leichte Übelkeit. Mein Stuhl hat eine gelbliche Tönung.

Ab dem sechsten Tag verfolgte ich die Entwicklung noch minutiöser. Ich testete mit pH-Stix und Teststreifen und stellte fest, dass es da Unterschiede gab. Ich testete Speichel und Urin, hielt damals aber nicht immer fest, was davon nun was war. Nachstehend die Einnahmezeiten und Dosierungen.

- 06:45 Uhr: Stix-pH 7,25 und 7,75; Papier 7,5 Urin; Stix 7,5 und 6,75 Speichel.
- 14:00 Uhr: Zwei Teelöffel Rohrzuckermelasse und zwei Teelöffel Backpulver mit Wasser.
- 16:00 Uhr: Stix-pH 7,125 Speichel; Stix-pH 7,75 Urin.
- 20:30 Uhr: Zwei Teelöffel Rohrzuckermelasse und zwei Teelöffel Backpulver mit Wasser.
- 23:45 Uhr: Stix-pH 8,0 – mir war ein wenig übel.

**Siebter Tag, 8. Juni:** 12:00 Uhr: Stix-pH 7,375, Papier-pH 7,5+. Die Sache wird spannend. Meine Lippen prickeln leicht und ich bemerke erste Anzeichen einer Sauerstoffeuphorie. Das mit den Lippen beunruhigt mich ein wenig, doch dann fällt mir ein, dass manche Leute solche Erscheinungen auch bei der Cäsiumtherapie an sich beobachtet haben. Doch das Gefühl der Oxygenisierung ist etwas ganz anderes. Es fühlt sich an, als wäre ich an ein Sauerstoffgerät angeschlossen und hätte Nasenlöcher so groß wie Wagenräder.

Am siebten Tag wurde ich aggressiv und erhöhte die Backpulverdosis auf drei Teelöffel. Davon bekam ich leichte Kopfschmerzen. Ich ging wieder auf zwei Teelöffel zurück, weil ich etwas nervös wurde. Meine Kopfschmerzen wurden auch stärker. Ich schwankte, ob ich mit der höheren Dosis fortfahren sollte oder nicht. Ich wollte den Krebs wirklich abtöten. Doch ich folgte meinem Gefühl und reduzierte.

- 12:05 Uhr: Ein Teelöffel Rohrzuckermelasse und drei Teelöffel Backpulver mit Wasser. Hier erhöhte ich die Dosis auf drei Teelöffel.

- 18:00 Uhr: Stix-pH 7,75; zwei Teelöffel Rohrzuckermelasse und zwei Teelöffel Backpulver mit Wasser; drei Teelöffel machten mich doch etwas nervös, also ging ich wieder auf zwei zurück.

**Achter Tag, 9. Juni:** Heute fing ich an, die Doppeldosis drei Mal am Tag einzunehmen. Ich will den pH-Wert unbedingt nach oben treiben.

- 06:00 Uhr: Stix-pH 7,7.
- 10:00 Uhr: Zwei Teelöffel Rohrzuckermelasse und zwei Teelöffel Backpulver mit Wasser.
- 19:00 Uhr: Stix-pH 8,25.
- 19:05 Uhr: Zwei Teelöffel Rohrzuckermelasse und zwei Teelöffel Backpulver mit Wasser.
- 23:45 Uhr: Zwei Teelöffel Rohrzuckermelasse und zwei Teelöffel Backpulver mit Wasser.

**Neunter Tag, 10. Juni:** Ich habe etwas Durchfall, aber nicht sehr stark. Ich fühle mich ein wenig schwach, aber es geht.

Wenn ich heute daran zurückdenke, denke ich, es wäre eine gute Idee gewesen, etwas mehr Kalium zu mir zu nehmen.

- 08:00 Uhr: pH 7,75.
- 09:00 Uhr: pH 8,25.
- 09:05 Uhr: Zwei Teelöffel Rohrzuckermelasse und zwei Teelöffel Backpulver mit Wasser.
- 14:00 Uhr: pH 8,5. Anmerkung: etwas Durchfall, aber nicht sehr stark.
- 16:00 Uhr: Zwei Teelöffel Rohrzuckermelasse und zwei Teelöffel Backpulver mit Wasser.
- 17:30 Uhr: pH 8,75.
- 22:00 Uhr: pH 8,5.
- 23:45 Uhr: Zwei Teelöffel Rohrzuckermelasse und zwei Teelöffel Backpulver mit Wasser. Anmerkung: Ich spüre den ganzen Tag über eine vom Sauerstoff ausgelöste Euphorie. Es ist, als würde mein Körper reinen Sauerstoff atmen. Meine Nasenlöcher haben mindestens einen Kilometer Durchmesser.

**Zehnter Tag, 11. Juni:** Meine Kopfschmerzen halten sich hartnäckig und ich schwitze in der Nacht. Dieses Schwitzen gleicht der bei Cäsium auftretenden Symptomatik. Heute reduziere ich auf zwei Dosen pro statt anstatt drei.

- 08:00 Uhr: pH 8,5.
- 08:30 Uhr: Zwei Teelöffel Rohrzuckermelasse und zwei Teelöffel Backpulver mit Wasser.
- 12:30 Uhr: pH 8,5.
- 18:30 Uhr: pH 8,5; Kopfschmerzen.
- 23:30 Uhr: pH 8,37.
- 23:31 Uhr: Zwei Teelöffel Rohrzuckermelasse und zwei Teelöffel Backpulver mit Wasser. Anmerkung: Heute den ganzen Tag und gestern einen Teil des Tages Kopfschmerzen. Schwitzen spät in der Nacht. Ich reduziere auf zwei Teelöffel Rohrzuckermelasse und zwei Teelöffel Backpulver mit Wasser zwei Mal täglich.

**Elfter Tag, 12. Juni:** Mein letzter Tag vor dem großen Test, dem Ganzkörperscan, der über den Zustand meiner Knochen Auskunft geben und feststellen soll, wie es mit meinem Krebs steht.

- 08:00 Uhr: pH 8,0 und 7,5. Ich reduziere auf zwei Mal täglich.
- 09:10 Uhr: pH 7,25.
- 09:20 Uhr: Eineinhalb Teelöffel Rohrzuckermelasse und eineinhalb Teelöffel Backpulver mit Wasser. Anmerkung: Ich reduziere auf eineinhalb Teelöffel, um auszuprobieren, ob dies gegen meine Kopfschmerzen hilft. Lockerer Stuhl und leichte Kopfschmerzen. Schwitzen spät in der Nacht.
- 10:20 Uhr: Noch mehr Durchfall mit leicht gelblicher Tönung. Anmerkung: Ich habe reduziert, weil mir danach war. Ich hatte das Gefühl zu hoch dosiert zu haben.

Vermutlich hätte ich nicht reduziert, wenn nicht am nächsten Tag der Ganzkörperscan im Krankenhaus angestanden hätte.

- 13:00 Uhr: pH 8,35.“

# Patientenstimmen

**Mein Vater war Tierarzt,**

und so lange ich mich erinnern kann (ich wurde 1938 geboren, kann mich also an die Zeit ab ungefähr 1943 erinnern), nahm er immer, wenn er eine Erkältung herannahen fühlte, in einem Glas warmen Wassers aufgelöstes Natriumbicarbonat zu sich. Ich glaube nicht, dass er jemals eine richtige Erkältung bekommen hat. Auch bei mir behandelte er Erkältungssymptome auf die gleiche Weise, und auch ich reagierte ähnlich gut darauf. Bei Nutztieren therapierte er verschiedenste Krankheiten durch Verabreichung von Natriumbicarbonat, das er durch eine Magensonde einführte, woraufhin sich die Tiere rasch erholten. So erlebte ich von frühester Kindheit an hautnah die wohltuenden Wirkungen von Natriumbicarbonat. Ich freue mich darüber, dass die Vorzüge dieses Mittels immer häufiger angepriesen werden. Obwohl mein Vater Doktor der Veterinärmedizin war, bezeichnete er sich gern als MD (Maultier-Doktor).

*Dr. David B. Winter, DO*

**Sehr geehrter Herr Dr. Sircus,**

vor einigen Wochen kaufte ich Ihr eBook über Natriumbicarbonat. ES HAT MEIN LEBEN VERÄNDERT. Ich glaube, dass Gott durch Sie und Ihre Mitarbeiter wirkt, um die Botschaft zu verbreiten, dass der Körper die natürliche Fähigkeit zur Selbstheilung besitzt, wenn man ihm nur die richtigen Elemente zuführt. Vielen Dank!!!

Ich lese schon seit einiger Zeit Ihren Newsletter. Nun habe ich zufällig Ihr eBook über Backpulver entdeckt. Wir haben nicht viel Geld, doch ich hatte das Gefühl, dass Ihre Forschungen mir helfen könnten. Und was soll ich sagen: Eine Woche nachdem ich Ihr Buch zu Ende gelesen und befolgt hatte, was Sie predigen, war ich meinen Nesselausschlag praktisch los.

Ich begann reines Backpulver mit Wasser einzunehmen. Igitt! Ich konnte mich kaum überwinden, es zu trinken. Aber ich wollte das pH-Gleichgewicht erreichen, von dem Sie sprechen. Ich informierte mich über die verschiedenen Kombinationsmöglichkeiten für die orale Einnahme und entschied mich für Ahornsirup und Backpulver im Verhältnis 3:1. Es klappte fantastisch und schmeckte ausgezeichnet. Ich konnte kaum glauben, dass ich so viel zuckriges Zeug vertilgen kann!

Im Augenblick lächle ich und fühle mich großartig. Ich bin gutgelaunt, meine Energie hat zugenommen und, was am wichtigsten ist, die Schwellungen und das Jucken sind verschwunden. Meine Haare wachsen dichter nach. Meine Haut sieht großartig aus. Ich bin nicht länger ständig müde. Ich kann gar nicht glauben, wie sehr sich mein gesundheitlicher Zustand verändert hat. Ich danke Gott dafür, dass er Sie zu Ihrer Arbeit inspiriert hat.

Vor kurzem habe ich naszierendes Jod hinzugefügt, nachdem ich einige Ihrer Ratschläge gelesen hatte. Tatsächlich hatte ich wohl einen Mangel daran. Das Jod scheint die gute Wirkung noch zu verstärken. Auch meinen Kindern kommen Ihre Forschungen zugute. Ich bin so glücklich, Alternativen zur herkömmlichen Medizin gefunden zu haben.

*Lane Carter,*
*Delaware, Vereinigte Staaten*

**Sehr geehrter Herr Dr. Sircus,**

seit über sechs Jahren leide ich an der – sehr hartnäckigen – Morgellons-Krankheit. Sie können sich sicher vorstellen, wie schlimm die Lage der betroffenen Menschen ist. Ich werde in Kürze mit Ihrer transdermalen Magnesiumtherapie beginnen, doch zunächst muss ich Ihnen etwas erzählen.

Sie sollen wissen, dass Bicarbonatbäder mir wirklich helfen. Aber – und es ist ein großes ABER – ich verwende das Bicarbonat zusammen mit eineinhalb Kilo Meersalz pro Bad. Als ich es einmal mit zweieinhalb Kilo Bicarbonat versuchte, geriet ich in einen alkalischen Zustand. Der hohe Salzgehalt öffnete irgendwie meine Poren für die Aufnahme des Bicarbonats, das daraufhin einige Wochen lang aus meiner Haut austrat!

*Vielen Dank,*
*Carola Dunham*

**Lieber Herr Dr. Sircus,**

mein Name ist Annemarie. Ich möchte Ihnen für Ihre Forschungsarbeit danken und dafür, dass Sie uns an Ihren Ergebnisse Anteil haben lassen. Meine Kinder konnten einen weiteren Sommer mit ihrem 74-jährigen Großvater genießen, bei dem im November letzten Jahres Nierenkrebs im IV. Stadium diagnostiziert worden war. Wir danken unserem Herrgott dafür, dass er uns auf Ihr Buch „Natriumbicarbonat – Krebstherapie für Jedermann“ stoßen ließ.

Meinem Schwiegervater wurde im Mai bestätigt, dass er krebsfrei ist! Wir haben ihn zwei Wochen in Nord-Wisconsin besucht, um mit ihm Boot zu fahren und zu angeln und eine schöne Zeit mit ihm zu verbringen. Diese gute Nachricht wollte ich Ihnen nicht vorenthalten!

*Annemarie Kampf*

**Es geht um einen Patienten,**

der an Prostatakrebs im fortgeschrittenen Stadium litt. Überall in der Leistengegend hatten sich Metastasen gebildet. Das sollten Sie wissen. Am Dienstagnachmittag suchte ich meinen neuen Patienten in der onkologischen Abteilung im Krankenhaus von Melbourne auf. In meiner Trickkiste hatte ich Ihre Universalmedikamente, und in meinem Herzen trug ich Hoffnung. Der ans Bett gefesselte Patient wand sich in unkontrollierbaren Schmerzen und verlor immer wieder das Bewusstsein. Man gab ihm noch zwei Wochen zu leben. Ich besuchte ihn drei Mal am Tag, um sicherzustellen, dass die Behandlung nach dem vorgegebenen Protokoll erfolgte. Gestern Abend stand er auf, um sich im Fernsehen eine politische Sendung anzusehen. Er brauchte keine Tropfinfusion mehr, das Gefühl in seinen Beinen war fast vollständig wiedergekehrt und tagsüber konnte er herumlaufen [...]

*Andrew Matheson*

**Vor zwei Jahren schloss die Regierung meine Klinik.**

[...] Die Begründung lautete, dass mein Verfahren als so „hoch komplex" einzustufen sei und so unverantwortlich viel Laborausrüstung – einen Tropfen Blut auf den Objektträger meines Mikroskops (!) – erfordern würde, dass ich nicht weiterpraktizieren dürfte. Als ich mich mit diesem Idioten vom CLIA (Clinical Laboratory Improvement Amendment; Amt zur Kontrolle der gesetzlichen Normen für Laboreinrichtungen und Verfahren) in Dallas unterhielt, sagte er mir: „Leute wie Sie wollen und werden wir alle loswerden." Reizend. [...] Ich kann Ihnen sagen, dass ich in der kurzen Zeit, in der ich mein Mikroskop einsetzte, 25 Menschen vor dem Tod bewahrte und bei jeder Blutuntersuchung systemischen Hefebefall feststellen konnte. Man will nicht, dass sich verbreitet, dass nicht der Krebs, sondern dieser Pilz Menschen das Leben kostet!!! Die Chemotherapie kurbelt solche Pilzüberwucherungen noch zusätzlich an, die tödlich wirken, wenn sie nicht behandelt werden. Pilze sind eindeutig an Fibromyalgie, chronischem Müdigkeitssyndrom, Lupus, Golfkriegssyndrom und zahlreichen anderen Krankheiten beteiligt, die der

Einfachheit halber falsch betitelt werden. Ich weiß das genau, denn schließlich habe ich es nicht nur mit meinen eigenen Augen gesehen, und zwar in jedem einzelnen Fall, sondern ich habe die Menschen auch erfolgreich behandelt und gute Ergebnisse erzielt! Die Menschen sind nicht gestorben!!! Es ging ihnen zunehmend besser, auch wenn man das Todesurteil Krebs über sie verhängt hatte!"

*Dr. Marijah McCain*

**Meiner Mutter gelang es vor zwei Jahren,**

mithilfe von Bicarbonat und Ahornsirup den Krebs zu überwinden. Sie hatte einen Tumor von 10 cm Durchmesser und 25 cm Länge, der an zwei Stellen Ihre Lunge punktierte (deshalb wurde er entdeckt). Für ihr Non-Hodgkin Lymphom Grad 3b brauchte sie drei Monate, aber sie hat es geschafft. Vielen Dank, dass Sie Ihr Buch über Natriumbicarbonat geschrieben und so entscheidend dazu beigetragen haben, meiner Mutter das Leben zu retten.

*Vince Barnes*

# Anhang

## Testen auf Pilze

Die Suche nach Pilzen, zu denen auch „Hefen" zählen, gestaltet sich äußerst schwierig. Es gibt zwar einige Tests, doch diese können leicht zu einem negativen Befund führen, obwohl man einen Pilz im Körper trägt. Ein Test beispielsweise, der mit 500 US-Dollar zu Buche schlägt, sucht nach Antikörpern – das sind sozusagen „Soldaten" im Blut, die zielgerichtet Eindringlinge attackieren – für zehn verschiedene Pilzsorten. Doch davon gibt sehr viel mehr als nur zehn, weshalb die Diagnose oft so schwierig ist. Für die einmalig investierten 500 US-Dollar wird bei Ihnen also vielleicht gar nicht nach dem Pilz gefahndet, mit dem Sie es zu tun haben. Eine andere Möglichkeit besteht darin, mittels eines CDSA-Tests[6] im Stuhl nach den gängigsten Pilzen zu suchen. Doch beim CDSA besteht das gleiche Problem wie beim Antikörpertest – es wird nur nach wenigen Pilzarten gesucht. Alternativ kann man 45 Tage lang probeweise gegen die Pilze vorgehen und abwarten, ob sich die Symptome erkennbar, idealerweise gar signifikant verbessern.

Es gibt auch noch eine wesentlich preiswertere Vorgehensweise. Wenn Sie chronisch krank sind oder an Krebs leiden, können Sie davon ausgehen, dass bei Ihnen eine Infektion vorliegt. Das ist so sicher wie das Amen in der Kirche, denn wir wissen ohne jeden Zweifel, dass wir buchstäblich in einem Meer von Pathogenen schwimmen und darin zu überleben versuchen. Bloß weil allopathische Ärzte den Pilz- und Hefeinfektionen kaum Beachtung schenken, sind diese deshalb nicht weniger präsent. Solche Infektionen bedrohen uns unmittelbar, und man sollte sie weder ignorieren noch nach den Vorgaben der traditionellen allopathischen Medizin behandeln.

---

6 Comprehensive Digestive Stool Analysis (CDSA): Eine umfassende Analyse der Verdauung über Stuhlproben.

# Bicarbonat und Magensäure

## Vorsicht vor zu viel Alkalität?

„Der menschliche Körper ist basisch konzipiert, funktioniert jedoch nur durch Säuren.“ [7]

*Dr. Robert O. Young*

Jede medizinische Abhandlung über Natriumbicarbonat muss sich sorgfältig mit dem Thema Magensäure auseinandersetzen. Natriumbicarbonat kennt man schon seit langer Zeit als Antazidum, das bei Magenbeschwerden rasch Erleichterung verschafft – wenn das auch vielleicht nicht der beste Weg ist, mit Magenproblemen umzugehen. Aber es wirkt, und das schnell. Dieses Buch berührt die Verwendung von Bicarbonat bei Magen- und Verdauungsbeschwerden zwar nur am Rande, doch möchte ich hier noch einmal auf einige wichtige Gesichtspunkte in Zusammenhang mit Magenproblemen zu sprechen kommen.

Mit Magnesium, Bicarbonat, Calcium und Kalium angereichertes basisches Wasser treibt den pH-Wert deutlich in die Höhe. Trinkt man mindestens zwei Liter dieses basischen Wassers pro Tag, kann man nicht nur den pH-Wert, sondern auch die Zitrat- und Harnsäurewerte erhöhen und die Urinmenge steigern. Zudem sorgt das Magnesium dafür, dass nierensteinbildende Partikel ausgeschieden werden.[8]

Die wichtigste Auswirkung der Bicarbonatzufuhr besteht in Veränderungen in Richtung Säure-Basen-Gleichgewicht. Ebenso erhöht sich der pH-Wert im Blut und die Konzentration von Bicarbonat in den Körperflüssigkeiten nimmt zu. Dieser Umstand gewinnt angesichts der Tatsache, dass der erwachsene Durchschnittamerikaner bei seiner üblichen Ernährungsweise zu leichter chronischer Azidose neigt, aus medizinischer Sicht eine besondere Bedeutung.[9] Wenn es um das Gleichgewicht zwischen Säuren und Basen geht, gilt

---

7 http://tinyurl.com/qxv4dgz (aufgerufen: Dezember 2013).

8 Argani, H. (u.a.): „Influence of Bicarbonate Calcium-Rich Alkaline Mineral Water on Kidney Parameters in Comparison with Tabriz Tap Water in Patients with Renal Lithiasis“ in *Medical Journal of Tabriz University of Medical Sciences*, 2008, 30(1):4.

9 Sebastian, A. (u.a.): „Improved Mineral Balance and Skeletal Metabolism in Postmenopausal Women Treated with Potassium Bicarbonate“ in *N Engl J Med*, 1994, 330(25):1776-1781.

der Satz: Du bist, was du isst. Wir Ärzte müssen uns damit abfinden, dass unsere Patienten das nicht wissen – und damit einen gewaltigen Fehler machen.

*Das Bicarbonation ist normalerweise für Alkalität zuständige; es verleiht dem Wasser die Fähigkeit, Säuren zu neutralisieren und sich Änderungen des pH-Wertes zu widersetzen.*

Dieses Buch vermittelt eine klare Botschaft: Es gibt kaum einen beziehungsweise überhaupt keinen Grund, im Falle von Krebs oder auch bei vielen anderen klinischen Situationen Bicarbonat nicht einzusetzen. Zwar sollen Patienten mit Bluthochdruck nur wenig Natrium zu sich nehmen, doch es konnte ja gezeigt werden, dass das es begleitende Anion, beispielsweise Bicarbonat oder Chlorid, hierbei eine wichtige Rolle spielt. Es gilt nunmehr als gesichert, dass Natriumbicarbonat wie auch Zitrat- und Phosphatsalze den Blutdruck nicht in dem Maße erhöhen, wie entsprechende Mengen Natriumchlorid. Eine Studie über natriumbicarbonathaltiges Mineralwasser bestätigte, dass das Wasser den Blutdruck älterer Menschen in keiner Weise beeinflusst.[10]

Zu einer Störung des systemischen Säure-Basen-Gleichgewichts kommt es dann, wenn aufgrund der Verstoffwechslung der Nahrung andere Säuren als Kohlensäure in großen Mengen in den Kreislauf gelangen – zum Beispiel Schwefelsäure bei der Verstoffwechslung von Eiweiß. Diese Mengen übersteigen die der gleichzeitig freigesetzten Basen. Das Maß der Diskrepanz zwischen Säure- und Basenproduktion bestimmt, wie hoch letztendlich die Rate der endogenen Säureproduktion anzusetzen ist (das ist die reine Säurelast, die bei der entsprechenden Ernährung entsteht). Diese wiederum bestimmt das Ausmaß der Störung des systemischen Säure-Basen-Gleichgewichts.[11]

*Fügt man der Tiernahrung Natriumbicarbonat zu, so verbessert sich die Pufferwirkung des normalen Speichels, der Säurewert in den Pansen sinkt aufgrund des höheren pH-Wertes und die Pflanzenfasern können besser verdaut werden.*[12]

Wer große Mengen Eiweiß zu sich nimmt, steigert die Säureproduktion im Körper. Zu den stark säureproduzierenden Lebensmitteln zählen Wurst, Käse

---

10 http://www.mgwater.com/bicarb.shtml (aufgerufen: Dezember 2013).

11 Kurtz, I. (u.a.): „Effect of Diet on Plasma Acid-Base Composition in Normal Humans“ in *Kidney Int*, 1983, 24(5):670-680.

12 http://tinyurl.com/ka6ttqk (aufgerufen: Dezember 2013).

und Süßigkeiten, während Teigwaren, Nüsse, Milch und Milchprodukte nur in geringem Maße Säuren produzieren. Der Konsum großer Mengen Eiweiß muss durch Obst und Gemüse ausgeglichen werden, damit das Säure-Basen-Verhältnis nicht aus dem Ruder läuft. Weltweit raten Ernährungsexperten zu fünf Portionen Obst und Gemüse pro Tag. Davon weichen westliche Ernährungsgewohnheiten deutlich ab: Wir neigen dazu, zu wenig Obst und Gemüse und zu viele stark eiweißhaltige Lebensmittel zu uns zu nehmen und tragen so zum Säure-Basen-Ungleichgewicht bei.

*Der menschliche Körper benötigt für alle seine vitalen Funktionen ein gut funktionierendes Säure-Basen-Gleichgewicht. Eine Störung dieses Gleichgewichts kann zu Erschöpfung, Konzentrationsschwäche oder einer beginnenden peripheren Neuropathie in den Füßen führen.*

Die Erfahrungen aus dem Bereich der Naturmedizin zeigen, dass ein Ungleichgewicht zwischen Säuren und Basen die Menschen nicht nur ermüdet und erschöpft, sondern auch die Entwicklung von Zellulitis und Muskelanspannung fördert. Das körpereigene Puffersystem kann geringe Mengen überschüssiger Säure neutralisieren, indem es sie über die Lungen, die Nieren, die Leber oder die Haut ausscheidet. Zu viel Säure über einen längeren Zeitraum hinweg überlastet jedoch das Puffersystem des Körpers.

Zunächst wird die überschüssige Säure im Bindegewebe, dem Gewebe zwischen den Körperzellen, gespeichert und erst dann wieder freigesetzt, wenn das Blut genügend basische Mineralsalze enthält. Führt man diese nicht in ausreichenden Mengen zu, zapft der Körper in immer stärker werdendem Maße seine eigenen Mineraldepots an, und entnimmt beispielsweise Calciumphosphat aus den Knochen, was das Risiko für Osteoporose erhöht.

Forscher des Department of Medicine and General Clinical Research Center der University of California[13] stellten Folgendes fest: „Niereninsuffizienz löst durch den Abbau des gespeicherten Bicarbonats und verringerter Säureausscheidung eine metabolische Azidose aus. **Mit fortschreitendem Alter steigt die Schwere der ernährungsabhängigen Azidose, unabhängig von der Art der Ernährung.**[14] Das liegt daran, dass die Nierenfunktion im Alter in

13 Frassetto, L. A. (u.a.): „Estimation of Net Endogenous Noncarbonic Acid Production in Humans from Diet Potassium and Protein, Contents 1-3" in *Am J Clin Nutr,* 1998, 68(3):576-583.

14 Frassetto, L. / Sebastian, A.: „Age and Systemic Acid-Base Equilibrium: Analysis of Published Data" in *J Gerontol Biol Ci Med Sci,* 1996, 51(1):B91-99.

der Regel deutlich nachlässt, was zu Zuständen führt, die einer chronischen Niereninsuffizienz ähneln.“[15]

*Natriumbicarbonat neutralisiert Säuren und schützt die Verdauungsenzyme.*

Natriumbicarbonat reduziert die Magensäure. Aus diesem Grund halten viele Menschen nichts davon, es einzunehmen: Die Magensäure spielt ja eine entscheidende Rolle bei der Verdauung. Doch der Magen wird von Epithelzellen geschützt, die eine bicarbonatreiche Lösung herstellen und absondern, die sich über die Schleimhaut legt.[16] Bicarbonat neutralisiert als Base die von den Parietalzellen abgesonderte Säure. Auf diese Weise entsteht Wasser. Durch die fortlaufende Produktion von Bicarbonat schützt sich unser Magen in erster Line vor der Selbstverdauung und einer allzu sauren Umgebung.

*Wer meint, zu wenig Magensäure zu haben, sollte Salzsäure(tabletten) zu sich nehmen.*

Bicarbonat wird auf natürliche Weise von der gastrischen Membran des Magens produziert. In einem basischen Milieu wird nur wenig, als Reaktion auf ein saures Milieu jedoch viel Bicarbonat produziert. Die den Magen bedekkende Schleimhaut ist mit 30 Millionen Drüsen ausgestattet, die Verdauungssäfte, und zwar nicht nur Säuren, sondern auch Bicarbonate produzieren. Der Bicarbonat-Fluss in den Magen reicht von einem Basiswert von 400 Mikromol pro Stunde (24,4 mg/h) bis zu einem Maximum von 1.200 Mikromol pro Stunde (73,2 mg/h). Somit wird täglich mindestens ein Gramm Bicarbonat in den Magen abgesondert. Die gastrische Bicarbonat-Sekretion produziert zwei bis zehn Prozent der maximalen Säuresekretion. Im Magen ist Bicarbonat Teil der Schleim-Bicarbonat-Schranke, die als vorrangiger Schutz- und Repara-

15 Lindeman, R. D. (u.a.): „Longitudinal Studies on the Rate of Decline in Renal Function with Age“ in *J Am Geriatr Soc*, 1985, 33(4):278-285.

16 „Die Sekretion von Bicarbonat in die angrenzende Schleimschicht erzeugt auf den Epitheloberflächen des Magens und des Zwölffingerdarms einen pH-Anstieg hin zu einem annähernd neutralen Wert. Damit wird eine erste Schutzschicht aus Schleim gegen die luminale Säure geschaffen. Diese durchgängige Schleimschicht bildet auch eine Barriere gegenüber dem luminalen Pepsin, und schützt so die darunterliegende Schleimhaut vor proteolytischer Verdauung.“ – Allen, A. / Flemström, G.: „Gastroduodenal Mucus Bicarbonate Barrier: Protection Against Acid and Pepsin“ in *Am J Physiol Cell Physiol*, 2005, 288(1):C1-19; http://www.ncbi.nlm.nih.gov/pubmed/15591243 (aufgerufen: Dezember 2013).

turmechanismus zu betrachten ist. Durch die Säureneutralisation entsteht aus Bicarbonat Kohlenstoffdioxid.[17]

*Der Magen erhält das Rohmaterial für die Natriumbicarbonat-Produktion aus dem Blut.*[18]

Die US-Gesundheitsbehörde FDA hat zweifellos nichts gegen die orale Einnahme von Bicarbonat einzuwenden. Bicarbonat steht auf der Liste der „generell als sicher eingestuften Substanzen" und wird in jedem Supermarkt der Vereinigten Staaten verkauft. Die Einnahmehinweise findet man direkt auf der Verpackung. Dem Bicarbonat wird also attestiert, dass es ein „Lebensmittel" ist, was bedeutet, dass der Konsum sicher ist und kaum Vorsichtsmaßnahmen zu ergreifen sind.

*Sekretin ist ein Hormon, das die Freisetzung von Bicarbonat in den Dünndarm stimuliert, damit die dortigen Enzyme den richtigen pH-Wert vorfinden, um biologisch aktiv zu werden.*[19]

Natriumbicarbonat ist so sicher, dass man es problemlos auch Babys verabreichen kann. Tatsächlich wird es in Europa schon seit Jahrhunderten angewendet, um den Kleinen bei Koliken, Magenschmerzen, Schluckauf, Blähungen oder beim Zahnen zu helfen. Die traditionellen Präparate enthalten Kräuter, die sich bekanntermaßen wohltuend auf die Verdauung auswirken, wie beispielsweise Fenchel oder Ingwer, und eine kleine Menge Natriumbicarbonat.

*Früher nahm man an, dass Magengeschwüre von zu viel Magensäure herrühren, tatsächlich aber trägt das Helicobacter-Pylori-Bakterium die Schuld, denn es frisst die Magenauskleidung an und macht den Magen so anfällig für Säuren und Geschwürbildung.*[20]

In den Magensäften ist Salzsäure, eine starke Säure, als Bestandteil enthalten. Salzsäure senkt den pH-Wert des Magens manchmal bis auf 2,0[21] herab

17 http://www.mgwater.com/bicarb.shtml (aufgerufen: Dezember 2013).

18 http://tinyurl.com/mw8uhdz (aufgerufen: Dezember 2013).

19 Swanson, T. (u.a.): „BRS Biochemistry and Molecular Biology, 4. Edition" (Baltimore u.a.: Lippincott Williams & Wilkins, 2006).

20 http://www.gidocnarendran.com/acid.html (aufgerufen: Dezember 2013).

21 „Der pH-Wert des Magens kann bis auf 1,0 absinken, also ein sehr saures Niveau erreichen. Da die pH-Skala logarithmisch ist, ist der pH-Wert des Magens 100, 1.000 oder 1.000.000 Mal stärker

und schafft so eine extrem saure Umgebung, in der nahezu alle in der Nahrung enthaltenen Mikroben und Krankheitserreger zugrunde gehen.

Oftmals lassen sich bestimmte Verdauungsschwierigkeiten oder sonstigen allgemeinen Gesundheitsprobleme durch Einnahme von Salzsäuretabletten beheben, weil diese für eine vermehrte Produktion von Magensäure sorgen. Patienten, die es nicht schaffen, ihren hohen Eiweißkonsum einzuschränken, können Salzsäuretabletten zu ihren Mahlzeiten einnehmen.

Fließt Säure durch die Speiseröhre zurück nach oben, kommt es zu einer Reizung der Auskleidung, die der Betroffene als Sodbrennen wahrnimmt. Während die meisten Verdauungsenzyme ihre Arbeit im Dünndarm verrichten, beginnt das Enzym Pepsin die Eiweißverdauung bereits im Magen. Pepsin wird als ein inaktiver Stoff namens Pepsinogen gebildet und wandelt sich erst im sauren Magenmilieu in das aktive Pepsin um.

Alle Basen und Säuren, die der Körper produziert, müssen einen exakt gleichwertigen Gegenspieler haben, damit das Gleichgewicht erhalten bleibt. **Basen, die von außen zugeführt werden, wie beispielsweise getrunkenes Natriumbicarbonat, führen jedoch zu einem Plus an Alkalität im Körper**. Genau das ist unser Ziel, wenn es darum geht, chronische Krankheiten zu besiegen.

Manche Menschen haben zu wenig Magensäure. Sie können ihren Bicarbonatspiegel ausgleichen, indem sie mit dem Essen zusätzliche Magensäure zu sich nehmen. **Wie Dr. Jonathan Wright erklärt, sollten wir die Magensäure vermehren und nicht verringern, wenn wir Verdauungsbeschwerden oder Sodbrennen abhelfen wollen.**[22] Man nimmt an, dass man dadurch den Schließmuskel am Ende der Speiseröhre veranlasst, als Reaktion auf die im Magen befindlichen Säuren den Eingang fest verschlossen zu halten.

*Wussten Sie schon? An gelegentlichem Sodbrennen trägt in mehr als 90 Prozent der Fälle eine Unterproduktion von Magensäure die Schuld.*

Etwa 90 Prozent der Patienten, die Dr. Wright in seiner auf Verdauungsprobleme spezialisierten Klinik untersucht hat, haben zu wenig und keineswegs zu viel Magensäure. Dr. Wright verordnet seinen Patienten Salzsäuretabletten, die

als der pH-Wert typischer Zellflüssigkeiten, wo er im Allgemeinen nahe bei 7,0 liegt (dem neutralen Punkt auf der pH-Skala). Gelangt Nahrung in den Magen, kann der pH-Wert aufgrund der Pufferfähigkeit der Proteine in den Bereich zwischen 3,0 und 4,0 ansteigen. [...] Lösungen mit einem pH-Wert von 1,0 sind stark genug, um sich durch Stoffe zu brennen, die Augen zu verletzen oder die Haut zu reizen." – http://tinyurl.com/naj6yzv (aufgerufen: Dezember 2013).

22 Wright, J. / Lenard, L.: „Why Stomach Acid is Good for You: Natural Relief from Heartburn, Indigestion, Reflux and Gerd" (Lanham: M. Evans and Company, 2001).

er in der Apotheke extra für seine Zwecke herstellen lässt. Man kann sich aber auch mit Betain-Hydrochlorid, Pepsin, Papain, Bromelain oder Bauchspeicheldrüsenenzymen eindecken, die auch Dr. Wright seinen Patienten verschreibt.

*Wie sich herausstellte, hatte der Arzt Recht! „Ein Apfel pro Tag hält den Doktor fern", wie es so schön heißt. Der saure Reflux ist weg! Ich habe mir angewöhnt, überallhin einen Apfel mitzunehmen und stelle fest, dass oft schon ein Bissen genügt, um den Reflux abzustellen.*[23]

Eine der Hauptaufgaben des Magens besteht darin, Säuren für die Verdauung von Proteinen, den Bausteinen des Lebens, zu produzieren. Manche Menschen vermuten vielleicht, dass die Einnahme von Natriumbicarbonat diesen Effekt zunichtemacht – doch weit gefehlt. Der menschliche Organismus ist so angelegt, dass er Säuren aufnehmen, verstoffwechseln und ausscheiden kann. Genau aus diesem Grund ist die Bicarbonat-Physiologie so bedeutsam. Säurekonzentrationen finden wir vor allem im Magen und in der Blase, doch der allgemeinen Lebensqualität kommt es zugute, wenn unser Körper insgesamt leicht basisch ist. Doch auch wenn ein basischer Zustand das Ziel ist, ist es nicht gut, wenn es uns an Magensäure mangelt – sie ist für eine geregelte Verdauung sehr wichtig.

Die Pharmaunternehmen haben mit Erfolg Medikamente entwickelt, die die Produktion von Magensäure eindämmen. Produkte wie AcipHex, Nexium, Prevacid, Prilosec und Protonix zählen in den USA zu den meistkonsumierten Medikamenten. Das frei verkäufliche Prilosec OTC hat sich zur erfolgreichsten Pille der Arzneimittelbranche gegen Sodbrennen entwickelt. Doch die Pharmaindustrie schießt weit am Ziel vorbei, wenn sie einfach die Säureproduktion unterdrückt.

Man trifft nur selten auf einen Menschen, der zu viel Magensäure hat. Das Problem ist meist, dass die Magensäure zur falschen Zeit produziert wird, etwa dann, wenn sich gar keine zu verdauende Nahrung im Magen befindet. Gestresste Menschen leiden häufiger an Sodbrennen oder Säurereflux als ihre entspannten Zeitgenossen. Ebenso ist bekannt, dass entsprechende Probleme auftauchen, wenn Emotionen hochkochen.

*Magenbeschwerden vermeidet man natürlich am besten dadurch, dass man von Anfang an ungeeignete Speisen meidet.*

23 http://appleisee.com/ (aufgerufen: Dezember 2013).

Bei der heutzutage in der westlichen Welt üblichen Ernährung, die zu einem sehr großen Teil aus Fleisch, Milchprodukten und Weißbrot besteht, haben selbst Menschen mit normalen Salzsäurewerten oft Schwierigkeiten, all die zugeführten Proteine in Aminosäuren aufzuspalten. Deshalb kommt es oft zu Problemen mit dem Darm, mitunter sogar zum Leaky-Gut-Syndrom. Hier hilft Sauerteigbrot. Wenn das Brot Zeit hatte, dank natürlicher Hefen über Nacht zu gären, gelangen die Proteine in bereits vorverdauter Form in den Mund. Bei Gluten-Intoleranz ist das von entscheidender Bedeutung.

Wie sich herausstellte, bewirken zusätzliche Gaben von Natriumbicarbonat bei Menschen, die viel Eiweiß zu sich nehmen – das ja bekanntlich den Urin säuert und mitunter sogar zu Hyperkalzurie (einem zu hohen Calciumspiegel im Urin) führt –, eine deutlich verringerte Calciumausscheidung durch den Urin. Dieser Effekt konnte beobachtet werden, als man Probanden zwei Wochen lang täglich eine Dosis von 5,5 Gramm verabreichte. Eine in der einschlägigen Literatur veröffentlichte Studie betont, dass bicarbonatreiches Mineralwasser vorbeugend gegen die wiederholte Entstehung von Calciumoxalat- und Harnsäure-Nierensteinen wirkt.[24]

*Natriumbicarbonat wird bei der Hämodialyse eingesetzt.*
*Die behandelten Patienten stehen weniger unter Stress,*
*wenn die Dialyseflüssigkeit Bicarbonat enthält.*[25]

Was geschieht, wenn solches Natriumbicarbonat, eigentlich in dem Falle ja Bicarbonatwasser, den hoch sauren Magen erreicht? Wir brauchen nicht die Wissenschaft zu bemühen, um aus Jahrtausende langer Überlieferung zu wissen, dass gutes Wasser basisch und reich an Bicarbonaten ist. **Wir haben allen Grund dazu, Bicarbonat zu trinken, denn so können wir uns das zurückholen, was uns verloren ging, seit wir auf frisches, an Bicarbonaten reiches Bergquellwasser verzichten müssen**. Die meisten Menschen trinken heutzutage lebloses, im schlimmstenfalls sogar verseuchtes Wasser, das Chlor, Fluoride und einen Cocktail aus Myriaden anderer Chemikalien und Pharmazeutika enthält.

Tatsächlich wird Magensäure erst produziert, wenn wir uns etwas in den Mund stecken. Sobald die Nerven in den Wangen und in der Zunge aktiviert werden, schicken sie Botschaften an das Gehirn, das wiederum die Nerven in der Magenwand in Bereitschaft versetzt. Daraufhin werden Verdauungssäfte

24 http://tinyurl.com/ykrxaqp (aufgerufen: Dezember 2013).
25 http://tinyurl.com/ka6ttqk (aufgerufen: Dezember 2013).

ausgeschüttet, noch ehe der Nahrungsbrei im Magen ankommt. Sobald der Nahrungsbrei die Magenauskleidung berührt, löst er eine zweite Ausschüttung von Verdauungssäften und die Absonderung von bicarbonatreichem Schleim aus, der die Magenauskleidung vor den Wirkungen der Salzsäure schützt.

Wenn wir Bicarbonatwasser auf nüchternen Magen trinken, umgeht es den Mechanismus, der für die Ausschüttung der Magensäure verantwortlich zeichnet, fast vollständig, denn Wasser und andere Flüssigkeiten, die wir zu uns nehmen, passieren den Magen ganz einfach und werden erst im Verdauungstrakt absorbiert. Das fand man vor 150 Jahren heraus, als ein Mann versehentlich einen Magendurchschuss erlitt.

Ein Arzt namens William Beaumont behandelte die Wunde. Er ging davon aus, dass der Mann seinen Verletzungen erliegen würde. Der Mann überlebte jedoch – zurück blieb allerdings ein Loch, eine Fistel, die nie ganz ausheilte. Dies ermöglichte es dem Militärchirurgen Beaumont, bei diesem einen Patienten über viele Jahre hinweg die Vorgänge im Magen zu erforschen. Er erkannte, dass Flüssigkeiten rasch wieder aus dem Magen entlassen werden. Backpulver hat also keine allzu stark unterdrückende oder neutralisierende Wirkung auf die Magensäure, besonders, wenn es auf nüchternen Magen eingenommen wird.[26] Das gilt sogar dann, wenn wir essen, denn dann wird das Wasser durch mechanische Bewegungen aus der Nahrung ausgewrungen.

> „Der tatsächliche Verursacher eines ‚hohen Säuregehalts‘ oder von Magengeschwüren ist das säureresistente Bakterium Helicobacter Pylori, das allerdings von Natriumbicarbonat vernichtet werden kann.“
>
> *Dr. Parhatsathid Nabadalung*

Die Zellen unserer Magenwand produzieren Salzsäure (HCl) nach Bedarf. Die Säure wird umgehend gebildet, sobald sie gebraucht wird, und zwar aus den in den Magenzellen befindlichen Substanzen Kohlenstoffdioxid ($CO_2$), Wasser ($H_2O$) und Natriumchlorid (NaCl) beziehungsweise Kaliumchlorid (KCl).

$$NaCl + H_2O + CO_2 = HCl + NaHCO_3$$

oder

$$KCl + H_2O + CO_2 = HCl + KHCO_3$$

26 http://en.wikipedia.org/wiki/William_Beaumont (aufgerufen: Dezember 2013) [Alternativ: http://de.wikipedia.org/wiki/William_Beaumont (aufgerufen: Dezember 2013)].

Wir sehen, dass bei der Produktion von Salzsäure entweder Natriumbicarbonat ($NaHCO_3$) oder Kaliumbicarbonat ($KHCO_3$) anfällt und in den Blutkreislauf gelangt. In einem anderen Kapitel haben wir bereits erfahren, dass das aufgenommene Bicarbonat sich sehr leicht in Kohlenstoffdioxid umwandelt. Es wird also deutlich, welch starke Verbindung zwischen der Säure- und Basenphysiologie besteht.

Bicarbonate fungieren als basische Puffer und neutralisieren überschüssige Säuren im Blut. Sie überführen feste Säureabfälle in eine flüssige Form. Bei diesem Neutralisierungsvorgang entsteht Kohlenstoffdioxid, das durch die Lunge abgegeben wird. Wenn unser Körper altert, schwinden die basischen Puffer allmählich – es kommt zu Azidose. Sie entsteht infolge der Ansammlung immer größerer Mengen von sauren Abfällen.

*Es wäre keine gute Idee, die saure Seite der Gleichung außer Acht zu lassen und den Körper zu intensiv in einen basischen Zustand hineinzudrängen.*

Alles hat seine Grenzen. Man sollte sich daher tunlichst an die Maximaldauer und -dosis halten, die auf der Natriumbicarbonat-Packung von Arm & Hammer vermerkt sind. Ein Patient, der sich auf ein „Alles-oder-Nichts"-Alkalisierungsprogramm eingelassen hatte (er verwendete allerdings kein Natriumbicarbonat) schrieb:

> „Seit nunmehr drei Wochen liegt der pH-Wert meines Urins morgens über 8, und allmählich bekomme ich alle möglichen Beschwerden im ganzen Organismus: Kopfschmerzen, Gelenk- und Muskelschmerzen – und Verdauungsprobleme."

Die Bicarbonattherapie sollte maximal über einen Zeitraum von zwei Wochen erfolgen. Ziel ist es nicht, über längere Zeiträume hinweg hohe pH-Werte aufrechtzuerhalten. Nach einer Pause von sieben bis zehn Tagen kann man jedoch ohne Weiteres mit einem neuen Einnahmezyklus beginnen.

*Zu einer stabilen Bicarbonatlösung für die peritoneale Dialyse gehören Bicarbonat, Calcium und Magnesium. Verwendet man Bicarbonat als Grundlage, so stabilisiert es die Lösung für längere Zeit.*[27]

27 Yatzidis, H.: „A New Stable Bicarbonate Dialysis Solution for Peritoneal Dialysis: Preliminary Report" in *Perit Dial Int*, 1991, 11(3):224-227.

# Magnesiumbicarbonat: der ultimative Cocktail für die Mitochondrien

Aus gutem Grund behaupten viele, dass die Schulmedizin keine Fachrichtung hat, die sich mit Entsäuerung, Entgiftung, Behebung ernährungsbedingter Störungen, Einstellung und Stärkung des Immunsystems oder Verbesserung des Kreislaufs im ganzen Körper beschäftigt. Bei degenerativen, metabolischen oder Autoimmun-Erkrankungen hat die medizinische Wissenschaft bisher versagt. Wenn man Giftstoffe und Säuren nicht aus allen Organen, Zellen und Geweben entfernt und dem Körper essenzielle Nahrungsbausteine wie beispielsweise Magnesium anbietet, ist an eine vollständige Heilung nicht zu denken.

Die meisten medizinischen Behandlungen laufen ins Leere, wenn der Körper nicht gereinigt und die Versorgung mit Sauerstoff, Wasser und Nährstoffen verbessert wird. Ein großer Teil der allopathischen Medikamente vergiftet die Mitochondrien und ist lediglich dazu da, das Symptombild zu verändern. Doch das treibt die Erkrankung häufig noch tiefer in ein chronisches Stadium. Wenn Körpergewebe und Zellen immer saurer werden und die Mitochondrien Schaden nehmen, bereiten wir die Bühne für Gewebeentzündungen und Degenerationserscheinungen, die ihrerseits anaeroben Pathogenen die Türen öffnen.

Für die allopathische Medizin ist es an der Zeit zu begreifen, dass Viren, Bakterien und Pilze allesamt in einem sauren Milieu gedeihen. Warum wollen orthodoxe Ärzte das einfach nicht verstehen? Gewebe und Zellen sind wie kleine Fabriken mit mitochondrischen Brennöfen, die durch saure Abfälle verschmutzen und in jeder Millisekunde unseres Lebens gereinigt werden müssen. Wir müssen uns der Tatsache stellen, dass bei den Stoffwechselvorgängen saure Abfälle entstehen, die unter entsprechenden Bedingungen rasch überhandnehmen können.

*Erhöhter oxidativer Stress, der in nahezu exponentiellem Maße mit dem Abrutschen des pH-Wertes ins Saure korreliert, gefährdet besonders die Mitochondrien, – sie haben darunter am meisten zu leiden.*[28]

28 http://tinyurl.com/md3a88c (aufgerufen: Dezember 2013).

Das Kernanliegen der Medizin muss es sein, den Körper zu alkalisieren, damit dieser die Säuren aus den Zellen, Geweben und Organen ausscheiden kann. Man kann das auf vielerlei Art und Weise erreichen, doch manchmal müssen Ärzte sehr schnell handeln, wenn sie sich mit einer Notsituation konfrontiert sehen. Zu anderen Zeiten kann man kooperative Patienten dazu bringen, Nahrungsmittel als Medikamente einzusetzen und so die Situation im Lauf der Zeit zu verbessern.

Die am stärksten alkalisierenden Nahrungsmittel, die dieser Planet zu bieten hat, sind diejenigen, die besonders viel Chlorophyll enthalten. In meinem eBook „Magnesium Medicine", widme ich ein Kapitel mit dem Titel: „Magnesium the Lamp of Life",[29] der zentralen Rolle, die Magnesium für unser Leben spielt. Das Magnesiumatom ist ein wesentlicher Baustein des Chlorophyllmoleküls. Ohne Magnesium beziehungsweise ohne Chlorophyll ist einfach kein Leben möglich.

Die zellreparierenden Eigenschaften grüner Nahrungsmittel wie Weizen-, Gerste-, Kamut-, Alfalfa- und Hafergras, Spirulina und Chlorella sind einfach nicht zu toppen. Da sie allesamt große Mengen an Magnesium enthalten, eignen sie sich hervorragend als heilsam wirkende Nahrungsmittel. In ihrer Wirkkraft übertreffen sie alle anderen grünen Gemüse. Dafür sorgt der extrem hohe Anteil an Chlorophyll, alkalischen Mineralien, seltenen Spurenelementen, Vitaminen, Phytonährstoffen und Enzymen. Aus meiner Sicht führt mein erklärter Liebling Spirulina diese Liste an; es fehlt in keiner meiner Therapieempfehlungen.

Sowohl Natriumbicarbonat als auch Magnesiumchlorid gelten, wenn sie nicht gerade injiziert werden, als ganz gewöhnliche Substanzen, die völlig unbedenklich verzehrt werden können. Ich bin auf die Dynamik aus, die entsteht, wenn die beiden Substanzen zusammen eingenommen werden. Mit dieser Kombination steht uns eine natürliche, wirksame und sichere Therapie zur Verfügung, die wir jederzeit und unabhängig von sonstigen Vorschriften, Medikamenten und Heilverfahren anwenden können.

Magnesiumbicarbonat ist ein komplexes Hydrogensalz, das nur unter besonderen Umständen im Wasser vorkommt. Ein Magnesiumion hat die Formel $Mg^{2+}$, ein Bicarbonation die Formel $HCO_3^-$. Magnesiumbicarbonat enthält zwei Bicarbonationen, sieht also so aus: $Mg(HCO_3)_2$. Magnesiumchlorid und Natriumbicarbonat entfalten ihre Stärke am besten in Wasser. Zeitlich leicht versetzt eingenommen liefern sie den Körperzellen in idealer Weise Magnesiumionen und Bicarbonationen.

29 http://drsircus.com/books/e-book/magnesium-medicine/ (aufgerufen: Dezember 2013).

*Mineralwasser, das viel Magnesium und Bicarbonat enthält, wird vom Körper sehr leicht aufgenommen und bringt zahlreiche gesundheitliche Vorteile mit sich.*[30]

In geringen Mengen werten die beiden Substanzen auch destilliertes oder aus Umkehrosmose gewonnenes Wasser auf.[31] Behandeltes Wasser, das je nach Geschmack mit Magnesiumchlorid und Natriumbicarbonat remineralisiert wurde, versorgt den Körper fortlaufend mit diesem für die Mitochondrien so wichtigen Cocktail. Gutes Trinkwasser sollte etwa 125 Milligramm Magnesium und 650 Milligramm Bicarbonate pro Liter enthalten.

*Wenn das Gewebe zu sauer wird und das für die ATP-Produktion erforderliche Magnesium fehlt, leidet der zelluläre Stoffwechsel. Fettleibigkeit oder Diabetes können die Folge sein.*

Nur wenige Ärzte wissen, wie diese beiden Substanzen zusammenspielen und sich gegenseitig verstärken – **Magnesium fungiert als Bicarbonat-Cotransporter ins Zellinnere und Bicarbonat als Magnesiumtransporter in die Mitochondrien**. Laut dem „Dietary Reference Intakes Guide“ des Institute of Medicine sind Bicarbonattransport und Magnesiumeinstrom miteinander verbunden. Für den Magnesiumtransport in die Zellen hinein und aus den Zellen heraus bedarf es eines Trägersystems.[32] Die ATPase-Reaktion hat ein breites pH-Optimum, das sich um einen neutralen pH-Mittelpunkt gruppiert.

---

30 http://tinyurl.com/mjefpct (aufgerufen: Dezember 2013).

31 Destilliertes Wasser ist nicht sicher. Ihm fehlen Bicarbonate und Mineralien und es bildet Säuren im Körper. Nichtsdestotrotz eignet es sich hervorragend zur Entgiftung und Chelation, weil es aufgrund seiner Reinheit Giftstoffe aus dem Körper zieht. Der Körper übersäuert, weil ihm Bicarbonate fehlen, um die Säuren neutralisieren zu können. Fehlen also auch dem Wasser, wie das bei destilliertem Wasser der Fall ist, Bicarbonate zu einer solchen Neutralisierung, wird der Körper sauer. Bei langfristiger Übersäuerung wird auch das Blut sauer, welches dann, ähnlich wie saurer Regen, das Calcium aus den Knochen löst. In der Folge gelangt zu viel Calcium in die Gewebe und Organe und verstopft das System. Deshalb ist destilliertes Wasser nicht für den alltäglichen Gebrauch zu empfehlen, denn unser Körper bezieht sein Bicarbonat in erster Linie aus dem Wasser, das wir trinken und aus den Nahrungsmitteln, die wir zu uns nehmen. Doch wir können destilliertes Wasser leicht durch Zugabe von Bicarbonat und Magnesium aufwerten. Dann ist es im engeren Sinne kein destilliertes Wasser mehr.

32 http://tinyurl.com/qg4l522 (aufgerufen: Dezember 2013). Siehe dazu auch Romani, A. (u.a.): „Cell Magnesium Transport and Homeostasis: Role of Intracellular Compartments“ in *Miner Eletrolyte Metab*, 1993, 19(4-5):282-289 und Günther, T.: „Mechanisms and Regulation of $Mg^{2+}$ efflux and $Mg^{2+}$ influx“ in *Miner Electrolyte Metab*, 1993, 19(4-5):259-265.

Erst oberhalb eines pH-Werts von 9,0 und unterhalb eines pH-Werts von 5,5 findet keine nennenswerte Aktivität mehr statt.[33] Alles, was uns aus dem allzu sauren Bereich heraus und in den eher basischen Bereich zurück in Richtung neutrale Zone führt, hilft uns, wieder einen durch Mitochondrienoptimierung verbesserten Zellstoffwechsel zu erlangen.

*Alkalose verstärkt die Magnesiumresorption in den juxtamedullären proximalen Nephren.* [34]

Der engagierten Arbeit von Dr. Russell Beckett, Veterinärmediziner und Doktor der biochemischen Pathologie, haben wir es zu verdanken, dass wir heute über die Bedeutung der Zusammenwirkung von Bicarbonat und Magnesium im Körper Bescheid wissen. Er entwickelte eine Formel für das sogenannte „Unique Water“[35] (einzigartiges Wasser), das angeblich den Alterungsprozess verlangsamen und die Lebensspanne von Menschen und Säugetieren verlängern kann. Daneben kann man mit diesem Wasser alle Arten von entzündlichen und degenerativen Erkrankungen behandeln. Unique Water weist dank seines Magnesiumbicarbonatgehalts einen basischen pH-Wert auf. Dr. Becketts theoretische und experimentelle Forschungen haben gezeigt, wie eminent wichtig sowohl Bicarbonat- als auch Magnesiumionen für die menschliche Physiologie sind und wie durch das Zusammenwirken beider Substanzen die Gesundheit des Menschen und die Regenerationsfähigkeit nach Erkrankungen optimiert werden.

Die Bicarbonationen schaffen vereint mit Magnesium die natürlichen Bedingungen für einen gesteigerten Glukosetransport durch die Zellmembranen. Fest steht, dass Bicarbonationen die basischen Voraussetzungen für die stabile Produktion der Enzyme schaffen, die die Bauchspeicheldrüse in den Darm abgibt. Natriumbicarbonat neutralisiert die Säuren, die für entzündliche Reaktionen verantwortlich sind, weshalb es sich hervorragend zur Behandlung verschiedenster entzündlicher und Autoimmun-Erkrankungen eignet.

---

33 Vijayakumar, E. K. / Weidemann, M. J.: „Kinetic Properties of a Magnesium Ion- and Calcium Ion-Stimulated Adenosine Triphosphatase from the Outer-Membrane Fraction of Rat Spleen Mitochondria“ in *Biochem J*, 1977, 165(2):355–365; http://www.pubmedcentral.nih.gov/articlerender.fcgi?artid=1164908 (aufgerufen: Dezember 2013).

34 Roy, D. R. (u.a.): „Effects of Acute Acid-Base Disturbances on Renal Tubule Reabsorption of Magn *Am J Physiol Renal Physiol*, 243(2):F197-F203.

35 http://www.uniquewater.com.au (aufgerufen: Dezember 2013).

*Bicarbonat stimuliert die ATPase durch Direkteinwirkung.*[36]

Magnesium gelangt nicht so ohne Weiteres zu den Mitochondrien, denn dazu benötigt es eine ausreichende Menge Bicarbonat als Transportvehikel. Nun besteht das Problem, dass die wenigen zum Verkauf angebotenen Magnesiumbicarbonatprodukte im Vergleich zu einfachem Magnesiumchlorid und einfachem Natriumbicarbonat teuer sind. Man kann jedoch leicht sein eigenes Magnesiumbicarbonat herstellen.[37] Ich möchte Ihnen gar nicht so sehr empfehlen, sich Magnesiumbicarbonat zu kaufen oder es, wie in der Fußnote beschrieben, selbst herzustellen. Die Bicarbonat- und Magnesiumphysiologie lassen sich jeweils viel besser steuern, wenn wir Magnesium in seiner Chloridform und Bicarbonat als Natriumbicarbonat zu uns nehmen. Für die orale Einnahme von Magnesiumchlorid sollten Sie auf höchste Qualität achten.[38] Aus Evaporation von Meerwasser gewonnenes Magnesiumöl ist für diesen Anwendungszweck ungeeignet.

Die intra- und extrazellulären Flüssigkeiten verfügen über ein Bicarbonatpuffersystem, das aus Kohlensäure und Natriumbicarbonat besteht. Wenn eine starke Säure zugeführt wird, reagiert sie mit Natriumbicarbonat und es entstehen Kohlensäure und Natriumchlorid, die einer ansteigenden Konzentration von Wasserstoffionen entgegenwirken. Wenn eine starke Base zugeführt wird, reagiert die Kohlensäure damit und es entstehen Natriumbicarbonat und Wasser, welche die Verschiebung ins Basische minimieren.

*Hochbasisches Wasser, das reichlich Magnesium,*
*Bicarbonat, Calcium und Kalium enthält,*
*erhöht in signifikanter Weise den pH-Wert des Körpers.*

---

36 Rothlein, J. E. / Parsons, S. M.: „Origin of the Bicarbonate Stimulation of Torpedo Electric Organ Synaptic Vesicle ATPase“, a.a.O.

37 Bei dieser Methode löst man einen Teelöffel Magnesium in Sodawasser auf. Kaufen Sie sich eine Flasche kohlensäurehaltiges Wasser – OHNE NATRIUM und ohne Geschmackszusätze. Stellen Sie sie einige Stunden im Kühlschrank kalt. Geben Sie eine zu 2/3 gefüllte Messkappe NATÜRLICHE (ohne Geschmackszusätze) „Philips Milk of Magnesia“ (ein Magnesiumoxid, das als basisches Abführmittel Anwendung findet) in eine etwas größere Flasche. (Die Flasche wird mit einer Plastikmesskappe geliefert, die Sie, wie gesagt, zu 2/3 füllen.) Nun öffnen Sie die Flasche mit karbonisiertem Wasser (Wasser + Kohlensäure) und gießen Sie den Inhalt in die größere Flasche mit dem „Magnesia“. Gut schütteln. In der Flasche entsteht eine milchige beziehungsweise undurchsichtige Flüssigkeit, in der sich Kohlensäure und Magnesiumoxid neutralisieren. Aus ihnen entsteht ein neutrales Salz: Magnesiumbicarbonat.

38 Das Magnesiumöl und die Badeflocken von „Ancient Minerals“ sind so rein, dass sie auch oral eingenommen werden können, wenngleich sie nicht für die orale Einnahme verkauft werden.

Das allgegenwärtige Metalloenzym Carboanhydrase (CA) katalysiert die reversible Hydration beziehungsweise Dehydration von Kohlenstoffdioxid. Carboanhydrase findet sich in allen Körperzellen und macht bis zu zehn Prozent aller löslichen Proteine in den Körperzellen aus. Es ist eines der schnellsten Enzyme überhaupt: jedes Carboanhydraseenzym produziert 10.000 bis 1.000.000 Säuregruppen ($H^+$) pro Sekunde. Die vom Carboanhydraseenzym hergestellten Säuren ($H^+$) werden durch Protonenpumpen – das sind spezielle Enzyme – in Zellorganellen wie beispielsweise Lysosomen, Phagosomen, Endosomen oder den Faltensaum der Membranen gepumpt.

In den roten Blutkörperchen (RBK) stellt Carboanhydrase neben Hämoglobin das am häufigsten vorkommende Protein dar. Es spielt eine wichtige Rolle für den Transport von Kohlenstoffdioxid. Genauer gesagt katalysiert die RBK-CA die Hydration von $CO_2$ zu $HCO_3$ – an der Stelle im Gewebe, an der die Herstellung stattfindet – und die Dehydration von $HCO_3$ zu $CO_2$ an der Oberfläche der Atemwege, wodurch der Abtransport und die Ausscheidung von Kohlenstoffdioxid aus dem Körper ermöglicht wird.[39] RBK-CA spielt auch eine Rolle beim koordinierten $O_2$- und $CO_2$-Transport (Bohr-Effekt).[40] Carboanhydrase beschleunigt die zwischen Kohlenstoffdioxid und Wasser ablaufende Reaktion, bei der Kohlensäure entsteht, welche schnell in Bicarbonat und Wasserstoffionen zerfällt.

Bei entsprechender Konzentration von Bicarbonationen bildet das Carboanhydraseenzym weniger Säure (Prinzip des kleinsten Zwangs). Man konnte zeigen, dass Magnesium- und Bicarbonationen die durch Carboanhydrase katalysierte Säureproduktion reduzieren![41] Bei Studien mit teilaufgereinigter Carboanhydrase aus Spinat (*spinacia oleracea L.*) konnte man anhand der untersuchten Chloroplasten feststellen, dass diese Wirkung durch das Chlorid- und nicht durch das Magnesiumion ausgelöst wird. Bei Zugabe von 3 bis 10

---

39 Perry, S. F.: „Carbon Dioxide Excretion in Fishes" in *Can J Zool* (64):565-572; Perry, S. F. / Laurent, P.: „The Role of Carbonic Anhydrase in Carbon Dioxide Excretion, Acid-Base Balance and Ionic Regulation in Aquatic Gill Breathers" in Truchot, J. B. / Lahlou, B. (Hg.): „Animal Nutrition and Transport Processes, 2: Transport, Respiration and Excretion: Comparative and Environmental Aspects" (Basel: Karger, 1994), S. 39-57; Henry, R. P. / Heming, T. A.: „Carbonic Anhydrase and Respiratory Gas Exchange" in Perry, S. F. / Tufts, B. L. (Hg.): „Fish Physiology, Vol. 17" (New York: Academic Press, 1998), S. 75-111; Rothlein, J. E. / Parsons, S. M.: „Origin of the Bicarbonate Stimulation of Torpedo Electric Organ Synaptic Vesicle ATPase", a.a.O.

40 Forster, R. E. / Steen, J. B.: „Rate Limiting Processes in the Bohr Shift in Human Red Cells" in *J Physiol*, 1968, 196(3):541-562; Maren, T. H. / Swenson, E. R.: „A Comparative Study of the Kinetics of the Bohr Effect in Vertebrates" in *J Physiol*, 1980, 303:535-547.

41 Bamberger, E. S. / Avron, M.: „Site of Action of Inhibitors of Carbon Dioxide Assimilation by Whole Lettuce Chloroplasts", a.a.O.

Millimolar Magnesiumchlorid oder Kaliumchlorid sank die Enzymaktivität um 50 Prozent, während die Zugabe von 0,3 bis 10 Millimolar Magnesiumsulfat leicht stimulierend wirkte.[42]

*Sammeln sich zu viele Säuren an, so kommt es zu Sauerstoffmangel und Zellgärung. Im sauren Milieu verfaulen die Zellen – und faulende Zellen bedeuten Krebs.*

Das bestätigt die von mir schon seit Langem vertretene Überzeugung, dass Magnesiumchlorid die mit Abstand beste Form von Magnesium darstellt, nicht zuletzt deshalb, weil sie die so dringend benötigten Chloridionen mitbringt. So wird auch die grundlegend wichtige Chloridphysiologie angekurbelt, denn es gilt: Je weniger Carboanhydrase, umso weniger Säurebelastung. Chlorid wird täglich für die Produktion großer Mengen Magensäure benötigt. Zudem stimuliert es die stärkeabbauenden Enzyme.

Andere Magnesiumsalze erweisen sich als weniger vorteilhaft, weil sie im Körper erst in Chloride umgewandelt werden müssen. Wir können Magnesium als Oxid oder Carbonat verwenden, doch benötigen wir zusätzlich Salzsäure zur Absorption. Viele ältere Menschen, besonders wenn sie an chronischen Erkrankungen leiden und dringend zusätzliches Magnesium benötigen, können nicht genügend Salzsäure produzieren und deshalb Oxide oder Carbonate nicht aufnehmen.

Dr. David Brownstein erklärt:

> „Chlorid und Brom konkurrieren um die Resorption durch die Nieren. Fehlt dem Körper Chlorid – was bei Menschen, die sich salzarm ernähren, häufig der Fall ist –, wird weniger Brom durch die Nieren ausgeschieden und der Bromspiegel steigt. Erhöht man die Chloridzufuhr, dann können die Nieren mehr Brom zur Ausscheidung in den Urin abgeben."[43]

Brom stellt heutzutage ein großes Problem dar, ebenso wie Jod. Sowohl Dr. Brownstein als auch ich selbst haben Bücher über Jod geschrieben und darin jeweils die Salzfrage bearbeitet. Jod etabliert sich allmählich als Bestandteil fast

---

42 Porter, M. A. / Grodzinski, B.: „Regulation of Chloroplastic Carbonic Anhydrase. Effect of Magnesium" in *Plant Physiol*, 1983, 72(3):604-605.

43 Brownstein, D.: „Salt: Your Way to Health" (West Bloomfield: Medical Alternative Press, 2006).

aller medizinischen Behandlungsansätze, und es harmoniert hervorragend mit Magnesiumchlorid und Natriumbicarbonat.

Natriumbicarbonat erhöht ebenso wenig wie Zitrate oder Phosphatsalze den Blutdruck; zumindest nicht in dem Maße wie entsprechende Mengen Natriumchlorid. Eine hier schon mehrmals angesprochene Studie über Natriumbicarbonat enthaltendes Mineralwasser brachte ans Licht, dass sich bei älteren Menschen der Blutdruck in keiner Weise erhöht.[44]

Natrium erfüllt im Körper zahlreiche Funktionen. Seine Hauptaufgabe besteht im Ausgleich der Körperflüssigkeiten. Natrium ist lebensnotwendig, weshalb ein Mangel oft zu lebensbedrohlichen Zuständen führen kann. Dehydrierung, Herzklopfen oder Muskelkrämpfe können rasch ein bedrohliches Stadium erreichen, wenn sie nicht behandelt werden. Mit Natriumbicarbonat führen wir uns auf gute Weise die essenziell notwendige Salzmenge zu. Im Gegensatz dazu ist das meiste auf der Welt konsumierte Salz nicht als gut zu bezeichnen, denn es wurde all seiner Mineralien beraubt. Das gilt für Meersalz ebenso wie für raffiniertes Salz.

Mit Salz spreche ich ein wichtiges Thema an. Salz eignet sich hervorragend, um einen unregelmäßigen Herzschlag zu stabilisieren. Entgegen dem verbreiteten Irrtum, dass es hohen Blutdruck verursachen würde, trägt Salz in Verbindung mit Wasser tatsächlich wesentlich dazu bei, den Blutdruck zu regulieren. Weitere Informationen finden Sie in Dr. David Brownsteins Buch: „SALT – Your Way to Health“[45].

Man weiß, dass Natriumbicarbonat die Serumkonzentration von ionisiertem Magnesium ($Mg^{2+}$) verringert, wenn es in vitro neonatalem Serum beigegeben wird. Die Verringerung an $Mg^{2+}$ ist bedeutend. Aufgrund dieser *in-vitro*-Studie können wir spekulieren, dass die schnelle Infusion von Natriumbicarbonat bei Neugeborenen möglicherweise zu einer klinisch signifikanten Abnahme von $Mg^{2+}$ im Serum führt.[46]

---

44 http://tinyurl.com/ykrxaqp (aufgerufen: Dezember 2013).

45 Brownstein, D.: „Salt: Your Way to Health“, a.a.O.

46 Zaidenberg, G.: „Effect of Bicarbonate on Neonatal Serum Ionized Magnesium in vitro“ in *Magnes Res*, 2004, 17(2):90-93.

*Magnesium stabilisiert ATP*[47] *und ermöglicht so DNA- und RNA-Transkriptionen und Reparaturen.*[48]

Wohin sollte das Magnesium wandern, wenn nicht in die Zellen und Knochen, wo die meisten Magnesiumspeicher anzutreffen sind? Bei einem höheren pH-Wert gelangt Magnesium mithilfe von Bicarbonat aus dem Blutserum in die Zellen. Dort treibt das Bicarbonat die Magnesiumionen ($Mg^{2+}$) vom Zytoplasma in die Mitochondrien, wo sie, besonders bei chronischen Erkrankungen, dringend gebraucht werden. **Im Verbund steigern Magnesium und Bicarbonate die Energieproduktion in den Körperzellen also deutlich.**

> „Für den Energiehaushalt der Zellen spielt $Mg^{2+}$ eine entscheidende Rolle. $Mg^{2+}$ muss von ATP, einer für den Körper sehr wichtigen, hochenergetischen Verbindung, gebunden werden."
>
> *Dr. Boyd Haley*

---

47 „$Mg^{2+}$ ist für den Energiehaushalt der Zellen von entscheidender Bedeutung. Es muss sich nämlich unbedingt an ATP, einen für den Körper wesentlichen, hochenergetischen Komplex anbinden – diesen Prozess nennt man „Chelatieren". Ohne die Bindung an $Mg^{2+}$ kann ATP nicht die Energie erzeugen, die spezifische Körperenzyme benötigen, um Proteine, DNS und RNS herzustellen, Natrium oder Kalium in die Zellen hinein und aus den Zellen heraus zu transportieren oder Proteine als Reaktion auf hormonelle Signale zu phosphorisieren. Ohne $Mg^{2+}$ kann ATP seine Funktion nicht erfüllen, und es kommt zum Zelltod. Die Verbindung mit $Mg^{2+}$ bringt das Adenosintriphosphat in die richtige stereochemische Position, die es ihm ermöglicht, unterstützt durch Enzyme mit ATP zu interagieren. Das $Mg^{2+}$ polarisiert sozusagen das Rückgrat des Phosphats, damit die ‚Rückseite des Phosphors' positiver und offener auf Angriffe durch nukleophile Substanzen wie Wasserstoffionen oder negativ geladenen Verbindungen reagieren kann. Kurz gesagt, $Mg^{2+}$ in der richtigen Konzentration ist für das Leben unerlässlich", erklärt Dr. Boyd Haley. Er betont: „Alle Entgiftungsmechanismen benötigen Magnesium-ATP. Dieser Komplex liefert die Energie, die diese Prozesse antreibt. Nichts kann im Körper geschehen, wenn nicht die entsprechende Energie vorhanden ist, und ohne $Mg^{2+}$ kann diese Energie weder erzeugt noch genutzt werden." Die Entsorgung der karzinogenen chemischen Gifte ist für die Patienten von entscheidender Bedeutung, wenn sie den verheerenden Folgen des Krebses entgehen wollen. Die Bedeutung von Magnesium in der Krebsprävention sollte nicht unterschätzt werden.

48 Magnesium nimmt im Zellzyklus eine regulierende Funktion wahr und hat unter anderem die Aufgabe, auf Transphorylation und DNS-Synthese einzuwirken. Aus diesem Grund muss man Magnesium und nicht Calcium als das steuernde Element des Zellwachstums bezeichnen. Es gilt als gesichert, dass $Mg^{2+}$ die Zeitabläufe bei den Zyklen der Spindeln und Chromosomen durch entsprechende Veränderung der intrazellulären Konzentration während der Zyklen steuert. Wenn die Zelle sich ausdehnt, sinkt der Magnesiumspiegel so lange ab, bis die geeignete Konzentration für die Spindelbildung erreicht ist. Fließt Magnesium in die Zelle hinein, bricht die Spindel und es kommt zur Zellteilung.

Magnesiumbicarbonat verringert die von Kohlenstoffdioxid in den Körperzellen produzierten Säuren. Gleichzeitig kurbeln Magnesium und Bicarbonat auf verschiedene Art und Weise die Energiesysteme an. Zum einen schützt Magnesiumbicarbonat nämlich die natürlichen organischen und anorganischen Phosphatpuffer im Zytoplasma, zum anderen **neutralisiert es die Säuren**, die aufgrund der metabolischen Abläufe und der ATP-Hydrolyse anfallen. In der Folge steht dem Körper mehr Energie zur Verfügung.

Magnesiumbicarbonat puffert die Mitochondrien der Körperzellen gegen zu hohe Säurekonzentrationen ab. Dies verbessert die Mitochondrien-Funktionen und führt zur Produktion von mehr ATP. Wenn mehr ATP hydrolysiert und folglich wiederum mehr ATP produziert werden kann, verfügen die Körperzellen über ausreichend Energie, um optimal funktionieren zu können.

> „Ohne die Bindung an $Mg^{2+}$ kann ATP nicht die Energie erzeugen, die spezifische Körperenzyme benötigen, um Proteine, DNS und RNS herzustellen, Natrium oder Kalium in die Zellen hinein und aus den Zellen heraus zu transportieren oder Proteine als Reaktion auf hormonelle Signale zu phosphorisieren. Ohne $Mg^{2+}$ kann ATP seine Funktion nicht erfüllen, und es kommt zum Zelltod."
>
> *Dr. Boyd Haley*

Dr. Seeger und Dr. Budwig aus Deutschland konnten aufzeigen, dass Krebs hauptsächlich infolge eines fehlerhaften Energiestoffwechsels in den Kraftwerken der Zellen – den Mitochondrien entsteht.[49] ATP sowie die meisten an der Energieerzeugung beteiligten Enzyme benötigen Magnesium. In einer gesunden Zelle findet sich reichlich Magnesium, aber wenig Calcium. Bei einem niedrigen Magnesiumspiegel entsteht nämlich das Problem, dass sich immer mehr Calcium in den Zellen ansammelt und die allmähliche Verkalkung der Mitochondrien die Energieproduktion bremst. Die Einnahme von Magnesiumchlorid zusammen mit Natriumbicarbonat erweist sich daher als idealer Retter in der Not für übersäuerte und verkalkte Zellmilieus.

*Magnesiumionen liefern dem Körper Magnesium in einer physiologisch aktiven Form. Da sie nicht an andere Substanzen gebunden sind, können sie sich frei an biochemischen Körperprozessen beteiligen.*[50]

---

49 [http://tinyurl.com/pdxymye (aufgerufen: Dezember 2013).]

50 Altura, B. M. / Altura B. T.: „Role of Magnesium in Patho-Physiological Processes and the Clinical Utility of Magnesium Ion Selective Electrodes" in *Scand J Clin Lab Invest Suppl*, 224:211-234.

Ob Herzerkrankung oder neurologische Störung, Diabetes, Krebs oder eine hartnäckige Grippe, diese beiden Substanzen, Magnesiumchlorid und Natriumbicarbonat, bieten Ärzten wie Patienten eine sichere und effektive Behandlungsmöglichkeit.

Der medizinisch-industrielle Unternehmenskomplex hat Generationen von Ärzten so indoktriniert, dass sie die Vorstellung favorisieren, die Einnahme hochgiftiger, gefährlicher Drogen wäre den viel sichereren konzentrieren Naturnahrungsmitteln vorzuziehen. Doch die Natur liefert schon immer wesentlich bessere Medikamente als die pharmazeutischen Firmen es je zuwege bringen werden. Magnesiumchlorid wird ebenso wie Natriumbicarbonat jeden Tag in den Notaufnahmen eingesetzt, um Menschenleben zu retten. Interessanterweise ist es der medizinischen Intelligenz bis heute nicht gelungen, eins und eins zusammenzuzählen und die Wirkkraft der beiden Substanzen zu noch größerem Nutzen einzusetzen.

## Magnesiumchlorid: ein schnell wirkendes, lebensrettendes Medikament

In der Welt der Medizin machte ich mir zuerst durch meine Schriften über Magnesium einen Namen. Mein Buch „Transdermal Magnesium Therapy" brachte mir einen Eintrag auf der medizinischen Landkarte der Welt und veränderte buchstäblich die Art und Weise wie vielerorts Medizin praktiziert wird.

Der Einsatz von Magnesiumchlorid gehört zur Praxis einer Medizin, die auf konzentrierten Nährstoffmedikamenten basiert. Es geht darum, Nährstoffe in Konzentrationen einzunehmen, die auf dem Wege der gewöhnlichen Ernährung nicht erreicht werden können. Genau diese Art von Nährstoffmedizin wird tagein tagaus in Krankenhäusern, auf Intensivstationen und in Notaufnahmen praktiziert.

Magnesiumchlorid kann man dem Körper oral, transdermal oder intravenös zuführen. Auch eine intramuskuläre Injektion wäre möglich, für den Patienten allerdings etwas schmerzhaft. Tägliche orale Gaben von mehr als 50 Millimol können zu Erbrechen und Durchfall führen. Für die Zwecke der Anästhesie oder Notfallversorgung erfolgt die Verabreichung daher – trotz des Schmerzes – am besten intravenös.

Wird Magnesiumsulfat eingesetzt, um einen Magnesiummangel zu beheben und eine normale Serumkonzentration zu schaffen, so empfiehlt sich eine langsame Infusion von bis zu zehn Gramm pro Tag. Bei Substitution auf intravenösem Wege verbleibt etwa die Hälfte der Dosis im Körper, während der Rest mit dem Urin ausgeschieden wird. Diese Retentionsrate ist deshalb so niedrig, weil bei der Verabreichung großer Mengen Magnesium die Aufnahme durch die Zellen verlangsamt und die Magnesiumresorption durch die Nieren verringert ist.[51]

In meinem Aufsatz: „Avoiding Heart Disease & Strokes“[52] gehe ich genauer auf die Bedeutung von Magnesium bei Herzerkrankungen ein und zeige auf, wie Ärzte dieses wichtige Mineral vernachlässigen. Infolgedessen ist in den letzten zehn Jahren ein eklatanter Mangel an Erfolg bei der Behandlung von Herzversagen zu beklagen gewesen.

Vor einigen Monaten veröffentlichte die Nutritional Magnesium Association wichtige, aus der neueren Fachliteratur recherchierte Gesichtspunkte, die allesamt die monumentale Bedeutung von Magnesium bei Herzerkrankungen hervorheben.

> „Der renommierte Wissenschaftler und Autor Andrea Rosanoff, PhD, leitete diese sich über einen Zeitraum von 10 Jahren erstreckende Studie. Er setzte damit die Arbeit von Mildred Seelig, MD, fort, die sich über 40 Jahre lang mit dem Zusammenhang zwischen Magnesium und kardiovaskulären Erkrankungen auseinandergesetzt hatte. Rosanoff erklärt: ‚Aus all diesen zahlreichen Studien ergibt sich, dass ein niedriger Magnesiumspiegel mit den bekannten kardiovaskulären Risikofaktoren wie Cholesterinbelastung, Bluthochdruck oder arteriellen Ablagerungen (Atherogenese) in Zusammenhang steht und zudem die Arterien verhärten und die weichen Gewebe verkalken lässt. Das heißt, in all den Jahren hat sich der wissenschaftliche Hund in den Schwanz gebissen, als wir Cholesterin und hochgesättigte Fettsäuren aufs Korn nahmen, denn in Wahrheit ist und bleibt der wahre Schuldige eine Magnesiumunterversorgung.‘“[53]

---

51 http://clinicaltrials.gov/show/NCT01426165 (aufgerufen: Dezember 2013).
52 http://drsircus.com/medicine/avoiding-heart-disease-strokes (aufgerufen: Dezember 2013).
53 http://tinyurl.com/ahhjrls (aufgerufen: Dezember 2013).

Laut Dr. Rosanoff konnte schon 1957 klar und überzeugend nachgewiesen werden, dass Magnesiummangel die Ursache von Atherogenese und Gewebeverkalkung ist. Doch diese wissenschaftliche Erkenntnis wurde sofort und allerorts ignoriert, und man begann, hochgesättigte Fettsäuren in der Ernährung als Sündenböcke zu postulieren, die es zu bekämpfen galt.

> „Seitdem diese falsche Richtung eingeschlagen wurde, wächst die Zahl der wissenschaftlichen, von Experten begutachteten Forschungsarbeiten, die den Zusammenhang zwischen Magnesiummangel und allen bekannten kardiovaskulären Risikofaktoren wie Cholesterin und Bluthochdruck wieder herausarbeiten.
>
> Hinzu kommt noch, dass man jahrzehntelang die Calciumzufuhr erhöhte, ohne diese Einnahme mit Magnesium auszubalancieren. Da die Mehrheit der amerikanischen Erwachsenen nun also nicht die täglich notwendige Menge an Magnesium zu sich nimmt, gerät das Verhältnis von Calcium zu Magnesium aus den Fugen. Studien zeigen, dass bei einer Calciumeinnahme, die nicht durch eine entsprechend erhöhte Magnesiumversorgung ausgeglichen wird, das Risiko von Herzerkrankungen steigt, so Rosanoff. “[54]

Magnesium sollte bei allen Herzproblemen eingenommen werden, außer in Fällen von zu niedrigem Blutdruck oder drohendem Nierenversagen. Bei Nierenversagen muss Magnesium mit Vorsicht eingesetzt und genau überwacht werden, denn wenn die Nieren nicht mehr in der Lage sind, Überschüssiges aus dem Körper auszuscheiden, kann das Magnesium rasch eine toxische Konzentration erreichen. Angesichts des wachsenden Magnesiummangels wird Calcium für die menschliche Physiologie zunehmend toxischer. Deshalb benötigt der Mensch zusätzliches Magnesium, das er sich besonders wirksam und sicher auf transdermalen Wege zuführen kann. Da keine chemische Pille Magnesium ersetzen kann, ist es bei der Mehrheit der Patienten indiziert, insbesondere in seiner Chloridform. Für die Vorbeugung und Behandlung von Herzerkrankungen lässt sich kein besseres Medikament finden als Magnesium.

Die jüngste Cochrane Review, die die Review von 2009 auf den neuesten Stand bringt, enthält Schlussfolgerungen über die Maßnahmen, die während chirurgischer Eingriffe am Herzen getroffen werden müssen, um postoperati-

54 Ebd.

ves Vorhofflimmern oder supraventrikuläre Tachykardie zu verhindern. Dafür wurden 118 Studien mit 139 Behandlungsgruppen und 17.364 Teilnehmern unter die Lupe genommen. 57 dieser Studien waren bereits Gegenstand der ursprünglichen Review gewesen, 61 weitere kamen hinzu, darunter auch 27 über Interventionsmöglichkeiten, die in der ursprünglichen Version keine Berücksichtigung gefunden hatten. Zu den bewerteten Interventionsmöglichkeiten zählten die Anwendung von Amiodaronen, Beta-Blockern, Sotalol und Magnesium; der Einsatz von Herzschrittmachern und posteriore Perikardiotomie. Der vorbeugende Einsatz von Magnesium verringerte die Häufigkeit von Vorhofflimmern, und die Krankenhausaufenthalte verkürzten sich, was zu geringeren Krankenhauskosten führte. Möglicherweise sank auch die Häufigkeit von Herzinfarkten.[55]

Magnesiumchlorid belegt unangefochten Platz 1 auf der Liste meiner Therapeutika, doch was Nützlichkeit und Wirkkraft anbelangt, folgt Natriumbicarbonat unmittelbar dahinter.

55 Arsenault, K. A. (u.a.): „Interventions for Preventing Post-Operative Atrial Fibrillation in Patients Undergoing Heart Surgery" in *Cochrane Database Syst Rev*, 2013, 1:CD003611; http://www.ncbi.nlm.nih.gov/pubmed/23440790 (aufgerufen: Dezember 2013).

# Neueste Forschungen

*Bicarbonationen und Wasser gehören zu den natürlichsten Verbindungen auf Erden.*

Es geschieht nicht jeden Tag, dass man seine medizinische Arbeit in so deutlicher Weise bestätigt findet: Eine am 3. Januar 2013 erschienene wissenschaftliche Publikation unterfüttert nicht nur die Arbeit von Dr. Simoncini, sondern insbesondere auch meine eigene, die der oralen und transdermalen Verabreichung von Bicarbonat im Gegensatz zur intravenösen Einbringung den Vorzug gibt. Es ist nicht nur wesentlich kostengünstiger, Natriumbicarbonat oral zu sich zu nehmen oder transdermal über Bäder zu verabreichen, sondern auch sicherer und, wie sich nun herausgestellt hat, auch durchaus wirksam.

> „Die Ergebnisse der Studie lassen den Schluss zu, dass Tumorzellen tatsächlich mithilfe einer Art Nischentechnik ein saures Milieu erzeugen, das für bösartige Zellen nicht toxisch ist, durch seine negativen Auswirkungen auf normale Zellen und Gewebe aber einer lokalen Verbreitung Vorschub leistet."

Es folgt der Abstract der Arbeit von Dr. Robert J. Gillies und Kollegen der Wayne State University School of Medicine mit dem Titel: „Acidity Generated by the Tumor Microenvironment Drives Local Invasion":[56]

> „Der pH-Wert solider Tumoren liegt aufgrund eines gesteigerten fermentativen Stoffwechsels verbunden mit mangelhafter Durchblutung im sauren Bereich. Es wurde die Hypothese aufgestellt, dass ein saurer pH-Wert lokal invasives Wachstum und Metastasenbildung fördert. Die Hypothese, dass Säure eine Invasion begünstigt, geht davon aus, dass $H^+$ aus der näheren Mikroumgebung des Tumors in angrenzende gesunde Gewebe gelangt, wo es zu einem Umbau der Gewebe führt und so eine lokale Verbreitung begünstigt.

56 Estrella, V. / Gillies, R. J. (u.a.): „Acidity Generated by the Tumor Microenvironment Drives Local Invasion" in *Cancer Res*, 2013, 73(5):1524-1535.

Für die vorliegende Arbeit wurden Tumorinvasion und peritumoraler pH-Wert mithilfe intravitaler Mikroskopie über längere Zeit hinweg beobachtet. **In jedem Fall lag der peritumorale pH-Wert im sauren Bereich und war heterogen, wobei die Regionen stärkster Tumorinvasion den Regionen mit niedrigstem pH-Wert entsprachen.** In Regionen mit normalem oder annähernd normalem pH-Wert kam es zu keiner Tumorinvasion. Immunohistochemische Analysen zeigten, dass Zellen an den invasiven Rändern den Glukose-Transporter GLUT-1 und den Natrium-Wasserstoff-Austauscher NHE-1 enthielten, die beide mit peritumoraler Azidose in Zusammenhang stehen.

Um die funktionale Bedeutung unserer Entdeckungen zu untermauern, **sei darauf hingewiesen, dass orale Gaben von Natriumbicarbonat ausreichten, um in einem vorklinischen Modell den peritumoralen pH-Wert zu erhöhen und Tumorwachstum und lokale Invasion einzudämmen. Damit wird die Hypothese von der säurevermittelten Invasion bestätigt**."

In ihren Erörterungen fassen die Forscher die grundlegenden Mechanismen zusammen, die für pH-Wert und Stärke des Tumors von Bedeutung sind:

„Die Neigung des Krebses, angrenzende normale Gewebe zu befallen, trägt wesentlich zu lokalem Tumorwachstum und Metastasenbildung bei, welche in hohem Maße für die tumorbedingte Morbidität und Mortalität verantwortlich sind. Die Mechanismen, nach denen Tumorzellen angreifen, sind komplex und können je nach Umgebung Modifizierungen unterliegen. Aufgrund eines gesteigerten Glukose-Stoffwechsels sind Produktion und Ausscheidung von $H^+$ in der Regel erhöht. Dies führt zusammen mit mangelnder Durchblutung zu einem extrazellulären pH-Wert des malignen Tumors von 6,5 bis 6,9, im Vergleich zu normalem Gewebe, das unter physiologischen Bedingungen einen pH-Wert von 7,2 bis 7,4 aufweist.

Krebszellen entwickeln aufgrund ihrer stärkeren evolutionären Kapazität adaptive Mechanismen, die es ihnen ermöglichen, in sauren Umgebungen zu überleben, ja sogar zu gedeihen. Der extrazelluläre pH-Wert von Tumoren ist typischerweise hoch sauer, was unweigerlich zu einer Ausbreitung der Azidität in das umgebenden Stroma führt.

Wir sind der Auffassung, dass der saure pH-Wert der Mikroumgebung eines Tumors auf einer Strategie der ,Nischentechnik' beruht, die der lokalen Invasion und in Folge dem *in-vivo*-Wachstum maligner Tumoren Vorschub leistet. Dieses Modell findet seine Bestätigung in jüngsten Beobachtungen, wonach die Neutralisierung der tumorbedingten Azidität mit systemischen Puffern (zum Beispiel Bicarbonat, Imidazol, Lysin) spontane und experimentelle Metastasierung verhindern kann."

Robert J. Gillies und seine Kollegen konnten schon vor Jahren aufzeigen, dass eine Vorbehandlung mit Natriumbicarbonat bei Mäusen zur Alkalisierung der Region rund um den jeweiligen Tumor führte.[57] Man stellte fest, dass diese Art von Behandlung „die Antitumor-Aktivitäten" anderer Antikrebsmittel „verstärkte". Das ist vergleichbar mit den kürzlich veröffentlichen Studien über die direkte Injektion von $O_2$ in Tumoren, die zeigten, dass eine solche unmittelbare Sauerstoffgabe die Wirkung der Chemotherapie verstärkte.

Erst 2009 **zeigten dieselben Forscher auf, dass orale Gaben von Natriumbicarbonat bei an Brustkrebs erkrankten Mäusen den pH-Wert der Tumoren erhöhten und sich in der Folge weniger spontane Metastasen bildeten. Ebenso verringerte sich der Befall der Lymphknoten.**[58]

*Im Grunde ist Krebs nichts anderes als eine ganz einfache Sauerstoffmangel-Erkrankung.*
*Natriumbicarbonat hilft dabei, die Sauerstofftransportkapazität und Sauerstoffreichweite zu verbessern.*

57 Raghunand, N. / Gillies, R. J. (u.a.): „Tumor Acidity, Ion trapping and Chemotherapeutics II. pH-Dependent Partition Coefficients Predict Importance of Ion Trapping on Pharmacokinetics of Weakly Basic Chemotherapeutic Agents" in *Biochemical Pharmacology*, 2003, 66:1219-1229.

58 Robey, I. F. (u.a.): „Bicarbonate Increases Tumor pH and Inhibits Spontaneous Metastases", a.a.O.

# Gerson-Therapie & Natriumbicarbonat

Natrium ist ein natürlicher Nährstoff, den der Körper benötigt, um ein bestimmtes Maß an Flüssigkeit zu speichern und um Leitbahnen für Nervensignale zu schaffen. Es spielt auch eine Rolle bei der Regulierung des Flüssigkeitshaushalts und des Blutdruck und sorgt für das reibungslose Funktionieren von Muskeln und Nerven.

Ohne ausreichende Natriumversorgung kann der Körper nach intensiver Anstrengung oder körperlichem Training nur schwer wieder abkühlen. Wenn sich der Körper erhitzt, schwitzt der Mensch. Fehlt es an Natrium, kann der Körper nicht ausreichend schwitzen und überhitzt möglicherweise. Schlaganfall, Erschöpfung oder Dehydrierung können die Folge sein.

Natrium ist ein Energieträger. Es hilft bei der Übermittlung von Botschaften aus dem Gehirn über die Nervenbahnen an die Muskeln, sodass die letztgenannten nach den entsprechenden Kommandos handeln. Wenn Sie Ihren Arm bewegen oder irgendeinen Muskel Ihres Körpers anspannen möchten, schickt ihr Gehirn diese Botschaft an ein Natriummolekül, das diese an ein Kaliummolekül weiterleitet, welches wiederum ein Natriummolekül informiert ... bis die Botschaft am Ziel angekommen ist und der Muskel in Aktion tritt. Diesen Vorgang bezeichnet man als Natrium-Kalium-Ionenaustausch. Ohne Natrium könnten Sie keinen einzigen Teil Ihres Körpers bewegen.

Überschüssiges Natrium (aus Nahrungsquellen) wird mit dem Urin ausgeschieden. Das Natrium des Körpers befindet sich zu etwa 85 Prozent im Blut und in der Lymphe. An der Steuerung des Natriumspiegels im Körper ist das von den Nebennieren produzierte Hormon Aldosteron beteiligt. Der Aldosteronspiegel bestimmt darüber, ob Natrium in den Nieren gehalten oder mit dem Urin ausgeschieden wird.

Ich war daher tief enttäuscht, von Charlotte Gerson, der Tochter von Dr. Max Gerson, die Worte zu vernehmen: „Natrium ist niemals gut; niemals und in keiner Form!“[59] Ich habe Gerson in meinen Schriften immer sehr gelobt. Seine Organisation leistet Hervorragendes auf dem Gebiet frisch gepresster Biosäfte, doch einige der dort vertretenen Aussagen lassen sich nicht mit der medizinischen Wissenschaft oder der klinischen Realität in Einklang bringen. Wenn Sie sich mit Dr. David Brownstein unterhalten, wird er Ihnen sagen,

59 http://tinyurl.com/ngdm2ze (aufgerufen: Dezember 2013).

dass viele Patienten oft als Erstes Wasser und Salz benötigen. Er meint jedoch richtiges Salz, nicht Tafelsalz, und nur dieses verschreibt er seinen Patienten.

Ein wesentliches Merkmal der Gerson-Therapie gegen Krebs besteht in einer natriumarmen, kaliumreichen Ernährungsweise. Dr. Freeman Cope schreibt dazu:

> „Dank der sehr kaliumreichen, natriumarmen Ernährung konnten mithilfe der Gerson-Therapie, wie experimentell verifiziert, viele Fälle fortgeschrittener Krebsleiden geheilt werden. Die Gründe dafür waren jedoch nicht klar. Neuere Studien aus dem Ling-Labor haben jetzt ergeben, dass eine kaliumreiche, natriumarme Umgebung bei Teilen der geschädigten Zellproteine eine normale, ungeschädigte Konfiguration wiederherstellen kann. Vermutlich liegt in diesem Mechanismus der Grund dafür, warum Gewebe, das durch Toxine und Abfallstoffe des Krebses geschädigt worden war, durch die Gerson-Therapie teilweise wiederhergestellt wurde.
>
> Bei der Krebstherapie nach Gerson handelt es sich um ein integriertes System verschiedener Behandlungsansätze, mithilfe derer schon viele Fälle fortgeschrittener Krebserkrankungen geheilt werden konnten. Dieses System hat Gerson in 30 Jahren voller klinischer Experimente entwickelt. Dabei testete er an seinen Krebspatienten verschiedene Varianten und Kombinationen und behielt das bei, was wirkte. Was nicht wirkte, verwarf er. Allmählich schuf er so ein Behandlungskonzept, mithilfe dessen er vielen Menschen mit fortgeschrittenen Krebsleiden helfen konnte.“[60]

Das alles ist zweifellos richtig. Leider hilft das dem Patienten nicht von heute auf morgen oder von einer Minute zur anderen. Natürlich missbilligt Gerson Natrium nicht komplett, sondern nur große Mengen an Natrium. Schließlich nimmt man ja bei jeder Art von Ernährung geringe Mengen Natrium zu sich, auch wenn man nur von Rohkost lebt. Mit ihrem Nein zu Natrium in jeder Form hat sich Charlotte, wie ich glaube, von ihrem Übereifer hinreißen lassen, denn auch Obst und Gemüse enthalten Natrium. Wollten wir sie wörtlich

60 http://www.gersonhawaii.us/gersonarticle1.html (aufgerufen: Dezember 2013).

nehmen, dann müssten wir auch auf Früchte und Gemüse verzichten, und das kann sie nicht wirklich im Sinn gehabt haben.

Wenn wir uns die Zähne mit Natriumbicarbonat putzen, es in Notfallaufnahmen als Medikament verwenden oder es als schnelle und äußerst preiswerte Krebstherapie einsetzen, können wir den Körper innerhalb von Tagen basischer machen, was mit Rohkost Wochen oder Monate dauern würde. Das ist eine gute Art, Medizin zu praktizieren. Wir erhöhen damit weder den Natriumspiegel noch den Blutdruck, weil wir Natrium ja nicht in der Form des mit Vorsicht zu genießenden Natriumchlorids zu uns nehmen. Natriumchlorid aber eben ist raffiniertes Tafelsalz – und das ist in größeren Mengen schädlich; wir sollten es durch nicht raffiniertes Natursalz, Sel Gris oder Himalaya-Kristallsalz ersetzen.

Ich schätze die Arbeit von Dr. Max Gerson, doch ich finde sie in der Theorie nützlicher als in der Praxis. Die Behandlung ist insofern elitär, als sie finanzielle Mittel für volle zwei Jahre voraussetzt, in denen der Patient fast seine gesamte Zeit und Energie der Therapie widmen muss. Man denke allein an die täglichen fünf Einläufe und 13 Säfte. Man benötigt teure Geräte und eine spezielle Ausbildung. Wegen dieser harten Einschränkungen empfiehlt sich die Behandlungsmethode sicherlich nicht für jedermann.

In den ein oder zwei Wochen Vorbereitungszeit, die man benötigt, um alles für das Gerson-Programm einzurichten, könnte man den pH-Wert mithilfe von Backpulver bereits deutlich verbessern. In der allopathischen Naturmedizin würde man das Natriumbicarbonat durch die geballte Kraft von Magnesium, Jod, Selen und sogar Cannabisderivaten ergänzen. Die arme Charlotte würde bestimmt einen Herzanfall bekommen, wenn man ihr vorschlüge, reines Meerwasser als Medizin einzunehmen.

Es gibt mehrere restriktive Diäten, über die ich ausführlich in meinem Buch „Winning the War on Cancer" geschrieben habe. Eine Fastenkur mit Obst oder nur mit Wasser ist sicherlich hilfreich, und sei es nur für einen einzigen Tag! Fasten ist ein ebenso wichtiges Thema wie ausreichende Hydrierung, die man vom ersten Tag an anstreben sollte, indem man reichlich Wasser oder bestimmte Säfte zu sich nimmt.

Jeder Mensch muss, was die Ernährung anbelangt, seinen eigenen Weg finden. Doch es ist wichtig zu wissen und zu verstehen, worauf man sich einlässt, wenn man den Pfad der Entgiftung einschlägt. Bei einer radikalen, aber unbedingt notwendigen Ernährungsumstellung kann der Körper eine Heilungskrise durchlaufen, während er sich umfassend erneuert.

Die Gerson-Therapie folgt streng der Prämisse, dass überschüssige Proteine krebserregend sind. Doch das hat sich als falsch erwiesen. Viele naturheilkundliche Mediziner und Medizinforscher fanden bei der Untersuchung von Spirulina, des proteinhaltigsten Nahrungsmittels der Welt, heraus, dass Protein nicht gleich Protein ist und es vielmehr auf die Qualität ankommt. Spirulina weist einen Proteingehalt von 71 Prozent auf, zusammengesetzt aus einfachen Aminosäuren, die nicht in der Art und Weise aufgebrochen werden müssen, wie die Proteine aus Rindfleisch oder Milchprodukten. Spirulina verringert die bei Krebs auftretende Auszehrung und steht als Pflanzenprotein nicht in Widerspruch zur Gerson-Praxis, obwohl es der obigen Prämisse nicht folgt.

Laut Dr. Rudolf Breuss sind es die festen Lebensmittelbestandteile, die den Krebszellen als Nahrung dienen. Er schlussfolgert, dass der Krebs absterben müsse und der Patient sein Überleben sichern könne, wenn er sich eine Zeitlang nur von Säften und Tee ernähre. Dr. Servan-Schreiber berichtet, dass eine drastische Kalorienreduzierung bei Nagetieren das Fortschreiten einiger Krebsarten verlangsame.

Mit Zitronensaft und Spirulina kann man sich viele Vorteile der Gerson-Therapie zunutze machen, und das fast mühelos und zu extrem niedrigen Kosten. Doch allein das mag für einen Fan von Fleisch und Kartoffeln der Aufforderung gleichkommen, auf den Mars zu fliegen. Gemüse, Hülsenfrüchte und Obst sind ausgezeichnete Proteinquellen, wobei Hülsenfrüchte in der Regel einen höheren Proteingehalt aufweisen, als Gemüse und Früchte. Pflanzenproteine zeichnen sich im Vergleich zu tierischen Proteinen durch einen niedrigen Gehalt an Fett und einen hohen Gehalt an Ballaststoffen aus. Gerson war diesbezüglich sehr streng. Bei der Gerson-Therapie verboten sind Fette, Samen, Nüsse, Spirulina, Chlorella und Butter. Als Öl ist nur Leinsamenöl erlaubt, und jeglicher Kaffeegenuss ist gestrichen!

Bei allem, was wir heute über Selen wissen (Nüsse enthalten reichlich Selen, das als medizinischer Wirkstoff eingesetzt werden kann), würde kein naturheilkundlicher Arzt es seinem Patienten aus irgendeinem Grund verwehren, besonders dann nicht, wenn der Patient an Krebs leidet. Obwohl die Vorstellung für manch einen gewöhnungsbedürftig sein mag, lässt sich Selen oral am besten über Hefe oder Paranüsse aufnehmen, die fast 100 Mikrogramm dieses für die Krebsbehandlung äußerst kostbaren Minerals enthalten.

Die Empfehlungen des Gerson Instituts sind für die allermeisten Menschen und für bestimmte Krankheiten praktisch kaum umzusetzen. Sie taugen auch nicht für gute Ärzte, die in kurzer Zeit Resultate vorweisen wollen und nicht bereit sind, die zwei Jahre abzuwarten, die nach der unumstößlichen Ansicht der Gerson-Anhänger aufgewendet werden müssen, um einen Menschen nach ihrer Methode vollständig zu heilen.

Ein Leser teilt meine Ansicht:

„Danke für Ihren Artikel ‚Baking Soda Cancer and the Last Laugh'[61]. Ich arbeite als Heiler in Montreal und habe bei Menschen mit der Diagnose Krebs, aber auch bei anderen Krankheiten mit Natriumbicarbonat schon große Erfolge erzielt. Ich verwende rohen Knoblauch, nicht raffiniertes Meersalz und natürlich Backpulver und kann bei den Patienten regelmäßig eine unverzügliche Verbesserung ihres Zustands beobachten – obwohl es bei Menschen, die durch Chemotherapie und Bestrahlung vergiftet wurden, wesentlich schwieriger ist. Bezüglich der Ernährung setze ich auf Obst wie beispielsweise Beeren, grünes Blattgemüse, Salate und Fastenkuren. In der Regel entscheiden die Patienten selbst, was sie essen wollen und folgen dabei ihrem Herzen."

## Unterm Strich

Das Hauptanliegen sollte sein, den Krankheitszustand eines Menschen rasch und vollständig zu beheben, denn darauf kommt es den meisten Menschen bei der Behandlung von Krebs oder anderen Krankheiten an. Keine Methode kann für alle Menschen perfekt passen. Das gilt auch für die Gerson-Therapie. In den Videos des Instituts sieht man eine Frau, die von einem Krebs geheilt wurde, dann von einem zweiten und dann sogar von einem dritten Krebs.

Welche Diät oder Ernährungsweise man auch wählt, die Gerson-, die Budwig- oder eine andere zuckerarme Antikrebsdiät, es läuft immer auf dasselbe hinaus. Das Gerson Institut bietet einige gute Videos an, in denen betont wird, wie wichtig es ist, sich an das Programm zu halten. Zudem muss man auch auf lange Sicht seine Ernährung auf das beschränken, was gesund und lebensfördernd ist.

Der Gerson-Therapie fehlt es in meinen Augen leider an Flexibilität und der Verwendung von hochkonzentrierten, hochdosierten Nährstoffen wie Magnesiumchlorid, Jod, Selen und Natriumbicarbonat. Mit deren Hilfe könnten bei Patienten in einem späten Krebsstadium raschere Erfolge erzielt werden.

61 http://tinyurl.com/pajdmul (aufgerufen: Dezember 2013).

# Zu guter Letzt

Auf der Seite der American Cancer Society können Sie lesen:

> „Natriumbicarbonat, auch bekannt als Backpulver, wird von einigen alternativen Heilkundigen zur Krebsbehandlung empfohlen. Die Therapie basiert auf der Theorie, dass Krebs durch eine Art Hefeinfektion hervorgerufen wird. Natriumbicarbonat soll in der Lage sein, diese Hefen abzutöten. Für eine solche Behauptung gibt es weder wissenschaftliche noch klinische Beweise, und sie steht zudem in Widerspruch zu den allgemein anerkannten Tatsachen der Onkologie und Mikrobiologie. Natriumbicarbonat wird traditionell eingesetzt, um einer Übersäuerung des Blutes entgegenzuwirken. Ebenso dient es als verschreibungsfreies Mittel gegen Sodbrennen.“[62]

Die American Cancer Society gewichtet die Überlegungen von Dr. Simoncini offensichtlich zu stark und lässt grundlegendes medizinwissenschaftliches Wissen außer Acht, wonach unangefochten feststeht, dass Natriumbicarbonat für eine rasche Änderung des pH-Wertes in Flüssigkeiten und Geweben sorgt. Die amerikanische Krebsgesellschaft sollte diese Webseite aktualisieren, um neuesten wissenschaftlichen Erkenntnissen Rechnung zu tragen, wonach Natriumbicarbonat sich ideal zur Krebsbehandlung eignet, da Tumoren sensibel auf den pH-Wert reagieren.

Wenngleich etwas so Einfaches wie Backpulver Krebs zu heilen vermag, dürfen wir das nicht aussprechen, ohne Gefahr zu laufen, von den Armeen der US-Gesundheitsbehörde FDA überrannt zu werden. Dass sich Natriumbicarbonat zur Krebsbehandlung eignet und von jedem Krebspatienten eingenommen werden sollte, erklärt die International Medical Veritas Association (IMVA) schon seit Jahren. Die neueste Forschung stützt dieses Postulat.

Jedem, der sich für die hoch giftige und gefährliche Chemotherapie entscheidet, die zusammen mit Natriumbicarbonat verabreicht wird, sei gesagt, dass nach den wissenschaftlichen Erkenntnissen wohl das Natriumbicarbonat – das eigentlich als Puffer verwendet wird, um die Giftigkeit der Chemo-

62 http://tinyurl.com/4uffbcp (aufgerufen: Dezember 2013).

Chemikalien soweit einzudämmen, dass sie den Patienten nicht auf der Stelle verbrennen – die Arbeit erledigt und nicht die Chemo.

Wenn Medizinhistoriker die Schriften der Medizin des 20. Jahrhunderts auswerten, kommen sie nicht umhin anzuerkennen, dass die Geschichte der Chemotherapie wesentlich schlimmer verlaufen wäre, hätte man den betroffenen Patienten nicht stets großzügig Natriumbicarbonat verabreicht. Wird Ihnen nicht schon übel davon, sich vorzustellen, dass die Patienten haufenweise Gift zu sich nehmen mussten, um eine einfache, preiswerte und sichere Behandlung mit Natriumbicarbonat zu erfahren?

Natriumbicarbonat wird vor, während und nach einer Chemotherapie eingesetzt. **Studien haben bereits gezeigt, dass die Manipulation des pH-Wertes eines Tumors mithilfe von Natriumbicarbonat die Ergebnisse einer Chemotherapie verbessert.**[63] Sie weisen also darauf hin, dass Bicarbonat eine essenzielle medizinische Substanz darstellt, die Menschen potenziell von Krebs heilen kann.

Von Anfang an wurde Natriumbicarbonat zusammen mit dem aus Senfgas hergestellten Hauptagens der Chemotherapie eingesetzt. Mechlorethamin, auch bekannt als Chlormethin, Mustin, Stickstoff-Senf oder $HN_2$ und unter dem Markennamen Mustargen vertrieben, war der Prototyp eines Antikrebs-Chemotherapeutikums. Auf der Grundlage von Mechlorethamin wurde die Chemotherapie als ein Weg zur Krebsbehandlung ins Leben gerufen. Doch ohne Backpulver hätte sich die traditionelle Onkologie wohl nie durchsetzen können, denn die Patienten wären allzu schnell verstorben.

> „Die Patienten erhalten zusätzlich zu Cyclophosphamid viel Flüssigkeit (als Tropfinfusion) und ein Medikament namens Mesna, um Blasenentzündungen zu vermeiden. Ebenso verabreicht man ihnen vor und während der Methotrexat-Behandlung Natriumbicarbonat – gewöhnlich in Form einer Tropfinfusion – zum Schutz der Nieren.“[64]

Diese Chemodrogen, die Analoga zu Senfgas darstellen, sind das Ergebnis von Forschungen auf dem Gebiet der chemischen Kriegsführung. In der Gebrauchsanweisung steht: „Gut mit schnell fließender IVF-Spülungslösung verdünnen. Nach der Infusion geben Sie rasch eine Bolusinjektion von circa 200 Milliliter IVF, zur Spülung der Venen.“ **Zu den in den IVF-Spülungen enthaltenen Substanzen zählen vor allem Natriumthiosulfat und Natriumbicarbonat.** Ohne einen solchen Puffer aus Bicarbonat und Thiosulfat würden

---

63 Raghunand, N.: „Enhancement of Chemotherapy by Manipulation of Tumour pH“, a.a.O.

64 http://tinyurl.com/ojvx2n9 (aufgerufen: Dezember 2013).

die Patienten den Chemogiften schnell erliegen. Die Vorstellung, dass man hier Senfgas einsetzt, anstatt eine wesentlich sicherere Substanz zu verwenden, mutet an wie ein Bild direkt aus der Hölle.

Ärzte und andere, die vor Natriumbicarbonat warnen, erweisen der Öffentlichkeit einen Bärendienst. Der frühzeitige und regelmäßige Einsatz von Natriumbicarbonat in Notaufnahmen erhöht erwiesenermaßen die Chancen auf eine Wiederbelebung, und das mit langfristig besseren neurologischen Folgen.

**Natriumbicarbonat erweist sich während einer Herz-Lungen-Massage als äußerst hilfreich.**[65] Es erbringt in der Krebsbehandlung und bei vielen anderen Krankheitsbildern, auch bei schweren und lebensbedrohlichen Fällen von Grippe und anderen Infektionskrankheiten, hervorragende Ergebnisse.

Es gibt viele Gründe dafür, Backpulver zu sich zu nehmen; der Hauptgrund besteht jedoch darin, dass es sich bei Natriumbicarbonat um eine natürliche Substanz handelt, die uns, unseren Kindern und unserer Umwelt keinen Schaden zufügt. **Natriumbicarbonat ist keine Chemikalie, die negative Auswirkungen auf die Natur haben könnte**. Tatsächlich findet sich Backpulver als natürliche Verbindung überall in der Natur – im Meer, im Erdboden, in unseren Nahrungsmitteln und in unserem Körper. Backpulver kann viele andere Verbindungen neutralisieren und eignet sich daher bestens als Medikament für das toxische Zeitalter, das wir derzeit durchleben.

Patienten, die an Gicht oder anderen chronischen Krankheiten wie Krebs, Diabetes, neurologischen Störungen oder gar Herzkrankheiten leiden oder einen Schlaganfall erlitten haben, schwärmen geradezu von Natriumbicarbonat. Seit langem ist bekannt, dass Natriumbicarbonat die Bildung von Harnsäure-Nierensteinen verhindern und bestehende Nierensteine auflösen kann, besonders wenn die Einnahme zusammen mit Magnesiumchlorid erfolgt. Natriumbicarbonat beruhigt gereizte Haut, etwa nach Kontakt mit Giftefeu oder Gifteiche oder bei Hitzepickeln. Zusammen mit Magnesiumchlorid und Jod lässt sich damit nahezu jedes Hautproblem behandeln.

Lebensbedrohliches Asthma bei Kindern widersetzt sich oftmals der Behandlung durch Bronchospasmolytika oder systemische Corticosteroide. Jüngste Studien legen den Schluss nahe, dass Natriumbicarbonat – intravenös verabreicht – den pH- und $PCO_2$-Wert bei Kindern mit lebensbedrohlichem Asthma signifikant verbessert.[66] **Natriumbicarbonat führt zum Erfolg, wenn**

65 Bar-Joseph, G. (u.a.): „Improved Resuscitation Outcome in Emergency Medical Systems with Increased Usage of Sodium Bicarbonate during Cardiopulmonary Resuscitation" in *Acta Anaesthesiol Scand*, 2005, 49(1):6-15.

66 Buysse, C. M.: „Life-Threatening Asthma in Children: Treatment with Sodium Bicarbonate Reduces PCO2" in *Chest*, 2005, 127(3):866-870.

**nichts anderes hilft.** Die einzige andere Substanz, auf die das zutrifft, ist Magnesiumchlorid, das, intravenös verabreicht, Menschen mit Herzstillstand oder Schlaganfall retten kann, wenn die Behandlung nur rechtzeitig genug erfolgt.

„In einem basischen Milieu kann sich keine Entzündung bilden."

*Dr. Konrad Werthmann*

Das ist einer der Gründe dafür, warum die Schulmedizin nicht umhinkommen wird, die Grundelemente der pH-Medizin zu durchdringen. Den Aussagen von Dr. Werthmann kommt enorme Bedeutung zu, wenn es darum geht, die enge Verbindung zwischen Magnesiumspiegel und Entzündung zu begreifen. In der zweiten Auflage meines Buches „Transdermal Magnesium Therapy" befasse ich mich ausführlich damit, wie Magnesiummangel Entzündungen fördert und warum Magnesiumchlorid zur Entzündungsbekämpfung das Mittel der Wahl darstellt.

Im Kapitel „Magnesium Bicarbonate" betone ich, wie wichtig es für fast alle Zwecke ist, Natriumbicarbonat mit Magnesiumchlorid zu kombinieren. Gemeinsam leisten die beiden Substanzen Großartiges, sie laden die Mitochondrien auf und beheben Entzündungen auf eine Art und Weise, die dem Körper nicht schadet. Bei vernünftiger Anwendung sind von diesen Heilmitteln keinerlei Nebenwirkungen zu erwarten. Fügt man noch Jod hinzu, so hat man eine dem 21. Jahrhundert angemessene Formel für die Bekämpfung von Infektionskrankheiten gefunden, einem Jahrhundert, das sich durch Toxizität und antibiotikaresistente Infektionen auszeichnet.

Dr. Konrad Werthmann schreibt:

> **„Ich habe festgestellt, dass im Falle von Allergien die einfachste und wirksamste Behandlung darin besteht, dem Patienten Natriumbicarbonat** [...] **zu verschreiben.** Leider erkennen die Mediziner nur allzu selten, welch wertvolle Dienste es bei der Behandlung von Allergien wirklich leistet."

Natriumbicarbonat wirkt also als Puffer, gegen Allergien und Entzündungen, tötet Pilze ab und neutralisiert Säuren – und das sind nur einige der lebensfördernden Eigenschaften dieser Substanz.

Die intravenöse Infusion mit einer Natriumbicarbonat-Lösung lindert Atembeschwerden und senkt den Säurespiegel der Körperflüssigkeiten bei Kindern mit lebensbedrohlichen Asthmaanfällen. Dr. Corinne Buysse und ihre Kollegen weisen in der medizinischen Zeitschrift *Chest* darauf hin, dass eine starke Übersäuerung des Blutes, eine Azidose, die Herzkontraktionen abschwächt, die Wirksamkeit der zur Asthmabehandlung eingesetzten, betablockierenden Bronchospasmolytika reduziert und heftiges, flaches Atmen fördert. Sie führen aus, dass die Behandlung mit Natriumbicarbonat erwiesenermaßen Bronchialkrämpfe abschwächt und den Körper wieder auf Bronchospasmolytika reagieren lässt.[67]

Doch die Ärzte meiden intravenöse Natriumbicarbonat-Gaben aus Angst, den Kohlenstoffdioxidspiegel im Blut zu erhöhen. Dabei bedenken sie nicht, dass sie Injektionen, die das Blut aufs Höchste strapazieren, ja eigentlich vermeiden können. Anstatt Natriumbicarbonat zu injizieren wäre es viel einfacher, sicherer und bei weitem kostengünstiger, den Patienten einfach Bicarbonatbäder zu verordnen oder sie Bicarbonat trinken zu lassen oder beides. Injektionen werden auch weiterhin in Notfällen erforderlich sein, doch wenn Bicarbonat und Magnesiumchlorid richtig eingesetzt werden, lassen sich viele solche Notfälle vermeiden.

Dr. Eric Chan schreibt:

> „Nach den Vorgaben von Dr. Tullio Simoncini, der Natriumbicarbonat zur Krebstherapie verwendet, werden Patienten, die mehr als 50 Kilogramm auf die Waage bringen, 500 Milliliter einer fünfprozentigen Natriumbicarbonat-Lösung verabreicht. 500 Milliliter einer fünfprozentigen Natriumbicarbonat-Lösung liegen am oberen Ende der Dosierungsskala für diese Substanz und werden in der herkömmlichen Medizin nur in schweren Fällen eingesetzt, nämlich wenn die Gefahr einer zu starken Übersäuerung des Blutes besteht."

Die meisten mir bekannten Ärzte haben extreme Schwierigkeiten mit diesen Vorgaben von Dr. Simoncini. Doch das ist nur einer der Gründe, warum ich orale und transdermale Anwendungen einer intravenösen Verabreichung vorziehe.

Wenn wir den Weg einer transdermalen oder oralen Therapie gehen, kümmern wir uns um die umfassenderen Probleme der Gewebe und interstitiellen Flüssigkeiten, indem wir deren pH-Wert ins Basische verschieben, während wir das Blut und seinen normalerweise konsequent gesteuerten pH-Wert im Wesentlichen unangetastet lassen. Dank dieser Vorgehensweise brauchen wir uns nicht so sehr mit dem pH-Wert des Blutes zu befassen, den wir tatsächlich

67 Ebd.

nicht radikal nach oben schieben wollen. Leider ist die intravenöse Verabreichung von Natriumbicarbonat bei Patienten mit metabolischer Azidose alternativlos – trotz der Komplikationen, die damit einhergehen können.

Als wäre es für orthodoxe Onkologen nicht schon demütigend genug, erfahren zu müssen, wie wichtig das chemisch wenig komplizierte Natriumbicarbonat für die Krebsbehandlung ist, so müssen sie inzwischen auch noch Forschungsergebnisse schlucken, denen zu Folge Bicarbonat eingesetzt werden kann, um Krebs in seinen frühesten Stadien zu diagnostizieren. Dazu gleich mehr. Onkologen wissen sehr wohl, dass sie Bicarbonat brauchen, um ihre Patienten vor der Toxizität und den Schäden zu bewahren, die ihre hoch giftigen Chemo-Chemikalien anrichten. Sie wissen auch, wie wertvoll Bicarbonat bei Bestrahlungen ist, weil es die Nieren und andere Körpergewebe vor radioaktiven Schäden schützt.

Onkologen sollten sich auch klarmachen, dass die durch Bicarbonat in Gang gesetzte extrazelluläre Alkalisierung die therapeutische Wirksamkeit bestimmter in der Chemotherapie eingesetzter Substanzen deutlich steigert. Zahlreiche Studien haben ergeben, dass der extrazelluläre pH-Wert in Krebsgeweben typischerweise unter dem normaler Gewebe liegt, **und dass ein pH-Wert im sauren Bereich das Wachstum invasiver Tumoren und die Bildung metastasierender Krebsgeschwüre fördert**. Der externe pH-Wert fester Tumoren liegt aufgrund eines erhöhten Glukose-Stoffwechsels und schlechter Durchblutung im sauren Bereich. Es konnte durch *in-vitro*-Experimente nachgewiesen werden, dass ein pH-Wert im sauren Bereich der Invasion von Tumorzellen und der Metastasenbildung Vorschub leistet. Das gleiche Ergebnis zeigte sich *in vivo* bei Zellen vor einer Schwanzveneninjektion.

Forscher sind der berechtigten Frage nachgegangen, ob erhöhte systemische Konzentrationen von pH-Puffern die Azidose in den Tumoren und den sie umgebenden Geweben herabsetzen und in der Folge das Wachstum maligner Tumoren verhindern würden. Dabei stellte sich heraus, dass erhöhte Serumkonzentrationen von Natriumbicarbonat durch orale Einnahme erzielt werden können. Die Forscher fanden heraus, dass eine konsequente Herabsetzung der Konzentrationen der Tumorsäuren das Tumorwachstum und die Tumorausbreitung deutlich einschränkte, ohne dabei den pH-Wert des Blutes oder der normalen Gewebe zu beeinflussen.[68]

Wie schon zuvor zitiert:

---

68 Silva, A. S. (u.a.): „The Potential Role of Systemic Buffers in Reducing Intratumoral Extracellular pH and Acid-Mediated Invasion" in *Cancer Res*, 2009, 69(6):2677-2687.

„Orale Gaben von $NaHCO_3$ erhöhten in Mausmodellen selektiv den pH-Wert der Tumoren und verhinderten bei Brustkrebs die spontane Bildung von Metastasen. Eine Behandlung mit Natriumbicarbonat reduzierte auch die Wahrscheinlichkeit des Lymphknotenbefalls und die Bildung hepatischer Metastasen. Es konnte gezeigt werden, dass ein pH-Wert im sauren Bereich die Freisetzung des aktiven Cathepsin B, einer wichtigen, Matrix umstrukturierenden Protease begünstigt.“ [69]

Wir wissen, dass sich in Wasser gelöstes Bicarbonat leicht in $CO_2$ umwandelt, wenn es in den Magen gelangt. Doch nur wenigen ist bekannt, dass auch Krebsgewebe Bicarbonat in Kohlenstoffdioxid umwandelt. Vor ein paar Jahren fand ein Forscherteam vom Cancer Research UK heraus, dass man mithilfe von MRT-Aufnahmen Veränderungen des Bicarbonats nachverfolgen und so Krebs in einem sehr frühen Stadium diagnostizieren kann.

Jeder Krebs weist einen niedrigeren pH-Wert auf, ist also saurer als das umgebende Gewebe. Bei Experimenten mit Mäusen konnten die Forscher die Effektivität von MRT-Aufnahmen um mehr als das 20.000-fache erhöhen. Mithilfe von MRT-Untersuchungen erkannten sie, wie viel von dem markierten Bicarbonat innerhalb des Tumors in Kohlenstoffdioxid umgewandelt wurde. Je saurer der Tumor, desto mehr Bicarbonat wurde umgewandelt.

Professor Kevin Brindle, der leitende Forscher vom Cambridge Research Institute des Cancer Research UK erklärte:

„Diese Methode sollte als hochsensibles Frühwarnsystem auf der Suche nach Anzeichen für Krebs genutzt werden. Durch die Erforschung des körperinternen, natürlichen pH-Ausgleichssystems konnten wir eine potenziell sichere Methode zur Messung des pH-Wertes entwickeln und so erkennen, was im Patienten vorgeht. Mithilfe von MRT-Untersuchungen lassen sich anormale pH-Werte diagnostizieren, wie sie für Krebsgewebe typisch sind. Damit kann man exakt aufzeigen, wo sich ein Krankheitsherd befindet und wann er auf eine Behandlung anspricht.“ [70]

69 Robey, I. F. (u.a.): „Bicarbonate Increases Tumor pH and Inhibits Spontaneous Metastases“, a.a.O.
70 http://news.bbc.co.uk/2/hi/health/7423304.stm (aufgerufen: Dezember 2013).

## Medizinische Singularität

Als Singularität bezeichnet man in der Mathematik eine Stelle, an der eine Funktion nicht definiert ist. In der Physik konnte bewiesen werden, dass ein kollabierenden Stern, falls er über die entsprechende Größe verfügt, sich schließlich zu einem Schwarzen Loch von solcher Dichte wandelt, dass seine Anziehungskraft eine Singularität im Raum-Zeit-Gewebe erschafft. Damit entsteht ein Punkt, an dem viele der üblichen physikalischen Gleichungen plötzlich keine Lösung mehr finden.

Jenseits des Ereignishorizonts eines Schwarzen Lochs haben wir das uns bekannte Universum, doch in seinem Inneren kann man die Dinge nicht mehr unterscheiden. Es gibt diesen einen Punkt, an dem alles zusammenkommt, und natürlich auch jenen Punkt, an dem alles auseinanderbricht und die normale Trennung zwischen den Dingen des eigentlichen Universums wiederhergestellt wird.

Wo liegt im Lebendigen dieser Punkt, an dem wir die Dinge nicht weiter aufspalten können, ohne ihre wahre Natur zu verraten? Liegt er auf der Ebene, auf der Kohlenstoffdioxidspiegel und Sauerstoffspiegel aufs Engste miteinander verwoben sind? Liegt er dort, wo pH-Wert und Zellspannung einander folgen? Gibt es einen Ereignishorizont, dem die Horden infektiöser Wirkkräfte zustreben?

Die Große Vereinheitlichte Theorie in der Medizin beschreibt einen bestimmten Punkt in der Physiologie, an dem gewisse Prozesse gleichzeitig mit anderen Prozessen ablaufen.[71] Es gibt einen Punkt, an dem sich Sauerstoffspiegel und Kohlenstoffdioxidspiegel nicht mehr trennen lassen, weil beide in einer streng mathematisch definierten Beziehung miteinander verwoben sind. Das Gleiche gilt für den pH-Wert und die Zellspannung. Wenn die Kohlenstoffdioxidwerte und damit auch die Sauerstoffwerte in den Keller fallen, gehen auch pH-Wert und Zellspannung auf Tauchstation. Ein weiteres Beispiel sind Zell- und Körpertemperatur, die als Indikatoren für die Stoffwechselrate sowie gewisse andere Parameter dienen.

Sind Sie sich darüber im Klaren, dass wir es hier mit fünf Parametern zu tun haben, auf denen die gesamte Zellphysiologie basiert? Nur sehr wenige Menschen haben sich ein wirklich tiefgreifendes Verständnis angeeignet und wissen, dass Entzündung untrennbar verbunden ist mit niedrigeren pH-, Sauerstoff- und Kohlenstoffdioxidwerten und verminderter Zellenergie. Bei einer

71 Die Idee, die Medizin zu vereinheitlichen, reicht weit in die Geschichte zurück, bis zu den Zeiten von Aristoteles (ca. 500 v. Chr.) und Hippokrates (ca. 340 v. Chr.).

Entzündung haben wir es mit viralen, bakteriellen oder pilzartigen Haien zu tun, die bereit sind, solange an den Geweben zu nagen, bis im Laufe dieses Prozesses degenerative Krankheiten oder Krebs entstanden sind.

Die meisten Infektionen können sich nicht in starken, gesunden Geweben festsetzen. Doch ist unser Bild von den gesundheitlichen Faktoren noch nicht vollendet: Es fehlen noch Toxizität und tiefgehende Nährstoffdefizite. Sie bringen die Zerstörungswelle erst so richtig ins Rollen. Einen entscheidenden Beitrag leisten auch Emotionen und sexueller Stress beziehungsweise sexuelle Unzufriedenheit, die das Leben eines Menschen für Krebs prädisponieren können. Während wir von der Seelenebene immer weiter in die dichte Materie unserer körperlichen Form hinabsteigen, geraten wir leicht in Gefahr, in der Hölle zu landen: Krebs. Tumoren sind immer auch mit Störungen auf psychischer Ebene und der Art und Weise unserer gewählten Lebensführung verbunden.

Stellen Sie sich vor, Sie blicken in Ihren Körper hinein und sehen dort eine gesunde Zelle, umgeben von gesundem Gewebe. Lauschen Sie dem wunderbaren Gesang vieler glücklicher Zellen, der in gesunden harmonischen Energiefrequenzen und Amplituden ertönt. Nun wenden Sie sich einem entzündeten Bereich zu, beobachten und lauschen Sie, wie sich die Szenerie und die Klänge verändern.

Wenn wir das Abbild einer kranken Zelle heraufbeschwören, haben wir ein Bild vor uns, auf dem alles zu sehen ist, über das ich geschrieben habe. Wir erkennen die niedrigen Sauerstoff- und Kohlenstoffdioxidspiegel, wir riechen die giftigen Abfälle und sehen, wie sich Säuren ansammeln. Alle diese Abscheulichkeiten entfalten sich auf unserem inneren Bildschirm. Achten Sie einmal auf die Löcher in den Zellwänden und die geschädigten Rezeptoren, die unter dem Mangel an Mineralien leiden. Sie werden ganz besonders durch die Schwermetalle und anderen chemischen Gifte in Mitleidenschaft gezogen, die sich dort befinden. Diese Plätze sind eigentlich für die Mineralien vorgesehen, die sie in Zukunft auch wieder einnehmen sollten.

Also: Gehen Sie gegen die Ursachen der Übersäuerung vor und befreien Sie sich von den Giften, die sich in Ihrem Körper befinden. Nutzen Sie Natriumbicarbonat, um Ihren Körper zu alkalisieren. Damit verringern Sie nicht nur die Wahrscheinlichkeit, sich einmal mit Krebs auseinandersetzen zu müssen, sondern Sie sind auch gegen viele zivilisatorische Krankheitsbilder gewappnet.

Bleiben Sie gesund!

# Index


## A

Aciphex 185
Adenokarzinom 149
Aflatoxine 74–76
Ahornsirup mit Natriumbicarbonat 132–135
AIDS 71
Albuterol 150
Aldosteron 206
Alkalisierung 35–36, 88, 99, 103. *Siehe auch* pH-Wert: mit Natriumbicarbonat erhöhen
des Gehirns mit Natriumcarbonat 142–144
des gesamten Körpers 28–30
durch Lebensmittel 121–122
durch Natriumbicarbonat 15, 24, 35, 111, 113, 130–131, 138–141
Rezepturen zur 138–142
Tipp für Menschen mit Natriumproblemen 139–140
Alkalose 133, 155–158
Gegenmaßnahmen 155–156
AlkaSeltzer Gold™ 114
allergieerzeugende Substanzen 99
Allergien 110, 111
Behandlung mit Natriumbicarbonat 111
allergische Reaktion durch Übersäuerung 26
allopathische Naturmedizin 60, 162
Alloxan 96–97, 101
Alpert, Dr. Michelle 153
Alzheimer 17, 143
Amalgam 69–70, 89
Aminosäuren 22, 186, 209
Antazida 87, 154–155, 157, 159
Natriumbicarbonat als Antazidum 12, 115–116, 119, 160, 179
Antibiotika 56, 62–64, 68–69, 71, 89, 97, 100–101, 106, 112
Antimykotika 56, 71–73. *Siehe auch* Pilze
Antiseptika 71
Natriumbicarbonat als Antiseptikum 106–107
Apfelessig und Natriumbicarbonat 141
Apfelessig und Thieves-Öl 140–141
Aphten 110
Apoptose. *Siehe* Zelltod
Arm & Hammer 161–162, 170, 188
Packungsbeilage 129–130
Arthritis 33, 36, 58, 92, 136
Rheumatoide 123
Aspartam 141, 142
Aspergillus 75. *Siehe auch* Schimmel
Asthma 39, 123, 146, 153, 213–215
Behandlung mit Natriumbicarbonat 111–113, 149
Behandlung mit vernebelten Medikamenten. *Siehe* Vernebelung
Buteyko-Methode 49
Atmen. *Siehe* Asthma: Buteyko-Methode; *Siehe auch* Vernebelung
ungesunde Atemgewohnheiten 43, 156
Atem trainieren 29, 77
Erleichterung durch Natriumbicarbonat 127–128
Yoga 43, 46–49
ATP 47, 58, 191, 197–198
ATPase 90, 191, 193
Azidität 16, 19, 34, 38, 62, 79, 91, 149
extrazelluläre 79
eines Tumors 161, 205
Azidose 17, 22, 25, 26, 79, 92, 114–115, 141, 188, 204, 215–216
Behandlung mit Natriumbicarbonat 114–115
chronische 22, 25, 92, 179
metabolische 181
Tumorazidose 160

## B

Backpulver. *Siehe* Natriumbicarbonat
Bäder mit Natriumbicarbonat 18, 61, 105, 126, 157–158, 161–163, 175
Bakterien 25–27, 33, 53–56, 62–64, 70–72, 85, 97, 106, 109, 113, 189. *Siehe auch* Helicobacter Pylori; *Siehe auch* Staphylokokkeninfektion
bakterielle Infektionen 85, 112, 123
Behandlung mit Natriumbicarbonat 106
im Mund 29
Bartter-Syndrom 156
Basen. *Siehe* Alkalisierung; *Siehe auch* pH-Wert
basenbildende Lebensmittel 121–122, 141
Basenkontrollmechanismus 16

Bauchspeicheldrüse 30, 33, 96–101, 119, 192
Bauchspeicheldrüsenenzyme 98, 111, 119, 185
Bauchspeicheldrüsenkrebs 97, 110
Bauchspeicheldrüsensekretion 18, 24–25
Beschreibung des Organs 98–99
Insulin 33, 96–99, 100–101, 111, 119, 120
Pankreatitis 18
Beaumont, William 187
Bertell, Dr. Rosalie 103
Bestrahlung 60, 70, 73, 76–79, 102, 210, 216
von Nahrung 68
Betain-Hydrochlorid 185
Bicarbonat-Ahornsirup-Therapie 133. *Siehe auch* Ahornsirup mit Natriumbicarbonat
Bicarbonationen 16–18, 22–25, 34, 49, 92, 95–96, 104, 180, 190–191, 192–193, 194–195, 203
Bicarbonatmangel 17, 30, 32, 162–163
Bicarbonatspiegel 15, 16, 115, 162, 184
Blei. *Siehe* Schwermetallvergiftung
Bluthochdruck 17, 157, 159, 180, 200–201
weiße Blutkörperchen 21, 66
rote Blutkörperchen (RBK) 21, 24–25, 49, 78, 194
Geldrollenbildung 21
Blut-pH-Wert 25, 26–27, 50, 126, 155
Bob's Red Mill Baking Powder 170
Bohr, Christian 78–79
Bohr-Effekt 78
Bradykardie 114
Breuss, Dr. Rudolf 209
Bromelain 185
Bronchialkarzinom 149
Bronchitis 113, 123, 152–153
Bronchospasmolytika 148, 213–215
Brownstein, Dr. David 196, 206
„SALT – Your Way to Health" 196
Brustkrebs 63–65, 75, 80, 102, 135, 160, 163, 205, 217
Budwig, Dr. 198
Buffered C Powder 115
Buteyko-Methode. *Siehe* Asthma: Buteyko-Methode

C

Calcium 27, 31–32, 35–36, 81, 92–95, 109, 136, 147, 150, 157, 179, 186, 188, 191, 193, 198, 201
Calciumcarbonat 115, 157
Calciumgluconat 156
Calciumion ($Ca^{2+}$) 25–26, 158
Calciumoxalatkristalle 64, 93–94, 186. *Siehe auch* Nierensteine
Calciumphosphat 181
Candida 62, 63, 69, 86, 112. *Siehe auch* Hefe
Candida albicans 64–65, 84
Candida tropicalis 65
chronische Candidiasis 69
Cantwell, Dr. Alan 100
Carbicarb 143
Carboanhydrase 23–24, 33–34, 95, 99, 194–195
Cäsium 81–82, 142, 144, 167, 171–172
Cäsiumchlorid 167, 169
Cathepsin B 80, 217
CDSA-Test 178
Chan, Dr. Eric 111–112
Chelatieren 197
Chelation. *Siehe* Schwermetallvergiftung: Chelation von Schwermetallen
Chemotherapie 65–66, 70, 78, 86, 87, 176, 205, 210
Folgen 83
Insulin-Potenzierte-Therapie (IPT) 133
Natriumbicarbonat in der Chemotherapie 72–73, 90, 104–105, 125, 127, 160–162, 211–212, 216
Chlorella 190, 209
Chlorophyll 41, 89, 190
Cholesterin 31, 96, 200–201
Chvostek-Zeichen 158
Club Soda. *Siehe* Sprudelwasser
CO2. *Siehe* Kohlenstoffdioxid
Cope, Dr. Freeman 207
Costantini, A. V. 63, 67, 71, 75, 97
Cryptococcus 97
Cyclophosphamid 212

## D

Dannenberg, Dr. Andrew 54–55
Dehydrierung 36–37, 114
Demeclozyklin 159
Depression 114, 123
Dextrose 60
Diabetes 11, 17, 19, 32–33, 36–37, 58, 96–101, 112–114, 124, 159, 191, 199, 213
    Behandlung mit Natriumbicarbonat 97–99, 101
Dialyse 90–92
    Hämodialyse 7
    Peritonealdialyse 7
„Dietary Reference Intakes Guide“ 191
Diuretika 94
DNS 53–55, 104, 198
Doxorubicin 161
Doxyzyklin 159
Dyspareunie 113

## E

Einläufe mit Natriumbicarbonat 8, 18, 61, 131–132
Endosom 194
Erkältung 8, 113, 130, 131, 146, 148, 152, 163, 174
Erythrozyten. *Siehe* rote Blutkörperchen (RBK)
Erzählung vom beredten Bauern 15
Ewing, James 87
    „Neoplastic Diseases“ 87

## F

FDA (US-Gesundheitsbehörde) 67, 113, 183, 211
Fibromyalgie 58, 112, 176
Fistel 187
Flüssigkeitsversorgung. *Siehe* ausreichende Hydrierung
Francis, Raymond 21

## G

Gangrän 98
Gehirn
    Natriumbicarbonat zuführen 142–144
Gehirntumor 66
Geldrollenbildung. *Siehe* rote Blutkörperchen (RBK): Geldrollenbildung
Gerson-Therapie und Natriumbicarbonat 206–210
Gesamtalkalität 29–30
Gicht 17
    Natriumbicarbonat zur Gichtbehandlung 116, 213
Giftefeu 213
Gifteiche 213
Gillies, Dr. Robert J. 82, 163, 203–205
Gitelman-Syndrom 156
Glukose 48, 60, 81, 127
    Glukoselösung als Krebstherapie 125, 133–134, 157
    Glukose-Stoffwechsel 204, 216
    Glukosetransport 18, 192
    GLUT-1 204
    Mangel bei Krebspatienten 67, 132
    Überschuss bei Diabetes 98
Glutathion 8, 96, 148, 153–154
Gluten 113
Gluten-Intoleranz 186
Glykolyse 47, 83
Gofman, Dr. John W. 102
Golembe, Dr. Edward 102
Gorz, Dr. Hedda 106
Griffiths, Mervyn 96
Grippe 27, 123, 152, 163, 199, 213
Griseofulvin gegen Krebs 56
Guyton, Arthur C. 27
    „Textbook of Medical Physiology“ 28
Gynäkologie
    Natriumbicarbonat in der 113

## H

$H^+$. *Siehe* Wasserstoffion ($H^+$)
$H_2CO_3$. *Siehe* Kohlensäure ($H_2CO_3$)
Haley, Dr. Boyd 197–198
Hämoglobin 35, 41, 44–45, 50, 78–79, 137, 194
Hariachar, Dr. S. K. 90
Harnsäure 93–98, 104, 116, 186, 213
$HCO_3^-$. *Siehe* Bicarbonationen
HDL-Spiegel 31
Hefe 96–97, 112, 115, 178, 186, 209. *Siehe auch* Candida
    Krebs und Hefe 53–90, 176–177, 211
Helicobacter Pylori 183, 187. *Siehe auch* Vernebelung

Henderson, Bill 132
„Cancer-Free, Your Guide to Gentle, Non-toxic Healing“ 132
Hepatopathie 8
Herzkrankheiten 17, 19, 22, 26, 31, 47, 70, 92, 110, 123, 155–156, 159, 199, 213
Herzinfarkt. *Siehe* Herzkrankheiten: Herzstillstand, Herzinfarkt
Herzinsuffizienz 156
Herzrasen 136
Herzrhythmusstörungen 158
unregelmäßiger Herzschlag 196
Herzschrittmacher 202
Herzstillstand, Herzinfarkt 10, 63, 67, 114, 116, 126, 202, 214
Herzversagen 157, 200
Magnesium bei Herzkrankheiten 200–202
Risikofaktor LDL 31
Herz-Lungen-Massage 7, 213
Hitzepickel 213
Holland, Dr. David 96–98, 97
„Infectious Diabetes“ 97
Homöostase 26, 28, 95, 142, 150
Honig mit Natriumbicarbonat 137
ausreichende Hydrierung 36–37, 89
Hydroxymethylfurfural (HMF) 18
Hyperkalzurie 186
Hyperventilation 43, 46, 47, 49, 158. *Siehe auch* Asthma
Hypokapnie 78
Hypoxie 43, 77–78

## I

Immunsystem 21, 53–54, 58, 62, 66–69, 70, 110, 121, 142, 162, 189
Rolle des pH-Werts für 25
Schwächung durch Pilze 68, 86
Stärkung durch Natriumbicarbonat 27
Stärkung durch Zitronen 138
Insulin. *Siehe* Bauchspeicheldrüse: Insulin
Insulin-Potenzierte-Therapie (IPT) 133
intravenöse Aufnahme von Natriumbicarbonat 18, 49, 61, 67, 88, 108, 111–112, 125–130, 145, 149, 151–152, 155–157, 167, 203, 213–216
Inversin 159

## J

Jod 18, 72, 86, 100, 105, 108, 113, 126, 148, 152, 175, 195–196, 208, 210, 213–214
gegen Krebs 61, 76
Johnston, Vernon (Erfahrungsbericht) 167–173

## K

Kalita, Dr. Dwight K. 99
„Brain Allergies“ 99
Kalium 81–82, 121, 124, 130, 138, 139, 144, 158, 172, 192, 193, 198, 206
Kaliumbicarbonat (KHCO3) 77, 113, 115, 128–130, 139–140, 188
Kaliumcarbonat (K2CO3) 130
Kaliumchlorid (KCl) 155–157, 187, 195
Karbonisierung 32
kardiovaskuläre Erkrankungen 17, 65, 92, 200–201. *Siehe auch* Herzkrankheiten
Katalysator 23. *Siehe auch* Carboanhydrase
Magnesiumchlorid als 90
Natriumbicarbonat als 90
Wasserstoffperoxid als 151
Katalyse 20, 49
Kaufmann, Doug A. 96–98
„Infectious Diabetes“ 97
KCl. *Siehe* Kaliumchlorid (KCl)
Ketoconazol 159
Klinghardt, Dr. 70
Knochenkrebs 18, 170
Knochensporn 92
Koene, Dr. Rob 88
Kohlenhydrate 43, 47, 135–136
Kohlensäure (H2CO3) 31, 33–34, 50, 104, 156, 180, 193
Pufferfunktion 34–35, 193–194
Säure-Kontrollmechanismus 16, 34
Kohlensäure-Kohlenstoffdioxid-Bicarbonat-Achse 35
Kohlenstoffdioxid 15–16, 22–24, 31–35, 39–50, 78, 81, 82, 119, 143, 156, 183, 187–188, 194, 198, 217
Kohlenstoffdioxidkonzentration im Blut 60–61
Kohlenstoffdioxidspiegel 37, 44, 49, 115, 128, 134, 138, 155, 215, 218–219
als Treibhausgas 39–41, 45–46, 50

Kohlenstoffdioxid *(Fortsetzung)*
Zusammenhang mit Krebs 16–17
Zusammenhang mit Natriumbicarbonat 31–35
Zusammenhang mit Natriumcarbonat 142–143
Kopfschmerzen 108
Koronararterien
Verkalkung der 92
Krämer, Professor Dr. Alwin 56
Krebs 53–90. *Siehe auch* Chemotherapie; *Siehe auch* pH-Wert: von Tumoren; *Siehe auch* Bestrahlung
Auslöser 59–76, 84
Behandlung durch Alkalisierung 30
Behandlung mit Kaliumbicarbonat 77–82
Behandlung mit Natriumbicarbonat 18, 61, 67–70, 72–74, 77–82, 82–90, 119, 125–130, 131–138, 215–216
Griseofulvin 56
klassische Mutationstheorie 54–55
Krebs und Hefe 53–66
Krebs und Pilze. *Siehe* Pilze: Krebs und Pilze
Krebszyklus 16
Risiko senken mit mehr Sauerstoff 48–49
Warburg-Hypothese 27
wegen Übersäuerung 17, 19–31
Zusammenhang mit Kohlenstoffdioxid 16–17, 44–47
Kreislaufinsuffizienz 114
Kremer, Dr. Heinrich 54
künstliche Beatmung 158

**L**

Laktat 47–48, 79, 127
Landymore-Lim, Dr. Lisa 101
„Poisonous Prescriptions" 101
Langerhans-Inseln 97. *Siehe auch* Bauchspeicheldrüse
Last, Walter 61–62
LDL-Wert 31
Leaky-Gut-Syndrom 26, 186
Leberkrebs 97
LeBlanc, Blaise W. 18
Leukämie 65–66, 69, 124, 125
Leukozyten. *Siehe* weiße Blutkörperchen
Limone-Bicarbonat-Rezeptur 139, 141
Lugolsche Lösung 152
Lunge 16, 22, 49, 64, 92, 136, 177, 181, 188. *Siehe auch* Asthma; *Siehe auch* Atmen
Lungenbeschwerden 145
Lungenkrebs 48–49, 134
Lungenödeme 156
chronische Lungenprobleme 156
offene Lungenwunden 107
Lupus 58, 112, 176
Lymphom 63, 66, 177
Lysosom 194

**M**

Magensäure 179–188, 195
Neutralisierung durch Natriumbicarbonat 24, 32, 119, 179–188
Magnesium 18, 27, 31, 35–37, 41, 72, 81, 93–95, 100, 105, 121, 124, 130–131, 136, 148, 149–150, 175, 179, 188, 189–200, 208
Magnesiumbicarbonat ($Mg(HCO_3)_2$) 189–198
Magnesiumcarbonat 115
Magnesiumchlorid 32, 49, 76, 90, 95, 101, 105, 126, 137, 144, 149, 190–196, 198–199, 210, 213–215
als Medikament 199–201
oral, transdermal oder intravenös 199–200
Magnesiumion ($Mg^{2+}$) 25–26, 190–192, 194–198
Magnesiumöl 124, 193
Magnesiumsulfat 149–150
Magnesiumtransporter 191
Mandelamin 159
Marsh, Dr. Gerald 40
McCain, Dr. Marijah 58
McCarty, Mark 79
McKenna, Gillies 78
Mekamylamin 159
Meningitis 112
Methenamin 159
Metro, Dr. Michael 81
Michaud, Dr. Dominique 110
Milch-Alkali-Syndrom 157
Milchsäure 16–17
Entstehung bei Krebs 27, 47, 48, 62, 81, 83

Milosevic, Dr. Michael 77
Mineralwasser 95, 180, 186, 191, 196. *Siehe auch* Sprudelwasser
Minozyklin 159
Mitochondrien 55, 60, 214
    Gefährdung durch sauren pH-Wert 20, 58–59
    Gefährdung durch Uran 102–104
    Magnesiumbicarbonat zur Stärkung der 18, 189–199
    Mitochondrientherapie 198
    Verkalkung der 95
Morbus Crohn 74–75, 123
Morris, Dr. Charles 53
Moss, Dr. Ralph 86–87
Müdigkeit, Mattigkeit 175
    chronisches Müdigkeitssyndrom 58, 112–113, 143, 176
    wegen Dehydrierung 37
    wegen Sauerstoffmangel 27
    wegen Übersäuerung 21, 120, 181
    wegen Kohlenstoffdioxidüberschuss 44
    wegen Peroxidüberdosis 151
Mundpflege mit Natriumbicarbonat 106, 110
Muskelkatabolismus 22
Mykotoxine 63–65, 68, 71, 74–76

## N

Nabadalung, Parhatsathid 98, 130, 138, 139, 187
Natrium 31, 36, 124, 130, 139–140, 159, 180, 193, 196–198, 206–208
Natriumbicarbonat (Gefahren) 85–90, 119, 135, 154–163
Natriumbicarbonat (Neueste Forschungen) 203–206
Natriumbicarbonat (Rezepturen) 138–141
Natriumbicarbonat (Synonyme) 15
Natriumbicarbonat (Vorsichtsmaßnahmen) 154–163
Natriumcarbonat 15, 142–143
    Zusammenhang mit Kohlenstoffdioxid 142–143
Natriumchlorid 15, 35, 81, 108, 150, 180, 187, 193, 196, 208
Natriumhydrogencarbonat. *Siehe* Natriumbicarbonat
Natrium-Kalium-Gleichgewicht 139
Natrium-Kalium-Ionenaustausch 206
Natriumprobleme
    Alternative Carbonataufnahme 139–140
Natriumthiosulfat 37, 137, 212
Natron 15, 18
Nelson, Dr. Lewis 149
Neurologische Überlegungen zu Natriumbicarbonat 142–144, 213
Neutrophilen 68
Nexium 185
Nieren 16, 23, 24, 30, 50, 121, 181, 195, 200, 201, 206, 212. *Siehe auch* Alkalose
    Niereninsuffizienz 66, 156–157, 181–182
    Nierenkrebs 175–176
    Nierenschädigung durch Natriumbicarbonat 161
    vor Strahlen schützen 102–104, 216
Nierenerkrankungen 22, 32, 65, 90–94, 101, 114, 175–176
    Behandlung von Nierenerkrankungen 90–91, 126, 163
Nierensteine 92–95, 157, 179, 186, 213. *Siehe auch* Calciumoxalatkristalle
    Behandlung mit Magnesium 94–95
    Behandlung mit Natriumbicarbonat 93–94
Nizoral 159
Nolte, Dr. Hans 69–70

## O

Ochratoxine 75–76
Omura, Dr. Yoshiaki 69–70
optimaler pH-Wert eines Enzyms 20
orale Aufnahme von Natriumbicarbonat 18, 33, 49, 61, 79–80, 88, 91, 101, 103, 124, 125–130, 132–133, 145, 155, 174, 183, 203–205, 215–216
    durch Vernebelung ersetzen 145
Osteoarthritis 18, 120
Osteoklasten 18
Osteoporose 17–18, 19, 92, 181
Oxalsäure 64–65
oxidativer Stress 20, 153, 189–190
Oxonium-Ion 34
Oxytetrazyklin 159

## P

Paclitaxel 161
Pagel, Dr. Mark 160–163
Panikattacken 43, 123
Pankreatitis 18
Papain 185
Parasiten 27
Parkinson 143
Patientenstimmen 174–176
Peat, Dr. Ray 46–48
Penicillin 63, 101
Pepsin 182–219, 184
Perfektes Wasser 35–36
Phagosom 194
Pharmakologische Toxikose 8
Philpott, Dr. William H. 99
  „Brain Allergies“ 99
Phosphate 65–66, 104, 138, 180, 196
pH-Wert 16–18, 19–30, 33–35, 50, 91, 94, 98–99, 104, 109–110, 113, 124–125, 137, 174–175, 183, 188, 189–190, 193, 197. *Siehe auch* Übersäuerung
  Alkalose 157. *Siehe auch* Alkalose
  Anzeichen einer Übersäuerung 122–123
  der ATPase-Reaktion 191
  Definition 19–20
  im Gehirn 142–144
  des Magens 183
  mit Natriumbicarbonat erhöhen 119–121, 126–130, 138–142, 149, 179–180, 208, 211, 216–217
  pH-Gleichgewicht 16, 24, 25, 91, 121, 138–140, 174–175
  pH-Puffersystem 15, 35, 79, 216
  pH-Teststreifen 19, 28–29, 38, 120, 128–129, 141, 161–162, 163, 168, 170–171
  Rezepturen zur Alkalisierung 138–142
  richtig ablesen 120
  Speichel-pH-Wert. *Siehe* Speichel-pH-Wert
  von Tumoren 48, 55–56, 58–59, 60, 61–62, 77–82, 86–88, 134, 161–163, 167–173, 203–205, 212, 216
  von Unique Water 192
Pilze 26–27, 97, 109, 112, 189
  Behandlung mit Natriumbicarbonat 65, 72–74, 215
Pilze *(Fortsetzung)*
  Krebs und Pilze 53–75, 84–87, 97, 125, 176–177
  pilzbedingte Scheidenentzündung 113–114
  Pilzinfektionen 61–68, 74, 85–86, 97, 112–113, 123
  Sporen 57–58
  testen auf 178
Prevacid 185
Prilosec 185
Prostatakrebs 23, 75–77, 167, 176
  Behandlung mit Natriumbicarbonat 168–174
Proteine 19–20, 21, 41, 58, 185–186, 194, 197, 198, 207. *Siehe auch* Carboanhydrase
  Bicarbonat-Transporter-Protein 23–24
  C-reaktives Protein (CRP) 110–111
  in der Gerson-Therapie 208–209
  als Grund für Übersäuerung 23
  Ladung der Proteinoberfläche 22–23
  Pufferfähigkeit 184
  als Ursache für Allergien 111
  Wasserstoffbindungsfähigkeit 22–23
Protonenpumpe 23, 194
Protonix 185
Psoriasis 123
  Behandlung mit Natriumbicarbonat 131
Puffersubstanz 35

## Q

Quecksilber. *Siehe* Amalgam
  als Ursache von Diabetes 100–101
  als Begleiterscheinung von Krebs 69–70
  Natriumbicarbonat bei Quecksilbervergiftung 102–103
  als Pilznahrung 72
  Quecksilberemission 42, 46, 50
  Vergiftung 69, 86, 104

## R

freie Radikale 22, 58–59, 81
Redoxpotential (ORP) 138
Rheumatismus 36, 120
Rockwell, Dr. 77
Rohrzuckermelasse mit Natriumbicarbonat 135–138
  Nährstoffe in Rohrzuckermelasse 136–137

Rubidium 81, 142, 144

## S

Saccharomyces cerevisiae 63
Sapolnik, Dr. Roberto 66
Sarkom 66
Sauerstoff-Kohlenstoffdioxid-Wechselwirkung 32–33, 44–48
Sauerstoffmangel als Krebsauslöser 59–61, 74, 76–78, 205–206
Sauerstoffspiegel 29, 77, 134, 138, 156, 218–219
  Absinken bei Hyperventilation 43
Sauerteigbrot 186
Säure-Basen-Gleichgewicht 26, 28–27, 41, 62–61, 91, 99, 115, 153, 158, 179–180, 184
säurebildende Lebensmittel 121–122, 141
Säurereflux 17, 185
  Apfelessig gegen 142
saures Mileu. *Siehe* Azidität; *Siehe* Übersäuerung
Scheidenschmerz 113
Schimmel 27, 53, 60, 64–66, 75, 85
  Penicillium-Schimmel 63
Schlaganfall 17, 143, 159, 206, 213
Schmerzmittel
  Natriumbicarbonat als 108–109
Schwangerschaft 7
  Natriumbicarbonat in der 155, 159
  Rohrzuckermelasse in der 137
Schwefelsäure 23, 93, 180
Schwermetallvergiftung 17, 70–71, 103. *Siehe auch* Quecksilber
  Behandlung mit Natriumbicarbonat 104–105
  Chelation von Schwermetallen 76, 112, 191
  als Ursache für Diabetes 99–100
  als Ursache für Krebs 84, 86, 87
  als Ursache für Pilzinfektionen 68, 112
Seeger, Dr. 198
Sekretin 183
Selen 72, 81, 136, 208–210
Selters. *Siehe* Sprudelwasser
Shallenberger, Dr. 145–146, 151–152
Shaw, Dr. William 115
Shillington, Dr. Ian 21
Simoncini, Dr. Tullio 57–61, 66–67, 72, 73, 83–88, 97, 108, 125–129, 133, 135, 149, 156–157, 167, 203, 211, 215–216
  Kritik an 84–88, 125–126
Sircus, Mark
  „Avoiding Heart Disease & Strokes“ 200
  „Magnesium Medicine“ 190
  „Transdermal Magnesium Therapy“ 199, 214
Sodawasser. *Siehe* Sprudelwasser
Sodbrennen 17, 58, 122, 184–185
  Behandlung mit Natriumbicarbonat 12, 160, 211
Solvay-Verfahren 15
Soor 69
Speichel-pH-Wert
  zur Dosierung von Natriumbicarbonat 129–130, 161–162
  Messung 29, 120, 170–173
  Optimaler Wert 28–29, 120
Spirulina 30, 105, 190, 209
Sprudelwasser 31–38
  Natriumbicarbonat zusetzen 34–35
Staphylokokkeninfektion 123, 131
Stearns, Dr. Diane 103
Strahlung 17, 102–105. *Siehe auch* Bestrahlung
  Magnesium gegen Strahlung 100
  Natriumbicarbonat gegen Strahlung 7, 100, 102–105
  als Ursache für Diabetes 100–101
  als Ursache für Krebs 100–101, 102
Stress 43, 47, 87, 185–186, 219
Synovialzellen (Typ A) 18

## T

Teststreifen. *Siehe* pH-Wert: pH-Teststreifen
Tetrazyklin-Antibiotika 159
Thieves-Öl. *Siehe* Apfelessig und Thieves-Öl
Torulopsis glabrata 65
transdermale Aufnahme von Magnesium 131, 163, 175, 199–200, 201, 214, 215–216. *Siehe auch* Vernebelung
transdermale Aufnahme von Natriumbicarbonat 61, 88, 101, 105, 125–131, 163, 203, 215–216. *Siehe auch* Vernebelung
„Transdermal Magnesium Therapy“ 199, 214
Treibhauseffekt. *Siehe* Kohlenstoffdioxid: als Treibhausgas

Trousseau-Zeichen 158
Tuberkulose 144, 146
Tumoren. *Siehe* Krebs
Tumorlysesyndrom 65
  Behandlung mit Natriumbicarbonat 65–66
Tums 157

## U

Überdosis
  Behandlung mit Natriumbicarbonat 18, 114–115
  von Natriumbicarbonat 155–160
Übersäuerung 16–17, 24–36, 46, 50, 55–56, 58–59, 80–81, 82–83, 85–87, 93–94, 97–99, 120–121, 122–123, 127, 156, 162, 168, 198, 211, 215
  des Gehirns 143–144
  Geldrollenbildung 21
  Symptome 122–123
Uran 100, 102–104
Urin-pH-Wert
  erhöhen bei Krebs 128–129
  erhöhen (Gefahren) 188
  erhöhen mit Natriumbicarbonat 81, 91, 93–94, 103, 104, 115–116, 130, 138–142, 161–162
  Magnesiumverlust 124
  Messung 120–121, 167–173
  Optimaler Wert 28–31
  Reaktion auf Aspartam 142
Urodynie 113

## V

Vaginitis 113
Verigo-Bohr-Effekt 42, 45
Vernebelung 18, 61, 145–153
  Vernebeltes Glutathion 153
  Vernebeltes Jod 152
  Vernebeltes Magnesium 149–151
  Vernebeltes Natriumbicarbonat 149
  Vernebeltes Wasserstoffperoxid 151–152
Vernebler. *Siehe* Vernebelung
Verstopfung 136
Viren 55–56, 71, 97, 106, 152, 189
Virusinfektionen 27, 53–54, 62–63, 71–72, 85, 112–113, 123, 151
  Behandlung mit Natriumbicarbonat 113
Virustiter 106
Vitamine 29, 170, 190
  Vitamin A 81
  Vitamin B6 136
  Vitamin B12 160
  Vitamin C 18, 58, 138
  Vitamin D 84, 92
vulvaler Juckreiz 113

## W

Walker, Dr. Lesley 60
Warburg, Otto 48, 59–60, 66, 81
  „The Metabolism of Tumors in the Body" 27
  Warburg-Hypothese 27
destilliertes Wasser 37, 122, 137, 149
  Gefahren 191
karbonisiertes Wasser 32, 36, 38. *Siehe auch* Sprudelwasser
Wassersprudler 32, 38
Wasserstoffion (H+) 16, 20, 24, 28, 33–35, 47–49, 91, 127, 193–194, 197, 203–204. *Siehe auch* Wasserstoffperoxid ($H_2O_2$)
Wasserstoffperoxid ($H_2O_2$) 106, 148, 152
  Vernebelung 151–152
Weißfluss 113
Werthmann, Dr. Konrad 214
Whang, Sang 17
Whitaker, Dr. Julian 79
Winter, Dr. David B. 174
Wright, Dr. Jonathan 184–185

## Y

York, Don 105
Young, Dr. Robert 85, 89, 179

## Z

Zahnfleischerkrankungen 110
Zahnprobleme 102, 109–110
  Behandlung mit Natriumbicarbonat 109–110
Zearalenon 75–76
Zellmembran 18, 23–24, 49, 67, 81, 135, 137, 192, 194
Zellreparatur 21, 190
Zelltod 22, 55–56, 77, 197, 198
  Apoptose 56–57, 91
Zitrone-Bicarbonat-Rezeptur 138–139, 141

# Hochdosiert

## Die wundersamen Auswirkungen extrem hoher Dosen von Vitamin $D_3$

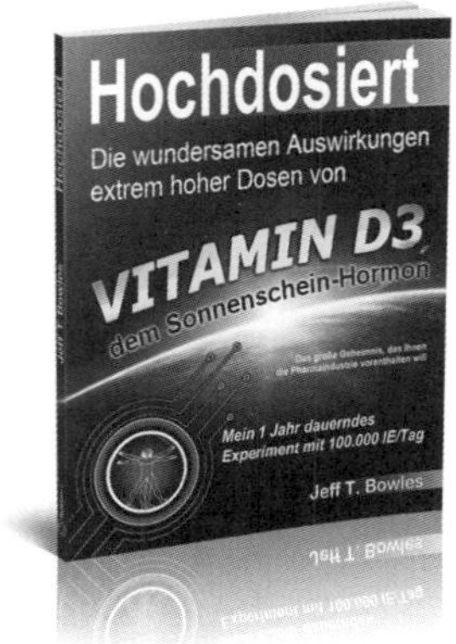


Ein unkonventioneller Blick auf die neuesten Erkenntnisse zum „Wundervitamin" D3. Autor Jeff Bowles führt den Leser auf eine genauso faktenreiche wie vergnügliche Tour-de-force durch eine hochkarätige Mischung aus neuesten wissenschaftlichen Fakten und seiner darauf aufbauenden „gefährlichen" Selbstexperimente.

Er schreibt: „Nachdem ich erkannte, dass die Einnahme von 4.000 IE/Tag für mich nicht ausreichend waren, entschied ich mich für ein „gefährliches" Experiment, das allem widersprach, was mir Ärzte seit Jahren gesagt hatten: DASS DIE EINNAHME VON ZU VIEL VITAMIN D GEFÄHRLICH SEI. Ich begann mit der Einnahme von täglich 20.000 IE/Tag – was der 150-fachen empfohlenen „sicheren" Dosis entsprach – und dann steigerte ich meine Dosis auf 100.000 IE/Tag, oder auch auf das 300-fache der als „sicher" eingestuften Dosis! Und was, meinen Sie, passierte dann in den letzten 10 Monaten mit mir? Bin ich gestorben? Oder krank geworden? Nein! Genau das Gegenteil! Dieses Buch erklärt Ihnen die detaillierten Resultate meines Experiments sowie die Gefahren, die man dabei vermeiden sollte. Außerdem stellt es eine einfache, elegante und neue Theorie vor, die erklärt, wie hohe Dosen von Vitamin $D_3$ alle epidemischen Krankheiten und Gesundheitsprobleme verhüten oder sogar heilen können, die uns seit den 1980er Jahren geplagt haben, seitdem die Ärzte uns davor warnen, nicht in die Sonne zu gehen und immer Sonnenschutzcreme zu verwenden. Dies erzeugte jene großen Epidemien, mit denen wir uns heute konfrontiert sehen.

Hochdosiertes $D_3$ kann verwendet werden, um eine große Anzahl von Krankheiten zu behandeln: MS, Asthma, 17 verschiedene Krebsarten, Lupus, Arthritis, Herzkrankheiten, Fettleibigkeit, Depression, Parkinson und viele mehr. Die meisten Ärzte erhalten an der Universität eine vierjährige Grundausbildung, und danach arbeiten sie nur noch, anstatt weiter zu lernen. Ich selber habe Krankheiten und den Alterungsprozess mehr als 20 Jahre lang studiert, und 10 Jahre davon verbrachte ich 12 Stunden pro Tag in der Bibliothek einer medizinischen Universität, um klinische und wissenschaftliche Studien zu durchforschen! Ich publizierte drei größere Arbeiten; die Zeitschrift, die sie herausgab, hat fünf Nobelpreisträger in ihrer Redaktion. Und meine Arbeiten wurden als höchst aufregend und sehr wichtig eingestuft."

**144 Seiten ISBN 978-3-9814098-9-5 12,80 €**

# Krebs natürlich heilen

## Wie Sie sofort beginnen können Ihre Gesundheit zu retten

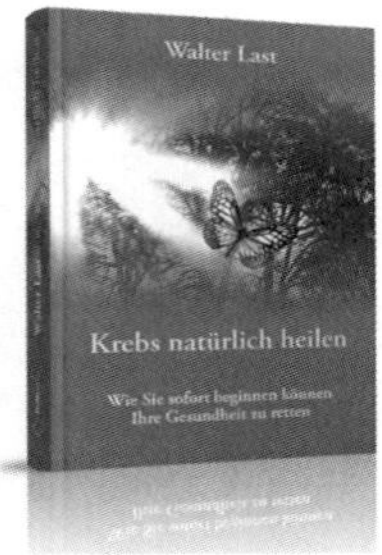


Walter Last sammelte als Chemiker und Heilpraktiker 40 Jahre Erfahrung im alternativmedizinischen Bereich. Seine Erkenntnisse fasst er in diesem Praxisbuch zur natürlichen Krebsheilung in 10 Kapiteln komprimiert zusammen. Krebs, der aus schulmedizinischer Sicht als unheilbar gilt, ist schon durch eine Vielzahl alternativer Methoden überwunden worden - manchmal auch ohne jegliche Methode. Einerseits ist dies ermutigend, denn es zeigt, dass es zahlreiche Wege gibt, Krebs zu heilen. Für jemanden, der mit der Krankheit konfrontiert ist und nicht weiß, wo er anfangen und welche Methode er wählen soll, kann gerade das aber anderseits verwirrend sein.

In diesem Buch hat Walter Last die verfügbaren Optionen zu einem ganzheitlichen Programm verdichtet, das Ihnen beste Chance geben wird, Ihren Krebs zu überwinden - ganz egal wie fortgeschritten er sein mag.

Die wichtigste Rolle, so erkannte Walter Last nach langjähriger Erfahrung, spielt dabei der menschliche Geist. Ihr Körper wird immer versuchen, die Erwartungen Ihres Geistes zu erfüllen. Das feste Erwarten der Heilung ist daher der wichtigste Schritt überhaupt.

Erwarten Sie ein Wunder - und arbeiten Sie dann daran, es wahr werden zu lassen.

**211 Seiten ISBN 978-3-981031874 12,90 €**

# Hanf heilt

## Die Wiederentdeckung einer uralten Volksmedizin

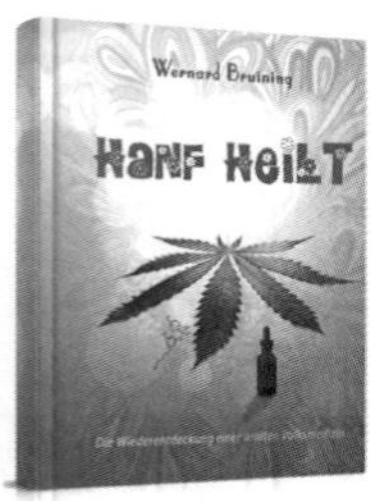


„Hanf heilt" ist weltweit das erste Buch, das ausführlich anhand von 44 Fallstudien die therapeutische Wirksamkeit von Hanföl bei diversen Problemen und Krankheitsbildern dokumentiert. Anders als Rick Simpson, dessen Videodokumentation „Run from the Cure" die Wirksamkeit von Hanföl vor allem bei Krebs belegt, hat Wernard Bruining mit seiner Arbeit gezeigt, dass der Einsatz von Hanföl auch in vielen anderen Fällen, zum Beispiel bei chronischen Schmerzen, Autismus und sozial unangepasstem Verhalten zu einer dramatischen Besserung führen kann. Dazu reichen oftmals kleinste Dosen, die bei den Anwendern keinerlei Trübung des Bewusstseins und ihrer Handlungsfähigkeit bewirken. Hanföl, richtig eingesetzt, kann daher für viele Krankheitsbider als ideale „Volksmedizin" bezeichnet werden.

**250 Seiten ISBN 978-3-9814098-8-8 24,- €**

# MMS: Der Durchbruch

## Ein einfaches Mineralienpräparat wirkt wahre Wunder bei Malaria, Aids und vielen anderen Krankheiten

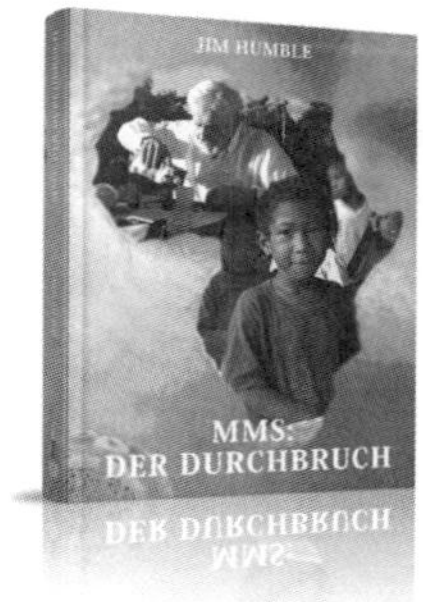


Jim Humble, ein amerikanischer Erfinder, behauptet, ein Mittel entdeckt zu haben, dessen Anwendung schier Unglaubliches verspricht: Viele der großen Krankheiten der Menschheit sollen durch sein Präparat mit dem Namen MMS besiegt werden können. Dabei ist MMS kein Medikament, sondern ein Mineralienpräparat, das jeder selbst herstellen kann.

Dieses Buch enthält alles, was Sie wissen müssen, um Jim Humbles Präparat verantwortlich einzusetzen: Die Geschichte seiner Entdeckung, eine Anleitung zur Herstellung, wissenschaftliche Quellennachweise zur Wirkungsweise und viele Fallbeispiele.

**349 Seiten ISBN 978-3-9814098-7-1 24,- €**

# Leben ohne Asthma

## Die Buteyko-Methode

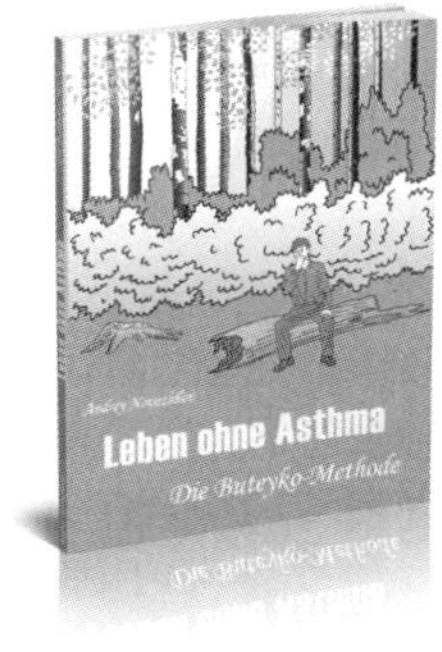


Gute Nachrichten für Asthmatiker!

Asthma ist die sich am schnellsten verbreitende Zivilisationskrankheit. Innerhalb der letzten 15 Jahre haben sich die Erkrankungsraten weltweit verdoppelt. Wer darunter leidet, ist meist abhängig von krampflösenden Sprays oder Kortison. Eine Heilung ist aus schulärztlicher Sicht unwahrscheinlich. Doch jetzt gibt es aufregende Neuigkeiten:

Die Buteyko-Methode aus Russland erreicht bei Asthma eine 90-prozentige Erfolgsquote! Und: Sie können sie selbst erlernen.

Themenbereiche des Buchs:

- Einführung in die Erkenntnisse Buteykos;
- die theoretische Basis der Buteyko-Methode;
- Buteyko-Atemübungen für alle Situationen – zur effektiven Verhütung von Asthmaanfällen;
- praktische Tipps fürs tägliche Leben;
- wie Sie Hyperventilation beim Sprechen vermeiden;
- Tipps zum Schlafen;
- wie Sie einen Hustenanfall stoppen können;
- das Buteyko-Steroid-Protokoll für Asthma (zum ersten Mal veröffentlicht);
- Antworten auf häufig gestellte Fragen.

**92 Seiten ISBN 978-3-9807945-9-6 19,80 €**

# Das Große Gerson Buch

## Die bewährte Therapie gegen Krebs und andere Krankheiten

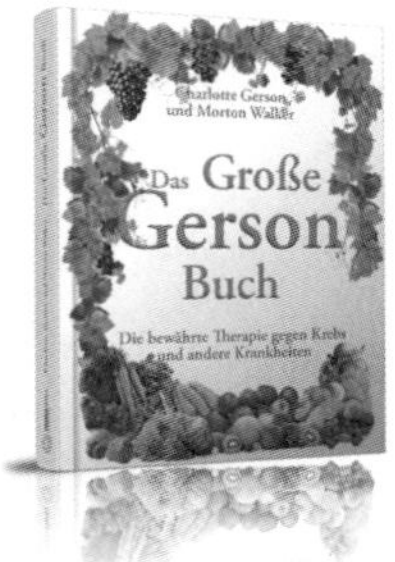


Krebs. Gelbsucht. Migräne. Arthritis. Herz-Kreislauf-Erkrankungen. Emphyseme. Seit Jahrzehnten betrachtet die orthodoxe Medizin diese chronischen oder lebensbedrohlichen Krankheiten als unheilbar. Aber jetzt bietet die Gerson-Therapie Hoffnung für alle, die auf Besserung all dieser und vieler anderer Krankheiten hoffen. Trinken Sie sich einfach gesund! Als eine der ersten alternativen Therapien überhaupt hat die Gerson-Methode im Lauf der letzten 60 Jahre Tausende von Patienten geheilt. In dieser wegweisenden und neu überarbeiteten Ausgabe enthüllen Charlotte Gerson und der medizinische Journalist Morton Walker noch weitere, bisher nicht beschriebene Heileffekte von organischen Früchten und Gemüsen. Das Safttrinken nach Gerson kann nicht nur die Symptome vieler degenerativer Krankheiten zurückbilden es kann auch Leben retten. Die Gerson-Therapie zeigt Ihnen: wie Sie Krebs besiegen können, indem Sie die Chemie Ihres Körpers verändern; spezielle Entsaftungstechniken für maximale Heilerfolge; wie Sie Allergien, Übergewicht, Bluthochdruck, AIDS, Lupus und andere Krankheiten bekämpfen. Dieses einzigartige Werk wird für jeden, der die darin beschriebenen Therapie-Formen anwendet, eine Quelle der Inspiration und der Hilfe sein. Die Gerson-Therapie bietet eine mächtige Heilungsoption, die den Test der Zeit bestanden hat. Sie kann auch bei Ihnen funktionieren!

**612 Seiten ISBN 978-3-9814098-4-0 24,- €**

# Wasserstoffperoxid

## Das vergessene Heilmittel

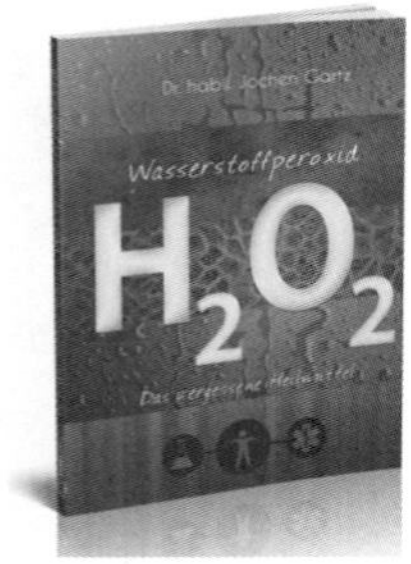


Vor mehr als 130 Jahren wurde eine einfache, billige und wirksame Substanz in die Therapie eingeführt, die bemerkenswerte Eigenschaften aufwies: Sie wirkte desodorierend und desinfizierend, beschleunigte die Wundheilung, tötete nachhaltig Viren, Bakterien, Pilze und Sporen ab und zerfiel dabei in zwei alltägliche Substanzen: Wasser und Sauerstoff. Sie führte weder zu Allergien noch Resistenzen und wurde nachgewiesenermaßen erfolgreich gegen die verschiedensten Krankheitsbilder eingesetzt.

Doch das Wasserstoffperoxid, das noch heute in jeder Apotheke erworben werden kann, ist in Vergessenheit geraten – zusammen mit den internationalen Forschungen und detaillierten wissenschaftlichen Analysen, die seine Wirksamkeit belegen.

Das vorliegende Buch beschreibt die historische Entwicklung, zitiert und referenziert für Laien wie Mediziner die geleisteten Forschungen und schildert die schon realisierten und möglichen Anwendungen dieser faszinierenden Substanz und ihrer chemischen Abkömmlinge, die bereits heute die wichtigsten Pharmaka gegen Malaria sind. Es ist ein längst überfälliger Appell, diese Peroxide erneut umfassend therapeutisch und auch im häuslichen Gebrauch anzuwenden.

**216 Seiten ISBN 978-3-944887-07-4 14,90 €**